DR. BEN CARSON / CECIL MURPHEY

Begnadete Hände

BIOGRAPHIE

SAATKORN EDITION

Titel der englischen Originalausgabe: Gifted Hands

Übersetzung: Angelika Queisser
Redaktionelle Bearbeitung: Renate Poller
Einbandgestaltung: Studio A Design, Hamburg
Titel- und Rückseitenfoto: Advent-Verlag

Satz: rimi-grafik, Nienhagen
Druck und Bindung: Clausen & Bosse, Leck

ISBN 3-8150-1525-1

Dieses Buch
habe ich meiner Mutter
SONYA CARSON
gewidmet,
die sich aufgeopfert hat,
um meinem Bruder und mir
die bestmögliche Grundlage
für ein sinnvolles Leben
zu schaffen

INHALT

	Vorwort	9
1	Tschüs, Vati!	11
2	Eine schwere Last	16
3	Mit acht hat man noch Freiheit	21
4	Und doch gibt es Hoffnung	28
5	Ein frag-würdiges „Hobby“	38
6	Jähzorn ade!	45
7	Mutter ließ nicht locker ...	51
8	Schulwahl und Schulqual	56
9	Regeln lassen sich ändern	64
10	Ein folgenschwerer Schritt	73
11	Noch ein Schritt vorwärts	85
12	Das ist meine Welt	94
13	Ein besonderes Jahr	104
14	Maranda	114
15	Chance und Verlust	122
16	Hartnäckigkeit siegt	133
17	Drei besondere Kinder	142
18	Das Wunder	149
19	Die Trennung der Zwillinge	162
20	... und wie es weiterging	173
21	Familienangelegenheiten	178
22	Think big	183

VORWORT

Mehr Blut!

Die Stille im Operationssaal wurde von erstaunlich ruhig erteilten Anweisungen unterbrochen. 50 Bluteinheiten hatten die Zwillinge bereits erhalten, doch die Blutung war noch immer nicht gestillt. „Es ist kein typenspezifisches Blut mehr da“, hieß es, „wir haben alles aufgebraucht.“

Diese Aussage löste unterdrückte Panik aus. Alle Konserven der Blutgruppe AB negativ waren von der Blutbank des Johns-Hopkins-Krankenhauses abgerufen worden. Dabei brauchten die sieben Monate alten Patienten, die seit Geburt am Hinterkopf zusammengewachsen waren, unbedingt mehr Blut – oder sie würden sterben. Die einzige Chance auf ein normales Leben hatten sie nur jetzt und hier.

Ihre Mutter, Theresa Binder (aus Ulm), hatte sich durch die gesamte medizinische Fachwelt durchgefragt und nur ein einziges Ärzteteam gefunden, das bereit war, die Trennung ihrer Zwillinge zu versuchen, um beide am Leben zu erhalten. Die meisten Chirurgen hatten ihr schlichtweg erklärt, das sei nicht möglich – wenigstens einer der Jungen würde die Operation nicht überstehen.

Einen ihrer geliebten Söhne opfern? Theresa konnte den Gedanken nicht ertragen. Obwohl beide Kinder am Kopf miteinander verwachsen waren, hatte jedes schon im Alter von sieben Monaten eine eigene Persönlichkeit. Unter keinen Umständen wollte sie den Kampf um ihre Jungen aufgeben. Nach Monaten der verzweifelten Suche entdeckte sie schließlich das Ärzteteam des Johns-Hopkins-Krankenhauses.

Viele der 70 Mitarbeiter in dieser chirurgischen Abteilung erboten sich, Blut zu spenden; denn die Dringlichkeit der Situation war ihnen bewußt.

Die mühsame, spannungsreiche 17stündige Operation hatte bereits gute Fortschritte gemacht. An alles war gedacht worden. Nach nur kurzer Zeit hatte die Narkose gewirkt – ihr war eine komplizierte Prozedur vorausgegangen, denn die Patienten hatten einen gemeinsamen Blutkreislauf. Die Vorbereitungen zum kardiovaskulären Bypass hatten nicht länger gedauert als geplant (die fünf Planungsmonate und die zahllosen Proben hatten sich bezahlt gemacht). Auch an die Stelle zu gelangen, wo die Zwillinge miteinander verbunden waren, hatte den jungen erfahrenen Neurochirurgen nicht allzu große Schwierigkeiten bereitet.

Infolge der Maßnahmen zum Bypass hatte das Blut seine Gerinnungseigenschaft verloren. Nun blutete jede Stelle am Kopf der Kinder, die nur bluten konnte!

Glücklicherweise konnte die städtische Blutbank innerhalb kürzester Zeit die benötigte Anzahl von Bluteinheiten ausfindig machen und zustellen, um die Operation fortzusetzen. Dank ihrer Fähigkeit und Erfahrung in ihrem Spezialgebiet schafften es die Chirurgen schließlich, die Blutung innerhalb weniger Stunden zu stillen. Die Operation konnte weitergehen. Endlich wurden die letzten Hautlappen über die offenen Wunden genäht, und die 22 Stunden dauernde Anspannung war vorüber. Die siamesischen Zwillinge Patrick und Benjamin waren zum ersten Mal in ihrem Leben eigenständige Menschen!

Der leitende Neurochirurg, der den Operationsplan ausgearbeitet hatte, stammte aus einem Ghetto Detroits.

Candy Carson

1

TSCHÜS, VATI!

„Tja, Bennie und Curtis. Euer Vater wird nun nicht mehr bei uns wohnen."

„Ja, warum denn nicht?" fragte ich nun schon zum soundsovielten Male und versuchte verzweifelt, den Kloß in meinem Hals runterzuschlucken. Ich konnte mich einfach nicht abfinden mit der merkwürdigen Unnachgiebigkeit in Mutters Worten. „Ich hab' ihn doch lieb, meinen Vati!"

„Er dich auch, Bennie ... aber er muß gehen. Zu seinem und unserem Besten." – „Aber warum denn? Ich will nicht, daß er geht. Ich will, daß er bleibt, hier bei uns!"

„Er muß gehen ..."

„Hab ich irgendwas getan, weswegen er jetzt gehen will?"

„O nein, Bennie, absolut nicht. Dein Vater hat dich wirklich lieb."

Nun kamen die Tränen doch, und zwar gewaltig. „Dann unternimm etwas, damit er zurückkommt!" – „Ich kann nicht. Daran läßt sich einfach nichts ändern." Mutters starke Arme hielten mich fest, sie versuchte mich zu trösten. Allmählich erstarb mein Schluchzen, und ich beruhigte mich. Sobald mich meine Mutter aber losließ, kamen die Fragen wieder.

„Euer Vater hat ..." Sie machte eine Pause. Obgleich ich noch jung war, wußte ich doch, daß sie nach Worten suchte, um mir zu erklären, was ich nicht begreifen konnte. „Bennie, dein Vater hat schlimme Sachen gemacht, etwas ganz Schlechtes." Ich wischte mir mit der Hand über die Augen. „Dann vergib ihm doch! Laß ihn nicht fort!" „Es geht um mehr als nur um vergeben, Bennie ..." – „Aber ich will, daß er hierbleibt mit Curtis und mir und dir!" Noch einmal versuchte Mutter, mir verständlich zu machen, warum Vater fortging, aber ihre Erklärung war für einen Achtjährigen nicht zu verstehen.

Ich kann heute nicht mehr sagen, inwieweit ich begriff, warum mein Vater gegangen war. Und das, was in meinen Kopf hineinging, wollte ich nicht wahrhaben. Es tat mir so weh, von Mutter zu hören, daß mein Vater nie zurückkommen würde. Wo ich ihn doch so liebhatte!

Vater war stets aufmerksam und liebevoll. Er war oft unterwegs, aber wenn er nach Hause kam, nahm er mich auf den Schoß und spielte mit mir, wann ich nur wollte. Er hatte große Geduld. Ich staunte über die großen Adern auf seinem kräftigen Handrücken und drückte gern auf ihnen herum. Dabei beobachtete ich, wie sie sich wieder auffüllten. „Schau! Da sind sie wieder!" Wir hatten viel zu lachen, und ich versuchte mit der ganzen Kraft meiner kleinen Hände, seine Adern einzudrücken. Vater saß immer ruhig da und ließ mich spielen, solange ich wollte.

Manchmal sagte er dann: „Schatz, du bist einfach nicht stark genug!", und ich drückte noch fester drauf. Natürlich bewirkte ich nichts, verlor irgendwann die Lust und spielte mit etwas anderem.

Obwohl Mutter sagte, Vater habe schlimme Dinge getan, konnte ich ihn mir einfach nicht als „schlecht" vorstellen. Curtis, mein Bruder, und ich hatten ihn nie so erlebt. Hin und wieder hatte Vati uns etwas mitgebracht, ohne besonderen Grund. „Ich dachte, das könnte euch gefallen", meinte er dann augenzwinkernd.

Abends ließ ich meiner Mutter oft keine Ruhe. Ich beobachtete die Uhr, bis es Zeit war, daß Vati von der Arbeit heimkam. Wenn es soweit war, rannte ich nach draußen, um auf ihn zu warten. Ich schaute so lange nach ihm aus, bis ich ihn auf dem Weg zu unserm Haus entdeckte. Mit einem „Vati, Vati!" lief ich ihm entgegen. Er fing mich mit offenen Armen auf, schwang mich hoch und trug mich ins Haus.

All das war zu Ende, als ich acht Jahre alt war und Vater 1959 unser Heim für immer verließ. Für mich jungen, seelisch tief verletzten Menschen sah die Zukunft unendlich trostlos aus. Ich konnte mir kein Leben ohne meinen Vater vorstellen und wußte auch nicht, ob wir, mein zehnjähriger Bruder Curtis und ich, ihn jemals wiedersehen würden.

Ich kann mich nicht mehr erinnern, wie lange ich an dem Tag, als Vater verschwand, noch weinte und fragte; ich weiß nur, daß es der traurigste Tag meines Lebens war. Die Tränen trockneten zwar, aber das Fragen hörte nicht auf. Wochenlang bedrängte ich meine Mutter mit jedem nur vorstellbaren Argument, das sie dazu bewegen sollte, meinen Vater zurückzuholen. Sollte es nicht doch einen Weg geben?

„Wie sollen wir denn ohne Vater zurechtkommen?"

„Warum willst du ihn nicht mehr haben?"

„Er wird bestimmt wieder anständig sein. Frag ihn doch! Bestimmt macht er nichts Dummes mehr!"

Mein Betteln brachte jedoch nichts. Meine Eltern hatten schon alles besprochen und geregelt, ehe Curtis und ich davon erfuhren.

„Mütter und Väter sollten zusammenbleiben", beharrte ich, „und beide sollten bei ihren kleinen Jungen sein." – „Ja, Bennie, du hast recht! Aber manchmal klappt das einfach nicht." - „Ich verstehe nur nicht, warum!" sagte ich. Dabei dachte ich an alles, was Vati mit uns unternommen hatte. Fast jeden Sonntag war er mit uns im Auto unterwegs gewesen. Wir besuchten Freunde, und besonders bei einer Familie hielten wir oft an. Vater unterhielt sich mit den Eltern, während Curtis und ich mit den Kindern spielten. Erst viel später erfuhren wir die Wahrheit. Mein Vater hatte eine andere Frau und Kinder, von denen wir nichts gewußt hatten.

Ich habe keine Ahnung, wie meine Mutter hinter Vaters Doppelleben kam, denn sie belastete Curtis und mich nie mit dieser Sache. Heute, wo ich erwachsen bin, kann ich ihr nur das eine vorwerfen: sie sprang über ihren eigenen Schatten, nur um uns zu verheimlichen, wie schlecht es stand. Nie ließ sie uns wissen, wie tief der Schmerz bei ihr saß.

Aber das war nun einmal Mutters Art. Sie wollte uns schonen und war überzeugt, sich richtig zu verhalten. Erst Jahre später verstand ich, was „sein Betrug mit Frauen und Drogen" zu bedeuten hatte.

Noch ehe meine Mutter von der anderen Familie erfuhr, hatte ich gespürt, daß es zwischen meinen Eltern nicht gerade gut stand. Streit hatten sie nicht miteinander; mein Vater ging einfach weg, wenn es Unstimmigkeiten gab. Immer öfter verließ er das Haus und blieb immer länger fort. Ich wußte nie, warum.

Mutters Worte brachen mir aber dann doch das Herz, als sie sagte: „Dein Vater kommt nicht wieder."

Ich habe ihr nie erzählt, daß ich jede Nacht vor dem Einschlafen betete: „Lieber Herr Jesus, hilf, daß Mutter und Vater wieder zusammenfinden." Ich war ganz sicher, daß Gott ihnen helfen würde, ihre Ehe zu heilen, damit wir wieder ein glückliche Familie sein könnten. Eine Zukunft ohne Vater war für mich einfach nicht vorstellbar.

Vater aber kam nie mehr nach Hause.

Tage und Wochen vergingen, und ich stellte fest, daß wir auch ohne ihn zurechtkamen. Wir waren zwar ärmer dran, und ich merkte, daß Mutter sich Sorgen machte, obwohl sie gegenüber Curtis oder mir kaum etwas verlauten ließ. Allmählich (ich war etwa elf Jahre alt) wurde mir klar, daß wir drei tatsächlich glücklicher lebten als zu der Zeit, da Vater noch bei uns war. Es ging friedlich zu bei uns. Die Zeiten eisigen Schweigens waren vorbei. Wir verkrochen uns nicht mehr vor Angst in unser Zimmer so wie früher, wenn Mutter und Vater nicht miteinander redeten.

Damals hörte ich auf, um Vaters Rückkehr zu beten. „Ich glaube, es ist besser für beide, getrennt zu bleiben; was meinst du?“ fragte ich Curtis. „Ja, glaub' ich auch.“ So wie Mutter erzählte auch er nicht viel über seine Gefühle. Aber vermutlich hatte er ebenfalls festgestellt, daß es uns ohne Vater besser ging.

An Wutausbrüche oder zornige Reaktionen kann ich mich nicht erinnern. Meine Mutter sagte aber, daß diese Erfahrung Curtis und mir viel zu schaffen gemacht hat. Zweifellos fiel uns die Umstellung sehr schwer. Trotzdem kann ich mich kaum an das erinnern, was vor Vaters Weggehen geschah. Vielleicht war das die beste Art, mit dem Schmerz umzugehen: ich vergaß.

❖

„Dafür haben wir kein Geld, Bennie!“

Nachdem uns Vati verlassen hatte, haben wir diese Rede wohl hundertmal gehört! Natürlich hatte Mutter recht. Bettelten wir wie in früheren Zeiten um Spielzeug oder Süßigkeiten, so mußten wir nun an Mutters Gesichtsausdruck ablesen, daß es ihr weh tat, unsere Bitten abschlagen zu müssen. Schließlich ließ ich die Fragerei bleiben. Es hatte doch keinen Sinn, um etwas zu bitten, was wir sowieso nicht bekommen konnten.

Manchmal war ein Anflug von Ärger in Mutters Gesicht. Ihre Stimme wurde dann ruhig und fest, und sie erklärte, daß uns Vater zwar sehr liebhabe, aber kein Geld für uns geben wolle. Ich kann mich dunkel daran erinnern, daß Mutter etliche Male vor Gericht ging, um Unterhalt für uns einzufordern. Kurz darauf schickte Vater für ein oder zwei Monate Geld, jedoch nie den vollen Betrag, und jedesmal hatte er eine anscheinend stichhaltige Ausrede. „Ich kann euch dieses Mal nicht das ganze Geld geben, aber der Rest kommt bestimmt beim nächsten Mal. Versprochen.“ Die Rückstände wurden nie beglichen. Kein Wunder, daß es Mutter schließlich aufgab, sich um finanzielle Unterstützung seinerseits zu bemühen.

Daß Vater kein Geld gab, erschwerte unser Leben beträchtlich. Doch in meiner kindlichen Liebe zu einem Vater, der freundlich und liebevoll zu uns gewesen war, rechnete ich ihm das nicht an. Trotzdem konnte ich nicht verstehen, wie er uns liebhaben wollte und gleichzeitig das Geld für das Notwendigste verweigerte.

Ein Grund dafür, daß ich gegenüber Vater weder Wut noch Haß empfand, lag in Mutters Verhalten. Sie beschuldigte ihn fast nie, zumindest nicht, wenn wir dabei waren. Ich kann mich nicht erinnern, sie je schlecht über Vater reden gehört zu haben.

Was für uns jedoch noch viel wichtiger war: Mutter schaffte es, ein Gefühl der Geborgenheit in unserem Drei-Personen-Haushalt auszustrahlen. Ich vermißte meinen Vater zwar sehr, fühlte mich aber zufrieden und wohl, nur mit meiner Mutter und meinem Bruder zusammenzusein; denn wir waren eine wirklich glückliche Familie.

Meine Mutter, eine fast ungebildete Frau, war in einer großen Familie unter schwierigen Umständen aufgewachsen. Dennoch leistete sie Unvorstellbares in ihrem Leben, und obendrein schaffte sie ein kleines Wunder in unserem. Ich höre noch ihre Stimme, selbst wenn es schlecht um uns stand: „Bennie, es wird alles gut." Das war kein leeres Versprechen, sondern sie glaubte daran. Und weil sie so fest darauf vertraute, fühlten Curtis und ich uns sicher. Mutters Worte beruhigten und boten einen tröstlichen Schutz.

Ihre Stärke wurzelte in ihrem tiefen Glauben an Gott und in ihrer Fähigkeit, Curtis und mir das zu vermitteln, was sie meinte. Wir wußten beide, daß wir nicht reich waren; und doch sorgten wir uns nicht darum, was wir essen oder wo wir wohnen würden, ganz gleich, wie düster es aussah.

Mutter trug schwer an den täglichen Sorgen und der Verantwortung, uns ohne Vater zu erziehen. Aber sie beklagte sich nie, jedenfalls nicht uns gegenüber. Auch bemitleidete sie sich nie selbst, sondern versuchte nach besten Kräften, die Lage zu meistern. Wenn sie lange von zu Hause weg war, um Geld zu verdienen, tat sie es für uns. Ihre Hingabe und Opferbereitschaft beeindruckten mich sehr.

Abraham Lincoln sagte einmal: „Was ich bin oder jemals sein kann, verdanke ich meiner Mutter." So würde ich es vielleicht nicht sagen, doch meine Mutter, Sonya Carson, übte wirklich den stärksten Einfluß in meinem Leben aus.

Über meine Erfolge zu reden, ohne zuerst auf meine Mutter einzugehen, wäre nicht möglich. Deshalb beginnt meine Geschichte mit ihr.

2

Eine schwere Last

„Mit meinem Jungen gehen die nicht so um!" sagte Mutter und starrte auf das Blatt Papier, das Curtis ihr gegeben hatte. „Nein, das werden sie mit dir nicht machen!" Curtis mußte ihr zwar einiges vorlesen, doch sie verstand haarscharf, was der Schulrat angeordnet hatte.

„Und was willst du tun, Mutter?" Ich hätte mir nie träumen lassen, daß irgend jemand etwas an den Entscheidungen der Schulleitung ändern könnte. „Morgen früh gehe ich hin und werde die Sache klären", sagte sie. Der Ton in ihrer Stimme ließ keine Zweifel aufkommen.

Curtis, zwei Jahre älter als ich, besuchte das Gymnasium, als der Schulrat beschloß, ihn in den berufsvorbereitenden Zweig wechseln zu lassen. Seine anfangs schwachen Leistungen hatten sich seit über einem Jahr wesentlich verbessert, aber die Schule wurde vorwiegend von Weißen besucht. Mutter zweifelte nicht daran, daß der Schulrat dem Vorurteil erlegen war, Schwarze seien für den höheren Bildungsweg nicht geeignet.

Ich war nicht dabei, als Mutter die Angelegenheit klärte, aber ich kann mich gut erinnern, was sie uns am Abend erzählte. „Ich sagte zur Schulrätin: ‚Mein Sohn Curtis wird auf das College gehen. Ich will ihn nicht in irgendwelchen berufsbildenden Kursen haben.'" Dann legte sie ihre Hand auf meines Bruders Kopf. „Curtis, du besuchst jetzt die Vorbereitungsklasse für das College."

Diese Begebenheit kennzeichnet den Charakter meiner Mutter. Sie war nicht der Mensch, der sich etwas vorschreiben ließ, sondern sie hatte klare Vorstellungen, wie das Leben ihrer beiden Buben verlaufen sollte.

Meine Mutter, Sonya Carson, ist eine stattliche Frau, groß und schlank, das klassische Beispiel für den Typ, der hart arbeitet, zielstrebig ist und in jeder Situation das Beste von sich fordert, der sich nicht mit weniger zufrieden gibt. Sie ist intelligent und behält den Überblick, statt sich zu verzetteln. Außerdem hat sie die Fähigkeit, sofort zu überblicken, was getan werden muß. Das ist vermutlich ihre größte Stärke.

Ihre entschlossene und starke Persönlichkeit sowie ihr Ehrgeiz haben mich wesentlich geprägt. Ich möchte meine Mutter nicht als perfekte Frau darstellen. Mitunter empfand ich ihre Forderung nach Bestleistungen als nörglerisch, ja sogar herzlos. Doch wenn sie an etwas glaubte, hielt sie daran fest und gab nicht nach. Es hat mir durchaus nicht immer gefallen, von ihr zu hören: „Du bist nicht auf die Welt gekommen, um ein Versager zu sein, Bennie. Das schaffst du!“ Oder einen ihrer Lieblingssprüche: „Bitte Gott darum; er hilft dir.“

Ihre Ermahnungen und Ratschläge waren uns nicht immer willkommen. Unser Ärger und Trotz trafen sie sehr, aber sie gab nicht auf.

Mutters ständige Ermutigungen über Jahre hinweg ließen Curtis und mich langsam daran glauben, daß wir tatsächlich schaffen könnten, was wir uns vorgenommen hatten. Ihr Vertrauen stärkte unser Selbstvertrauen; jedenfalls glaubten wir schließlich, daß wir gut und erfolgreich sein würden bei allem, was wir anpackten. Ich höre heute noch ihre Stimme: „Bennie, du schaffst das! Du darfst nur nicht daran zweifeln.“

Mutter hatte nur drei Schulklassen hinter sich, als sie heiratete. Dennoch war sie die treibende Kraft in unserm Heim. Sie brachte meinen eher trägen Vater dazu, allerlei auf die Beine zu stellen. Vor allem ihrer Sparsamkeit war es zu verdanken, daß schließlich unser erstes Haus gekauft werden konnte. Hätte Mutter ihre Vorstellungen durchsetzen können, so wären unsere finanziellen Verhältnisse gesichert gewesen. Vermutlich ahnte sie nicht im entferntesten, mit welcher Armut sie sich in den folgenden Jahren auseinanderzusetzen hätte.

Mein Vater war das ganze Gegenteil. Er war einsachtundachtzig groß, sportlich, und sagte oft: „Du mußt immer super aussehen, Bennie. Zieh dich so an, wie du sein willst.“ Für ihn waren Kleidung und Besitz wichtig, und er war gern mit Leuten zusammen. „Sei nett zu anderen. Leute sind wichtig, und wenn du zu ihnen nett bist, mögen sie dich.“ Wenn ich mir diese Worte in Erinnerung rufe, habe ich den Eindruck, daß er großen Wert darauf legte, bei jedem beliebt zu sein. Wenn ich meinen Vater beschreiben sollte, müßte ich sagen: „Er war einfach ein prima Kerl.“ Und trotz all der Probleme, die später auf uns zukamen, denke ich heute noch so über ihn.

Mein Vater gehörte zu der Art von Menschen, die es gerne sehen, wenn man modische Klamotten trägt und sich machomäßig benimmt – vor allem Mädchen gegenüber. Dieser Lebensstil wäre nicht gerade förderlich für unsere akademische Laufbahn gewesen.

In vieler Hinsicht bin ich dankbar dafür, daß uns unsere Mutter aus diesem Milieu herausholte.

Vater hatte meist Schwierigkeiten mit komplexen Problemen, weil er sich mehr in Einzelheiten verlor und damit keinen Blick mehr für das Gesamtbild hatte. Das war wahrscheinlich der größte Unterschied zwischen meinen Eltern.

Beide, Vater und Mutter, kamen aus kinderreichen Familien: Mutter hatte 23 Geschwister, und Vater wuchs mit 13 auf. Sie heirateten, als er 28 und Mutter 13 Jahre alt war. Viele Jahre später vertraute sie uns einmal an, daß sie einen Ausweg aus der verzweifelten Lage zu Hause gesucht hatte. Kurz nach ihrer Hochzeit zogen sie von Chattanooga, Tennessee, nach Detroit, wie viele andere Arbeiter in den fünfziger Jahren. Menschen wanderten vom ländlichen Süden nach Norden in Gegenden, in denen sie lukrative Fabrikarbeit zu finden hofften. Mein Vater erhielt Arbeit bei Cadillac – soweit ich weiß, war das die erste und einzige Anstellung, die er je besaß. Er arbeitete dort bis zu seinem Ruhestand Ende der siebziger Jahre.

Mein Vater war außerdem Laienprediger einer kleinen Baptistenkirche. Ich kann mich nur an eine Gelegenheit erinnern, wo mich er zu einer seiner Predigten mitnahm. Er gehörte nicht zu diesen feurigen Rednern, die viele von uns aus dem Fernsehen kennen. Seine Stimme erhob er selten, und die Gemeinde wurde nicht unruhig. Er sprach nicht immer fließend, aber er tat sein Bestes.

❖

„Ich gehe für ein paar Tage außer Haus", meinte Mutter eines Tages zu uns. Es war erst einige Monate her, daß Vater uns verlassen hatte. „Ich besuche ein paar Verwandte." – „Nimmst du uns mit?" fragten wir interessiert. „Nein, diesmal nicht. Das muß ich allein erledigen." Ihre Stimme war ungewöhnlich leise. „Außerdem könnt ihr zwei Jungs doch nicht die Schule versäumen." Bevor ich widersprechen konnte, erklärte sie mir, daß wir bei einer benachbarten Familie bleiben würden. „Das hab' ich schon mit ihnen ausgemacht. Ihr könnt beide dort schlafen und bei ihnen essen, bis ich wiederkomme."

Vielleicht hätte ich mich fragen sollen, warum sie fortging, aber mir kamen keine Bedenken. Es war aufregend, in einem anderen Haus zu wohnen; denn das bedeutete besondere Privilegien, besseres Essen und eine Menge Spaß beim Spielen mit den Nachbarskindern. So und ähnlich passierte das noch oft nach diesem ersten Mal. Mutter erklärte uns, sie würde für ein paar Tage wegfahren, und wir wurden in die Obhut von unseren Nachbarn gegeben. Weil sie alles sorgfältig für uns arrangierte, konnten wir uns unbeschwert und ohne Angst auf die vor uns liegende Zeit freuen. Wir fühlten uns geborgen und versorgt. Auf den Gedanken, Mutter könnte etwa nicht wiederkommen, kamen wir gar nicht.

Es mag merkwürdig klingen, aber es zeugt von der Sicherheit, die wir zu Hause erlebten: Erst als Erwachsener entdeckte ich, wo Mutter hingegangen war, wenn sie „Verwandte besuchen ging". Wenn die Last des Alltags für sie zu schwer geworden war, meldete sie sich in einer psychiatrischen Heilanstalt. Die Trennung und Scheidung stürzten sie mehr als einmal in eine schwere Depression, und ich nehme an, ihre innere Stärke ließ sie erkennen, daß sie Hilfe von Spezialisten benötigte. Normalerweise war sie mehrere Wochen von zu Hause weg. Wir Jungs hatten nie auch nur den leisesten Verdacht bezüglich ihrer Behandlung. Sie wollte es so.

Mit der Zeit erholte sich Mutter von dem psychischen Druck, aber Freunde und Nachbarn taten sich schwer damit, sie als gesund anzusehen. Wir Kinder wußten nichts davon, denn Mutter ließ nie etwas darüber verlauten, wie sehr sie das traf. Ihr Aufenthalt in einer psychiatrischen Klinik lieferte den heißesten Gesprächsstoff in der Nachbarschaft; wahrscheinlich auch, weil sie dazu noch eine Scheidung hinter sich hatte. Beide Probleme waren zu dieser Zeit ernsthafte Makel, die sich nicht so leicht verdecken oder vergessen ließen. Mutter hatte also nicht nur ein Heim für uns zu schaffen und unseren Lebensunterhalt zu verdienen, sondern mußte auch noch damit zurechtkommen, daß die meisten ihrer Freunde von der Bildfläche verschwanden, als sie sie am dringendsten gebraucht hätte.

Da Mutter nie irgend jemandem die Einzelheiten ihrer Scheidung anvertraute, spekulierten die Leute über die schlimmsten Möglichkeiten und verbreiteten haarsträubende Gerüchte über sie. „Ich habe einfach beschlossen, daß ich mich nur um meine Angelegenheiten zu kümmern habe", sagte mir Mutter später einmal, „und daß ich das ignoriere, was andere über mich sagen." Sie handelte danach, aber es war bestimmt nicht einfach. Sie muß viele Tränen einsam vergossen haben.

Schließlich waren keine finanziellen Rücklagen mehr da, und Mutter wußte, daß sie mit den Kosten des Hauses nicht mehr Schritt halten konnte, so bescheiden es auch war. Das Haus gehörte ihr – so war es bei der Scheidung vereinbart worden. Nachdem sie einige Monate vergeblich versucht hatte, genügend Geld aufzubringen, vermietete sie das Haus, packte uns samt allen Habseligkeiten und zog aus. Das war einer der wenigen Momente, an dem wir

Vater wieder zu Gesicht bekamen. Er kutschierte uns nach Boston, wo sich Mutters ältere Schwester Jean Avery und ihr Ehemann William bereit erklärt hatten, uns aufzunehmen. Wir zogen mit den Averys in ihre Bostoner Mietwohnung. Ihre erwachsenen Kinder waren außer Haus, und so hatten sie viel Liebe übrig für zwei kleine Jungen. Bald wurden sie für Curtis und mich zu Zweiteltern, und das war großartig, denn wir brauchten in dieser Zeit viel Zuneigung und Mitgefühl.

Nach unserem Umzug war Mutter noch ein Jahr lang in psychiatrischer Behandlung. Ihre „Ausflüge" dauerten jedesmal drei bis vier Wochen. Wir vermißten sie, erhielten aber so viel Aufmerksamkeit von Onkel William und Tante Jean, daß wir mit der gelegentlichen Abmachung zufrieden waren.

Die Averys versicherten Curtis und mir: „Eurer Mutter geht es gut." Immer wenn ein Brief oder ein Telefonanruf kam, sagten sie uns: „Sie wird in einigen Tagen wieder zurück sein." Sie konnten so gut mit der Situation umgehen, daß wir nie eine Ahnung davon hatten, wie schwierig all das für unsere Mutter war. Und genau so wollte die willensstarke Sonya Carson es haben.

3

MIT ACHT HAT MAN NOCH FREIHEIT

„Ratten!" Ich schrie aus Leibeskräften. „He, Curtis, schau her! Da drüben! Da ist eben eine Ratte gewesen!" Ich zeigte mit blankem Entsetzen auf ein dichtes Gestrüpp hinter unserm Wohnblock. „Und größer als eine Katze war sie!" – „Na, komm, ganz so riesig nun auch wieder nicht." Curtis wollte erwachsen klingen. „Aber gemein aussehen tun sie schon."

Nichts, aber auch wirklich nichts in Detroit hatte uns auf das Leben in einem Bostoner Mietshaus vorbereitet. Armeen von Küchenschaben marschierten quer durchs Zimmer und ließen sich nicht aufhalten, was Mutter auch versuchte.

Noch größere Angst jagten mir die Horden von Ratten ein, auch wenn sie in sicherer Entfernung blieben. Draußen im Gebüsch oder in stinkenden Abfallhaufen hielten sie sich auf; nur hin und wieder sah man sie durch die Keller des Blocks huschen, besonders bei kalter Witterung. „Da geh' ich nicht allein runter", erklärte ich meinen Familienangehörigen mehr als einmal sehr hartnäckig. Allein im Keller – davor hatte ich panische Angst. Und ich blieb stur, bis Curtis oder Onkel William mitgingen.

Manchmal krochen Schlangen aus dem Unterholz und glitten die Gehwege entlang. Einmal drang ein großes Tier in unseren Keller, und jemand erschlug es. Während der folgenden Tage gab es bei uns Kindern nur ein Gesprächsthema. „Wißt ihr, eine Schlange ist letztes Jahr in den übernächsten Wohnblock gekrochen und hat vier Kinder im Schlaf umgebracht", erzählte ein Klassenkamerad. „Die erwürgen dich und schlucken dich dann runter", meinte ein anderer. „Ach was, gar nicht wahr", widersprach der erste und lachte. „Sie beißen oder stechen, und daran stirbst du." Dann erzählte er eine andere Geschichte von jemandem, der durch einen Schlangenbiß gestorben war.

Natürlich waren diese Geschichten nicht wahr, aber je öfter ich sie hörte, desto besser behielt ich sie im Gedächtnis und wurde dadurch vorsichtig, ängstlich und war ständig auf der Hut vor Schlangen.

Wir Kinder waren täglich draußen unterwegs, und so gewöhnten wir uns schnell an den Anblick von zerbrochenem Glas, Müll, verwilderten Grundstücken, verwahrlosten, baufälligen Häusern und den Streifenwagen der Polizei, der die Straße mit Sirenengeheul entlangraste. Auch die Betrunkenen, die zu jeder Tageszeit durch die Straßen taumelten, waren uns vertraut. Innerhalb weniger Wochen hielten wir diese Umgebung für völlig normal. Da sagte niemand: „Normale Menschen leben so nicht." Ich glaube, die Einheit unserer Familie, verstärkt durch die Averys, ließ mich gar nicht erst ins Grübeln über diesen Lebensstil in Boston kommen.

Unsere Mutter arbeitete wie immer ununterbrochen. Sie hatte selten frei, und wenn, dann beschäftigte sie sich ausschließlich mit Curtis und mir, was die Zeit ihrer häufigen Abwesenheit wieder wettmachte. Mutter arbeitete in den Häusern der Reichen, wo sie auf die Kinder aufpaßte oder den Haushalt versorgte.

„Du siehst aber müde aus", sagte ich eines Abends, als sie zur Tür hereinkam. Es war schon dunkel, und sie hatte einen langen Tag in zwei verschiedenen Haushalten hinter sich, von beiden nicht gut bezahlt. Sie lehnte sich auf dem Stuhl zurück. „So, da wäre ich", meinte sie, als sie ihre Schuhe wegkickte. Ihr lächelnder Blick betrachtete mich forschend. „Was hast du heute in der Schule gelernt?" Wie müde Mutter auch war, wenn wir bei ihrer Rückkehr noch wach waren, erkundigte sie sich stets nach unserem Unterricht. Ihre Sorge um unsere Lernerfolge hinterließ bei mir den Eindruck, daß sie die Schule für sehr wichtig erachtete.

Als wir nach Boston zogen, war ich acht Jahre alt und schon ein sehr ernstes Kind, das über all die Veränderungen nachdachte, die es in seinem Leben gegeben hatte. Eines Tages sagte ich mir: „Acht zu sein ist prima, weil man mit acht noch keine Verantwortung hat. Andere kümmern sich um einen, und man kann spielen, toben und sich wohl fühlen." Aber ich wußte auch: Es wird nicht immer so bleiben. Deswegen werde ich jetzt mein Leben genießen!

Abgesehen von der Scheidung meiner Eltern erlebte ich die schönste Zeit meiner Kindheit mit acht Jahren. Zum einen fand in diesem Jahr das spektakulärste Weihnachtsfest meines Lebens statt. Curtis und ich hatten riesigen Spaß bei den Weihnachtseinkäufen; Tante und Onkel Avery überschütteten uns mit Spielsachen. Auch Mutter hatte versucht, den Verlust unseres Vaters wettzumachen und uns reich beschenkt. Ich freute mich besonders über ein maßstabgetreues Modell eines Buick, Baujahr 1959. Der Chemie-Experimentierkasten aber übertraf alles, sogar den Buick. Nie zuvor und auch nie danach besaß ich ein Spielzeug, das mein Interesse so fesselte wie dieser Experimentierkasten. Ich verbrachte Stunden damit, studierte die Gebrauchsanweisung und machte Versuche. Ich ließ Lackmuspapier rot und blau werden, schüttete die seltsamsten Mixturen zusammen und beobachtete gespannt, wenn es blubberte, schäumte oder gar die Farbe wechselte. Wenn eine meiner Schöpfungen die Wohnung mit dem Geruch fauler Eier oder noch schlimmerem füllte, freute ich mich unbändig.

Mit acht Jahren hatte ich auch mein erstes Glaubenserlebnis. Wir waren Siebenten-Tags-Adventisten. In einem Sabbatgottesdienst verdeutlichte Pastor Ford seine Predigt durch eine Geschichte.

Pastor Ford war der geborene Erzähler. Er berichtete von einem Missionsarzt und dessen Frau, die in einem fernen Land von Räubern verfolgt wurden. Sie mußten Hindernisse, sogar Bäume und Felsen überwinden und schafften es gerade so, den Banditen zu entkommen. Schließlich standen sie vor einem Abgrund, völlig außer Atem. Sie saßen in der Falle. Plötzlich entdeckten sie einen Einschnitt im Felsen – einen Spalt, gerade so groß, daß sie sich hineinzwängen konnten. Sekunden später erreichten die Verfolger den Rand des Steilhanges – und konnten keine Spur von dem Ehepaar finden. Sie schienen wie vom Erdboden verschluckt zu sein. Unter Wutgeheul und Flüchen zog die Meute ab.

Als ich das hörte, wurde der Bericht in mir so lebendig, als wäre ich selbst der Verfolgte gewesen. Der Pastor übertrieb durchaus nicht, aber ich hatte während seiner Predigt ein einschneidendes Erlebnis. Ich fühlte mich an der Stelle des Missionsarztes und konnte kaum noch Luft holen vor Anspannung, Angst und Verzweiflung, als ich mich an dem Abgrund sah. Erst als die Banditen fort waren, atmete ich erleichtert auf. Ich war in Sicherheit!

Pastor Ford ließ seinen Blick durch die Reihen schweifen. „Das Ehepaar war in Sicherheit, versteckt in dem Felsspalt. Gott hatte sie vor Schaden bewahrt."

Nach der Geschichte sangen wir: „Er birgt mich im Schatten des Felsens." Der Pastor sprach dann darüber, wie nötig wir es haben, zu dem Felsen zu fliehen, in die Sicherheit, die nur Jesus Christus bieten kann.

„Wenn wir Christus vertrauen", sagte er, „sind wir immer sicher, geborgen in Jesus Christus."

Mir wurde erneut bewußt, wie wunderbar Gott diese Menschen beschützt hatte, die ihm dienen wollten. Ich hatte teilgenommen an ihrem Erlebnis, und plötzlich wurde mir klar: Das ist es, was ich tun sollte: in den Schutz dieses Felsens gehen.

Meine Entscheidung schien ganz normal, obwohl ich erst acht Jahre alt war. Andere Kinder meines Alters wurden getauft und gehörten richtig zur Gemeinde. Als die Botschaft und die Musik mich ansprachen und Pastor Ford fragte, ob jemand sein Leben

Jesus übergeben wolle, standen Curtis und ich auf und gingen nach vorn. Einige Wochen später wurden wir getauft.

Im großen und ganzen war ich ein anständiger Junge und hatte bisher nichts Schlimmes angestellt, aber an diesem Tag wurde mir zum ersten Mal in meinem Leben bewußt, daß ich Gottes Hilfe brauchte. Während der nächsten vier Jahre versuchte ich, das zu befolgen, was ich in der Gemeinde lernte.

Doch an diesem Morgen wurde noch eine Weiche für mein späteres Leben gestellt. Ich beschloß, Missionsarzt zu werden.

Im Gottesdienst und in unseren Bibelstunden war oft die Rede von Ärzten in Missionsgebieten. Jeder Bericht von Missionsärzten, die durch unwegsame Gegenden in Afrika oder Indien kamen, begeisterte mich. Wir erfuhren von den Bemühungen und Heilerfolgen der Ärzte, die darauf hinwirkten, den Menschen ein glückliches und gesünderes Leben zu ermöglichen.

„Genau das will ich machen", erklärte ich meiner Mutter auf dem Heimweg. „Ich möchte Arzt werden. Kann ich das, Mutter?"

„Bennie", sagte sie, „hör mir genau zu." Wir blieben stehen, und Mutter schaute mir fest in die Augen. Dann legte sie die Hand auf meine Schulter und sagte: „Wenn du Gott um etwas bittest und daran glaubst, daß er es tut, dann geschieht das auch." – „Ich glaube, daß ich Arzt werden kann." – „Dann, Bennie, wirst du ein Arzt sein." Und wir gingen weiter. Nach Mutters Zusicherung zweifelte ich nie mehr daran, was ich mit meinem Leben anfangen wollte. Wie die meisten Kinder hatte ich keinen blassen Schimmer davon, was man tun mußte, um Arzt zu werden. Aber ich nahm an, wenn ich mich in der Schule anstrengte, könnte ich es schaffen. Als ich 13 wurde, war ich mir nicht mehr so sicher hinsichtlich der Missionstätigkeit; aber ich gab nie das Ziel auf, Medizin zu studieren.

1959 waren wir nach Boston gezogen und blieben dort bis 1961. In diesem Jahr kam Mutter finanziell wieder auf die Beine, und wir konnten zurück nach Detroit, unsere Heimat. Mutter hatte außerdem etwas vor. Obwohl es zuerst unmöglich schien, plante sie von Anfang an, in unser früheres Haus zurückzukehren.

Das Haus, etwa so groß wie heutzutage eine geräumige Garage, war eines von den kastenförmigen Fertigbauten der frühen Nachkriegsjahre. Das gesamte Gebäude hatte wahrscheinlich nicht einmal 90 qm, aber es lag in einer schönen Gegend, wo die Gärten gepflegt waren und rund um die Häuser Ordnung herrschte.

„Jungs", beruhigte sie uns, als die Wochen und Monate vergingen, „nur Geduld. Wir kommen wieder zurück in unser Haus in der Deacon Street. Im Moment können wir's uns noch nicht leisten, aber das schaffen wir. In der Zwischenzeit können wir die

Miete von dort gut gebrauchen." Kein Tag verging, ohne daß Mutter von unserer „Heimkehr" sprach, und das mit einer Entschlossenheit, die keine Zweifel aufkommen ließ.

Mutter zog mit uns in einen Wohnblock an einer Eisenbahnlinie. Gegenüber begann das Industriegebiet Delray, eine dunstige, kahle Welt voller Schornsteine und weitverzweigter Gleise. Kleinere Produktionsbetriebe für Autoteile hatten sich dort niedergelassen und zogen einem das Geld aus der Tasche.

Wir drei wohnten im obersten Stock des Hauses. Meine Mutter hatte zwei oder drei Jobs gleichzeitig angenommen, war Kindermädchen, Putzfrau und vieles mehr. Welche Hausarbeit auch erledigt werden sollte, Mutter sagte: „Das mache ich. Und falls ich es noch nicht kann, werde ich es schnell lernen."

Es gab keine andere Möglichkeit, wo sie etwas hätte verdienen können. Sie hatte keine Ausbildung. Doch Menschenkenntnis und praktische Fähigkeiten erwarb sie bei den einfachsten Arbeiten, weil sie aufgeweckt und lernfreudig war. Während der Arbeit beobachtete sie sorgfältig ihre Umgebung, besonders die Menschen, für die sie arbeitete. Sie gehörten fast ausschließlich zur reichen Oberschicht. Häufig kam sie nach Hause und erzählte, was reiche Leute taten, wie sie Erfolg hatten und wie sie dachten. Mit solchen Informationen wurden wir regelmäßig versorgt. „Nun, ihr beiden schafft das genauso", lächelte sie dann, „und ihr könnt es besser!"

Merkwürdig, daß Mutter mir dieses Ziel gerade zu einer Zeit vor Augen malte, als ich in der Schule nicht besonders gut war. Aber das ist noch nicht die ganze Wahrheit. Ich war das absolute Schlußlicht aller 5. Klassen der Elementarschule.

Während meiner ersten drei Jahre in der staatlichen Schule in Detroit hatte ich eine gute Grundlage erhalten. Als wir nach Boston zogen, kam ich in die vierte Klasse, Curtis in die sechste. Wir wechselten auf eine kleine kirchliche Privatschule, weil Mutter dachte, da würde uns eine bessere Erziehung vermittelt als in öffentlichen Schulen. Leider war das ein Trugschluß. Curtis und ich hatten zwar gute Noten, aber die Anforderungen waren sehr niedrig, und als wir in das staatliche Schulsystem zurückkehrten, bekam ich erstmals einen ordentlichen Schock.

Die Elementarschule wurde vorwiegend von weißen Schülern besucht. Im Unterricht ging es straff vorwärts, und die anderen Kinder übertrafen mich weit in jedem Fach. Zu meinem größten Erstaunen begriff ich nichts von dem, was dort vorging. Für den letzten Platz gab es außer mir keinen Anwärter. Schlimmer noch, ich war nämlich überzeugt, in Boston gute Arbeit geleistet zu haben.

Der Schlechteste der Klasse zu sein ist schon beschämend genug, aber die Sticheleien meiner Mitschüler ließen den Schulalltag unerträglich werden. Nach jeder Klassenarbeit wurde, wie es so üblich ist, über die Noten der anderen gemutmaßt, und unweigerlich hieß es dann aus irgendeiner Ecke: „Ich weiß, was Carson hat!" „Ja! Genau! Eine dicke Sechs!" kam die Antwort wie aus der Pistole geschossen. „He, du Schwachkopf, hast du diesmal überhaupt etwas richtig?"

„Carson hat beim letzten Mal eine Aufgabe richtig gehabt. Und weißt du, warum? Er hat versucht, 'ne falsche Antwort zu geben!"

Verkrampft und steif saß ich da und tat, als hörte ich nichts. Sie sollten denken, es wäre mir egal. Es war mir aber nicht egal. Was sie sagten, tat mir weh, aber ich wollte nicht zu heulen anfangen oder weglaufen. Manchmal setzte ich ein verkrampftes Lächeln auf, wenn der Spott begann. Die Wochen vergingen, und langsam fand ich mich damit ab, daß ich das Schlußlicht war – ich verdiente nichts Besseres.

Ich bin einfach zu dumm. An dieser Feststellung zweifelten weder ich noch meine Klassenkameraden.

Obwohl niemand etwas über meine Hautfarbe verlauten ließ, wurde ich durch meine Minderwertigkeitsgefühle in der Meinung bestärkt, daß schwarze Kinder einfach nicht so schlau sind wie weiße. Ich zuckte mit den Schultern und meinte, mit der harten Wirklichkeit leben zu müssen. So sollte es wohl sein.

Ich spüre heute noch den Schmerz, den ich beim schlimmsten Erlebnis meiner Schulzeit empfand. Es war in der 5. Klasse nach einer Mathematikarbeit. Frau Williamson, unsere Lehrerin, ließ uns wie üblich unser beschriebenes Blatt dem Hintermann zum Korrigieren geben, während sie die Lösungen vorlas. Nach der Korrektur wurde jedem seine Arbeit zurückgereicht. Die Lehrerin rief uns dann auf, und wir mußten die erreichte Punktzahl nennen.

Die Kontrollarbeit bestand aus 30 Aufgaben. Das Mädchen, das mein Blatt durchsah und benotete, gehörte zu der Clique, die mich auf dem Korn hatte.

Frau Williamson fing an, uns aufzurufen. Ich saß regungslos in dem stickigen Klassenzimmer, und mein Blick wanderte von der Tafel hinüber zur Fensterseite, wo Scherenschnitte angeheftet waren. Der Raum roch nach Kreide und Kindern, und ich duckte mich in meiner Bank, den Augenblick fürchtend, in dem mein Name fiel. „Benjamin?" Frau Williamson wartete auf meine Punktzahl.

Ich murmelte die Antwort vor mich hin. „Neun?" Der Stift glitt ihr aus der Hand, sie lächelte und meinte in ehrlicher Bewunderung: „Hör mal, Benjamin, das ist ja großartig!“ (Daß ich 9 von 30 Punkten erreichen könnte, war unglaublich). Bevor ich begriff, was los war, kreischte das Mädchen hinter mir: „Nicht neun!“ Sie kicherte. „Er hat keinen. Keinen einzigen von 30 Punkten!“ Ihr spöttisches Lachen steckte die anderen an, und überall johlten und feixten hämische Gesichter. „Das reicht!“ Die scharfe Stimme der Lehrerin brachte allmählich Ruhe in den Raum. Der Spott des Mädchens hatte mich jedoch hart getroffen. Ich glaube, ich habe mich nie wieder so einsam und hilflos gefühlt. Schlimm genug, daß ich fast jede Aufgabe in jeder Arbeit verpatzte. Als mich die ganze Klasse wegen meiner Dummheit auslachte, wollte ich am liebsten im Boden versinken.

Meine Augen brannten, aber ich würde nicht weinen, das schwor ich mir. Eher wollte ich sterben, als mich vor ihnen bloßzustellen und zu zeigen, wie sehr sie mich verletzten. Statt dessen setzte ich ein „Mir-ist-alles-Wurscht-Gesicht“ auf und starrte bis zum Ende der Stunde auf den Tisch vor mir und die dicke rote Null auf meinem Blatt.

Ich wäre wahrscheinlich bei der Überzeugung geblieben, das Leben sei grausam und alle hätten sich wegen der dunklen Haut gegen mich verschworen, wenn da nicht zweierlei während des Jahres in der 5. Klasse geschehen wäre, was meine Einstellung zur ganzen Welt grundlegend änderte.

4

UND DOCH GIBT ES HOFFNUNG

„Keine Ahnung." Ich schüttelte den Kopf. „Ich bin mir nicht sicher." Wieder einmal fühlte ich mich wie der letzte Dummkopf. Der Junge vor mir hatte jeden Buchstaben auf der Tafel bis zur untersten Reihe ohne Schwierigkeiten lesen können. Ich konnte nicht einmal die zweite Buchstabenreihe erkennen.

Die Schule hatte nach dem ersten Halbjahr der 5. Klasse einen obligatorischen Sehtest für uns angeordnet.

„Du bist dran", meinte die Arzthelferin zu mir. Ihre Stimme war klar und energisch. „Denk dran, lies die Buchstaben, ohne zu schielen." Ich schielte, versuchte mich zu konzentrieren und schaffte gerade die erste Zeile.

Die Schule genehmigte mir eine Brille gratis. Als ich zum Arzt mußte, um mir die Gläser verschreiben zu lassen, sagte der: „Mein Junge, deine Augen sind so schlecht, du könntest fast als behindert gelten."

Offensichtlich waren meine Augen immer schwächer geworden, und keiner hatte es bemerkt. Am nächsten Schultag setzte ich die Brille auf und war aufs höchste überrascht. Zum ersten Mal konnte ich die Schrift auf der Tafel lesen, und das sogar von der hinteren Reihe aus. Die Brille war der erste Schritt auf meinem Weg vom Schwanz der Klasse nach dem Kopf. Auch meine Noten wurden besser – zwar nicht entscheidend, aber ich war auf dem richtigen Weg.

Als die Halbjahreszeugnisse ausgegeben wurden, nahm mich Frau Williamson beiseite. „Benjamin", sagte sie, „du bist insgesamt viel besser geworden." Ihr anerkennendes Lächeln weckte in mir den Vorsatz, noch besser zu werden. Ich hatte eine Vier in Mathematik – aber das war schon eine Leistungssteigerung. Immerhin war ich nicht durchgefallen!

Es war ein tolles Gefühl, bestanden zu haben. Ich dachte: Ich habe eine Vier in Mathe geschafft. Ich werde besser. Es gibt noch Hoffnung für mich. Jedenfalls bin ich nicht der Dümmste in der Schule! Das Erlebnis, nach dem ersten Halbjahr aufzusteigen – wenn auch nur von einer Sechs auf eine Vier –, war ein Grund, optimistisch zu sein. Zum ersten Mal seit Schuljahresbeginn war ich überzeugt, daß ich besser sein könnte als einige Klassenkameraden.

In Mutters Augen jedoch war das ein zu niedriges Ziel. „O, du bist schon besser geworden", sagte sie. „Bennie, ich bin stolz auf dich, daß du eine bessere Note bekommen hast. Warum auch nicht? Du bist intelligent, Bennie."

Trotz meiner Begeisterung und dem neuen Hoffnungsschimmer war meine Mutter nicht sehr glücklich. Die bessere Mathematiknote und die Ermutigung von Frau Williamson ließen sie um so eindringlicher betonen: „Du darfst dich nicht damit zufriedengeben, daß du gerade mal bestanden hast. Dazu bist du viel zu helle. Du kannst die beste Mathematikzensur der ganzen Klasse schaffen!"

„Aber, Mutter, ich bin nicht durchgefallen, das ist doch auch schon etwas", jammerte ich in dem Gefühl, sie könnte meinen bisherigen Leistungsanstieg nicht genügend schätzen. „Schon recht, Bennie, du hast angefangen, besser zu werden. Und du kannst so weitermachen!" Mutter blieb fest. „Ich will's versuchen", sagte ich zaghaft. „Ich werde mein Bestes tun." – „Du kannst noch besser werden; ich helfe dir dabei." Mutters Augen funkelten. Ich hätte wissen müssen, daß sie bereits einen festen Plan hatte. Die Aufforderung: „Streng dich an, paß besser auf!" reichte ihr nicht. Sie wollte mir vielmehr zeigen, wie es besser voranging. Ihre Lernmethode wurde zum zweiten positiven Faktor für mich in diesem Jahr.

Bis zu den Halbjahreszeugnissen hatte Mutter nicht viele Worte über meine Noten verloren. Auch sie hatte geglaubt, meine Zensuren in der Bostoner Schule würden einen Fortschritt zeigen. Doch als sie nun merkte, wie schlecht ich in der Schule war, ließ sie mir keine Ruhe. Doch nie stellte sie Fragen wie: „Warum bist du nicht so gut wie die anderen?" Mutter war vernünftig und einfühlsam; nie hatte ich das Gefühl, daß ich mit meinen Klassenkameraden konkurrieren sollte. Ihr lag nur am Herzen, daß ich mein Bestes gab.

„Ich habe zwei schlaue Bürschchen", sagte sie beispielsweise, „zwei mächtig schlaue Jungs." – „Ich tu doch schon mein Bestes!" beharrte ich dann, „in Mathe bin ich schon viel besser geworden."

„Du wirst noch besser, Bennie", sagte Mutter eines Abends. „Du hast angefangen, und nun machst du so weiter. Es wird dir bestimmt helfen, wenn du das Einmaleins auswendig lernst. Das ist das erste, was du jetzt übst." – „Das Einmaleins?" fragte ich entsetzt. Ich konnte mir nicht vorstellen, das im Kopf zu behalten. „Weißt du überhaupt, wieviel da zu lernen ist? Es dauert ein Jahr, bis ich das kann!“ Sie stand vor mir und schien noch größer zu werden. „Ich habe die Schule nur bis zur dritten Klasse besucht, und ich kann alle Reihen bis zum 12 mal 12.“ – „Aber, Mutter, ich schaffe ...“ – „Du schaffst das, Bennie. Du mußt nur deine Gedanken zusammennehmen und dich konzentrieren. Heute lernst du, und morgen, wenn ich von der Arbeit nach Hause komme, frage ich dich ab. Wir gehen die Zahlen Abend für Abend zusammen durch, bis du die Reihen kannst wie jeder andere in deiner Klasse!“

Ich machte noch ein paar Einwände, hätte sie mir aber sparen können. „Übrigens“ – jetzt kam ihr kräftigstes Argument –, „du wirst morgen nach der Schule so lange nicht nach draußen gehen, bis du das Einmaleins gelernt hast.“ Ich war den Tränen nahe. „Sieh dir das mal an!“ schluchzte ich und zeigte auf die langen Zahlenreihen im Mathematikbuch. „Wie soll ich die denn alle in meinen Kopf kriegen?“

Mitunter hätte sie genausogut gegen eine Wand reden können. Ihr Gesichtsausdruck ließ ihre Stimme noch energischer klingen. „Du gehst erst nach draußen zum Spielen, wenn du das Einmaleins beherrschst.“

Mutter war natürlich nicht zu Hause, wenn die Schule aus war, aber es wäre mir nicht in den Sinn gekommen, ihre Anordnung zu mißachten. Sie hatte uns so erzogen und viel beigebracht; und wir befolgten, was sie sagte.

Ich büffelte also das Einmaleins und wiederholte es so oft, bis die Zahlen in meinem Gehirn einrasteten. Wie versprochen, setzte sich Mutter abends zu mir und fragte mich ab. Ihre unermüdliche Aufmerksamkeit und ihre ständigen Ermutigungen halfen mir jedesmal weiter.

Nach einigen Tagen merkte ich, daß mir Mathematik etwas leichter fiel. Meine Leistungen steigerten sich. Meine Noten waren fast so gut wie die meiner Klassenkameraden. Ich werde nicht vergessen, wie froh ich war, als ich Frau Williamson nach einer weiteren Kontrollarbeit mit „Vierundzwanzig!“ antworten konnte. Ich schrie fast vor Begeisterung: „Ich habe 24 richtig!“

Sie lächelte und gab mir zu verstehen, wie erfreut sie über meine Fortschritte war. Keinem meiner Mitschüler hatte ich erzählt, was zu Hause vor sich ging oder wie sehr mir meine Brille geholfen hatte. Ich glaube nicht, daß es jemand interessiert hätte.

Alles wurde anders, und ich ging auf einmal gern in die Schule. Niemand lachte mehr über mich oder nannte mich einen Versager in Mathe! Mutter aber ließ es nicht bei dem Einmaleins bewenden. Sie hatte mir bewiesen, daß ich es zu etwas bringen konnte. Also begann sie mit Abschnitt Nummer 2 in meinem Erfolgsprogramm, das darauf hinauslief, mich in jedem Fach in die obere Notenregion aufsteigen zu lassen. Das Ziel war klar, ich konnte nur Mutters Methode nicht leiden.

„Ich finde, ihr sitzt zu viel vor dem Fernseher“, sagte sie eines Abends und schaltete das Gerät mitten in einem Film ab. „So viel gucken wir auch wieder nicht“, erwiderte ich beleidigt. Ich wollte klarstellen, daß schließlich einige Programme sehr lehrreich seien und daß auch meine Mitschüler fernsahen, selbst die Klassenbesten.

Ohne nur im geringsten meinen Einwand gelten zu lassen, stellte sie ihre Regel auf. Das gefiel mir nicht, aber ihre Entschlossenheit, bessere Leistungen bei uns zu sehen, veränderte mein Leben. „Ab jetzt schaut ihr nicht mehr als drei Sendungen pro Woche.“

„Pro Woche?“ Mein erster Gedanke galt den wunderbaren Filmen und Informationen, die ich verpassen würde. Trotz unserer Proteste wußten wir: wenn Mutter etwas entschied, war es ihr ernst damit. Sie hatte auch Vertrauen zu uns, daß wir gehorchten. Und so fügten wir uns den Familienregeln.

Curtis war zwar ein bißchen rebellischer als ich, hatte aber in der Schule mehr Erfolg. Doch auch seine Noten erfüllten Mutters Erwartungen nicht. Abend für Abend sprach sie mit ihm, korrigierte seine Einstellung, drängte ihn, es noch besser zu machen, bat ihn, nicht so schnell aufzugeben. Wir hatten beide kein richtiges Vorbild oder wenigstens eine männliche Führungsperson, zu der wir hätten aufschauen können. Ich glaube, Curtis litt darunter mehr als ich, weil er älter war. Aber wie hart Mutter auch mit Curtis arbeiten mußte, sie gab nicht auf. Irgendwie wurde Curtis durch Mutters Liebe, Entschlossenheit und Ermutigung verantwortungsbewußter und fing an, Selbstvertrauen zu entwickeln.

Mutter hatte bereits beschlossen, wie die fernsehfreie Zeit genutzt werden sollte. „Ihr geht in die Bibliothek und sucht euch Bücher aus. Mindestens zwei Bücher lest ihr pro Woche. Am Wochenende erzählt ihr mir dann, was ihr gelesen habt.“

Dieser Plan hörte sich völlig unglaubhaft an. Zwei Bücher? Ich hatte in meinem ganzen Leben noch nicht ein einziges zu Ende gelesen, außer denen, die wir im Unterricht brauchten. Ich konnte mir nicht vorstellen, ein ganzes Buch in so kurzer Zeit zu schaffen.

Doch ein oder zwei Tage später fanden sich Curtis und ich auf dem Weg zur Stadtbibliothek. Wir murrten und beschwerten uns und ließen uns Zeit für diesen Ausflug. Aber Mutter hatte gesprochen, und wir wagten es nicht, ungehorsam zu sein. Warum? Wir achteten sie und wußten, daß sie es ernst meinte und wir uns danach richten sollten. Vor allem aber liebten wir sie.

„Bennie", sagte sie immer wieder, „wenn du lesen kannst, mein Schatz, dann kannst du lernen, was du wissen willst. Die Türen der Welt stehen offen für den, der lesen kann. Und meine beiden Buben werden im Leben Erfolg haben, weil sie die unschlagbaren Leseratten der Schule sind."

Wenn ich darüber nachdenke, bin ich heute genauso überzeugt wie damals, daß meine Mutter recht hatte. Sie glaubte an Curtis und mich und setzte ein solches Vertrauen in uns, daß wir nicht wagten, sie zu enttäuschen! Ihre grenzenlose Zuversicht gab mir den nötigen Anstoß, mir selber mehr zuzutrauen.

Einige von Mutters Freunden kritisierten ihre Strenge. Ich hörte einmal, wie eine Frau zu ihr sagte: „Was tust du diesen armen Jungen nur an, daß du sie rund um die Uhr hinter den Büchern sitzen läßt? Sie werden dich dafür hassen." – „Sie können mich hassen", war ihre Antwort, die die Frau sprachlos machte, „aber sie werden trotzdem eine gute Bildung bekommen!"

Ich haßte meine Mutter nie. Natürlich mißfielen mir ihre Druckmittel, aber sie schaffte es, mir bewußt werden zu lassen, daß die harte Arbeit zu meinem Besten war. Fast täglich sagte sie zu mir: „Bennie, du kannst alles schaffen, was du dir vornimmst."

Da ich mich immer schon für Tiere und Naturwissenschaft interessiert hatte, suchte ich mir die entsprechenden Bücher aus. Und während ich ein schlechter Schüler in den anderen Fächern war, übertraf ich mich selbst im naturwissenschaftlichen Unterricht der fünften Klasse.

Der Lehrer, Herr Jaeck, bemerkte mein Interesse und spornte mich an durch Sonderaufgaben, wie beispielsweise anderen Schülern zu helfen, Steine, Tiere oder Fische zu bestimmen. Ich lernte die Zeichnung der Schuppen bei einem Fisch zu erkennen und konnte schon bald den Namen der Art benennen. Keiner in der Klasse war dazu in der Lage, und so konnte ich damit ein wenig glänzen.

Anfangs hatte ich mir in der Bibliothek Bücher über Tiere und andere Themen der Biologie ausgesucht. Dadurch wurde ich zu einem Experten meines Jahrgangs auf naturwissenschaftlichem Gebiet. Gegen Ende des Schuljahres konnte ich jeden beliebigen Stein einordnen, den ich entlang der Bahnlinie aufhob. Ich las viele Bücher über Fische und das Leben im Wasser und suchte alle Bäche und Flüsse in der Umgebung nach Insekten ab. Herr Jaeck hatte ein Mikroskop. Begeistert betrachtete ich darunter meine Wasserproben und lernte die verschiedensten Einzeller kennen.

Langsam wurde offenbar, daß ich in allen Unterrichtsfächern besser geworden war. Und nun freute ich mich auf meine wöchentlichen Gänge zur Bibliothek. Den Angestellten waren Curtis und ich längst nicht mehr unbekannt. Wir bekamen häufig Vorschläge und Informationen über neuerschienene Bücher. Ich blühte auf bei dieser neuen Lebensart, und es dauerte nicht lange, da bemühte ich mich um Bücher über Abenteuer und wissenschaftliche Entdekkungen.

Durch das intensive Lesen erweiterten sich mein Wortschatz wie auch mein Begriffsvermögen. Unversehens wurde ich zum besten Schüler bei Textaufgaben in Mathematik.

Bis zur letzten Woche meines 5. Schuljahres war außer den Testaufgaben in Mathematik das wöchentliche Wettbuchstabieren eine gefürchtete Prozedur für mich. Meistens mußte ich mich schon beim ersten Wort setzen, weil ich es falsch buchstabiert hatte. Heute, 30 Jahre später, weiß ich noch immer, welches Wort der Auslöser dafür war, daß ich mich plötzlich für die Rechtschreibung interessierte. In der letzten Woche vor den Ferien hatte Frau Williamson einen besonders langen Wettbewerb für uns vorbereitet. Sie ließ uns alle Wörter buchstabieren, die wir in dem Schuljahr gelernt haben sollten. Wie erwartet, gewann Bobby Farmer. Zu meiner Überraschung war das letzte Wort, das er als Aufgabe gestellt bekam, „Landwirtschaft“.

Dieses Wort kann ich buchstabieren, dachte ich aufgeregt. Einen Tag zuvor hatte ich es in einem der Bibliotheksbücher entdeckt und mir gemerkt. Als sich der Sieger setzte, packte mich der Ehrgeiz. So wollte ich das auch können. Fest entschlossen sagte ich mir: Ich weiß, wie man Landwirtschaft buchstabiert, und ich wette, jedes andere Wort auf der Welt werde ich buchstabieren lernen – besser als Bobby.

Das war eine echte Herausforderung. Bobby Farmer war unumstritten der Beste in der Klasse. Ein anderer Junge, Steve Kormos, hatte diesen Platz, ehe Bobby Farmer zu uns kam. Bobby beeindruckte mich während einer Geschichtsstunde, als die Lehrerin etwas von Flachs erwähnte und keiner wußte, was das war. Bobby, damals noch ziemlich neu, meldete sich und erklärte dem Rest der Klasse, wie und wo Flachs angebaut wird und wie Flachsfasern zu Leinen verarbeitet werden. Mit dem Zuhören wuchs mein Staunen. „Bobby weiß unheimlich viel über Flachs. Er ist wirklich gescheit.“ Und plötzlich, wie so die Frühjahrssonne durchs Fenster des Klassenzimmers schien, kam mir eine wunderbare Erleuchtung: Ich kann doch alles über Flachs und jede andere Sache lernen aus Büchern! Genau, wie Mutter sagt: Wenn du lesen kannst, kannst du alles lernen. Ich blieb während des ganzen Sommers meinen Büchern treu, und als die 6. Klasse begann, konnte ich eine Menge neuer Wörter buchstabieren, ohne sie mühevoll gelernt zu haben. Auch im 6. Schuljahr war Bobby noch Klassenbester, aber ich holte langsam auf.

Der schulische Startschuß nach oben war der Beweggrund dafür, mehr wissen zu wollen. Eines Tages dachte ich: Es muß doch Spaß machen, wenn jeder sieht, daß du der Schlaueste in der Klasse bist. Das war der Tag, an dem ich mir vornahm: Ich will herausfinden, wie es ist, wenn man am meisten von allen weiß!

Mein regelmäßiges Lesen verbesserte meine Rechtschreibung, meinen Wortschatz und meine Auffassungsgabe. Ich fand Freude am Unterricht. Als ich auf der Wilson Junior High School in die 7. Klasse kam, war ich Klassenerster.

In der Zwischenzeit hatte ich jedoch erkannt, daß dies nicht mein eigentliches Ziel war. Es reichte mir nicht, lediglich Klassenbester zu sein. Das hatte Mutters ständiger Einfluß bewirkt. Ich arbeitete nicht, um besser als die anderen zu sein, sondern weil ich das absolut Beste erreichen wollte, einfach für mich!

Die meisten Kinder, die mit mir in die 5. und 6. Klasse gegangen waren, wechselten wie ich die Schule. Meine Beziehung zu den Mitschülern hatte sich jedoch erheblich geändert. Selbst diejenigen, die mich ständig aufgezogen und verachtet hatten, kamen plötzlich auf mich zu und fragten: „He, Bennie, wie würdest du diese Aufgabe lösen?“

Wahrscheinlich strahlte ich übers ganze Gesicht, wenn ich ihnen die Antwort gab. Nun respektierten sie mich. Ich freute mich über gute Zensuren sowie darüber, mehr zu lernen und zu wissen, als erwartet wurde.

Die Wilson Junior High School hatte hauptsächlich weiße Schüler; doch Curtis und ich erreichten schon damals gute Leistungen. Dort war ich das erste Mal unter weißen Schülern der Beste. Heute glaube ich, daß meine geistige Entwicklung dazu beigetragen hat, das verbreitete Vorurteil von einer intellektuellen Unterlegenheit der Farbigen zu beseitigen.

Auch hier habe ich meiner Mutter für meine Überzeugung zu danken. In meiner Kindheit habe ich sie nie sagen hören: „So sind eben die Weißen ...“. Obwohl sie kaum eine Schule besucht und mit 13 Jahren geheiratet hat, war sie doch in der Lage, sich ein klares Bild von der Gesellschaft zu machen und Curtis und mir zu vermitteln, daß alle Menschen gleichwertig sind. Sie ließ sich nie von Rassenvorurteilen beeinflussen, und diese Überzeugung gab sie an uns weiter.

Curtis und ich waren häufig Vorurteilen ausgesetzt, und wir hätten uns dadurch einschüchtern lassen können – gerade Anfang der sechziger Jahre. Drei verletzende Situationen sind mir besonders im Gedächtnis geblieben.

Zu Beginn unserer Schulzeit auf der Wilson Junior High School sprangen Curtis und ich oft auf vorbeifahrende Züge auf, um so unseren Schulweg abzukürzen. Wir hatten unseren Spaß dabei. Zwar wußten wir, daß das nicht in Ordnung war, aber ich beruhigte mein Gewissen mit dem Vorsatz, nur die langsamen Züge zu nehmen.

Mein Bruder schnappte sich oft auch die schnellen, wenn sie an der Kreuzung langsamer wurden. Ich beneidete Curtis, wenn ich ihn dabei beobachtete. Wenn die schnelleren Züge ankamen, warf er kurz hinter der Kreuzung seine Klarinette auf einen der flachen Waggons am vorderen Zugteil. Dann wartete er und erwischte den letzten Wagen. Er wußte, wenn er sich nicht durch den Zug arbeiten konnte, würde er seine Klarinette los sein. Curtis behielt sein Instrument.

Es war ein gefährliches Abenteuer, und jedesmal kribbelte es in mir vor Aufregung. Man mußte ja nicht nur zum richtigen Zeitpunkt aufspringen und sich festhalten, sondern vor allem sichergehen, daß man vom Zugpersonal nicht aufgegriffen wurde. Sie kannten diesen Sport und achteten besonders auf Jungs wie uns. Aber wir kamen immer davon.

Wir beendeten unser Hobby aus einem völlig anderen Grund. Als ich einmal ohne Curtis neben den Schienen her rannte, sah ich eine Gruppe älterer Jungen – alle weiß – wütend auf mich zulaufen. Einer hatte einen dicken Stock in der Hand. „He, du Nigger!" Ich blieb stehen und starrte sie ängstlich und schweigend an.

Ich bin schon immer sehr mager gewesen und muß schrecklich hilflos ausgesehen haben – und das war ich auch. Der Junge schmetterte mir den Stock gegen die Schulter, ich wich zurück, gespannt, was wohl als nächstes passieren würde. Die anderen standen dabei und beschimpften mich mit allen Widerwärtigkeiten, die ihnen einfielen. Mein Herz klopfte bis zum Halse, und Schweiß trat aus allen Poren. Mein Blick war auf meine Schuhspitzen gebannt, ich war vor Angst wie gelähmt und konnte weder reden noch wegrennen.

„Du weißt doch, ihr Niggerbabies gehört nicht auf die Wilson Junior High School. Wenn wir dich erwischen, bringen wir dich um." Seine zusammengekniffenen Augen blickten mich eiskalt an. „Hast du das kapiert?" Ich schaute immer noch nach unten. „Ich denke schon", murmelte ich. „Ich habe gefragt: Hast du mich verstanden, Nigger?" Seine Stimme war gefährlich laut. Die Angst schnürte mir die Kehle zu. Ich versuchte lauter zu reden: „Ja."

„Dann hau ab, so schnell du kannst! Und nimm dich in acht vor uns. Das nächste Mal bist du dran!"

Ich rannte zum Schulhof. Nicht einmal zum Luftholen blieb ich stehen. Von da an nahm ich einen anderen Weg, und sowohl Züge wie auch die Rowdies sahen mich nicht mehr. Da ich sicher war, daß unsere Mutter uns sofort von der Schule genommen hätte, erzählte ich ihr nie etwas von diesem Vorfall.

Eine zweite, weit schlimmere Episode ereignete sich in der 8. Klasse. Am Ende des Schuljahres zeichneten der Direktor und die Lehrer besonders jene Schüler aus, die jeweils in den siebten, achten und neunten Klassen den höchsten Notendurchschnitt erreicht hatten. Ich war ein Jahr zuvor in der siebten Klasse auf diesen Platz gekommen, und im selben Jahr hatte es Curtis für die neunte geschafft. Am Ende der achten hatten die meisten anerkannt, daß ich ein guter Schüler war. Ich sollte auch diesmal das Zertifikat erhalten. In der Gesamtschulversammlung überreichte mir eine Lehrerin die Urkunde, blieb danach oben stehen und blickte hinunter auf die Schülerschaft. „Ich habe euch etwas zu sagen", begann sie mit erregter Stimme. Zu meiner Bestürzung fuhr sie die weißen Kinder an, wie sie es hätten zulassen können, daß ich die Nummer eins werden konnte. „Ihr strengt euch nicht an!" rief sie.

Dabei ließ sie durchblicken, daß ein Schwarzer niemals Klassenbester sein dürfe. Während die anderen so die Leviten gelesen bekamen, hatte ich Mühe, meine Gedanken zu ordnen. Natürlich war ich verletzt; denn harte Arbeit steckte hinter meinem Erfolg – vermutlich mehr als bei jedem anderen auf der Schule –, und jetzt wurde ich abgekanzelt, nur weil ich eine andere Hautfarbe hatte. Einerseits dachte ich: „So eine dumme Pute!" Dann stieg eine zornige Entschlossenheit in mir hoch: „Ich werd's euch schon zeigen!"

Wie konnte diese Frau nur so reden! Sie hatte mich selbst in einigen Fächern unterrichtet, schien mich gemocht zu haben und mußte wissen, daß ich mir meine Noten redlich verdient und auch ein Recht auf die Urkunde hatte. Warum sagte sie so etwas Herzloses? Hatte sie nicht begriffen, daß alle Menschen gleich viel wert sind? Daß Hautfarbe oder Rasse keine Auswirkungen auf die Intelligenz haben? Außerdem hatte es sich schon oft gezeigt, daß es Situationen gab, in denen Minderheiten mehr Sachverstand hatten. Wollte sie das nicht zugeben? Trotz der Demütigung und meines Ärgers hielt ich den Mund. Ich saß still auf meinem Platz, während die Lehrerin vom Leder zog. Einige meiner weißen Mitschüler warfen gelegentlich einen Blick zu mir herüber und rollten die Augen, um ihr Mißfallen zum Ausdruck zu bringen. Ich spürte, daß sie das Verhalten der Lehrerin für unmöglich hielten.

Von denen, die mich drei Jahre zuvor bei jeder Gelegenheit ausgelacht hatten, waren einige meine Freunde geworden. Die ganze Sache war ihnen unangenehm, und auf einigen Gesichtern konnte ich Verärgerung lesen.

Mutter erfuhr nichts von dieser Lehrerin. Ich dachte mir, es würde sowieso nichts bringen und ihr höchstens weh tun.

Das dritte Erlebnis hatte mit der Fußballmannschaft zu tun, die in der Nähe unserer Wohnung spielte. In der 7. Klasse gab es nichts Schöneres für mich als Fußball.

Verständlicherweise waren Curtis und ich darauf aus, in die Mannschaft aufgenommen zu werden. Allerdings waren wir beide nicht sehr groß. Verglichen mit den anderen Spielern waren wir sogar recht klein. Aber wir hatten einen Vorteil: wir waren schnell – so schnell, daß wir jedem anderen auf dem Spielfeld davonliefen. Die Carson Brüder machten eine so gute Figur, daß einige Weiße darüber in Wut gerieten.

Eines Abends, als Curtis und ich das Feld nach dem Training verließen, sammelte sich eine Gruppe weißer Männer um uns. Keiner war älter als dreißig. Ihr Zorn war bedrohlich und bedurfte keiner Worte. Ich hatte keine Ahnung, ob diese Männer zu der Bande gehörten, die mich an den Bahnschienen angegriffen hatte. Ich wußte nur eins: ich hatte Angst.

Dann trat ein Mann vor. „Wenn ihr Kerle noch einmal hierher kommt, werfen wir euch in den Fluß." Dann drehten sie sich um und gingen.

Ob sie tun würden, was sie angedroht hatten? Curtis und ich machten uns darüber weniger Gedanken als um die Tatsache, daß sie uns nicht in der Fußballmannschaft haben wollten. Auf dem Heimweg fragte ich meinen Bruder: „Wer spielt denn schon noch Fußball, wenn die Fans gegen einen sind?" – „Ich denke, wir finden etwas, womit wir unsere Zeit besser verbringen können", sagte Curtis. Wir meldeten uns nie irgendwo ab, doch das Training lief in Zukunft ohne uns. Niemand aus der Nachbarschaft fragte je nach dem Grund. Zu Mutter sagten wir: „Wir spielen nicht mehr Fußball." Curtis murmelte etwas von mehr arbeiten für die Schule.

Wir hatten uns abgesprochen, Mutter aus der Sache herauszulassen, denn wir wußten, daß sie sich sonst fürchterliche Sorgen gemacht hätte.

Wenn ich heute zurückdenke, finde ich unsere Familiensituation schon merkwürdig. Als wir kleiner waren, hatte Mutter uns durch ihr Schweigen vor der traurigen Wahrheit über Vater und ihre große seelische Not bewahrt. Nun war es an uns, ihr keine zu großen Sorgen zuzumuten. Wir wählten die gleiche Methode.

5

EIN FRAG-WÜRDIGES „HOBBY"

„Wißt ihr, was die Indianer mit den zerrissenen Klamotten von General Custer angestellt haben?" fragte der Bandenführer. „Na los, erzähl schon!" erwiderte einer seiner Kumpane mit übertriebenem Interesse. „Sie haben sie aufgehoben, und jetzt hat sie unser Kumpel Carson an!" Ein anderer nickte zustimmend. „Na klar, sieht doch genauso aus." Ich spürte die Röte auf meinen Wangen hochsteigen. Jetzt waren sie wieder bei ihrem Lieblingsthema.

„Stell dich mal neben ihn, und du hast keine Zweifel mehr", lachte der erste, „die stinken nämlich wie hundert Jahre alt!"

Ich war gerade neu in der 8 A auf der Hunter Junior High School, als ich dieses erste schmerzliche Erlebnis mit dem weitverbreiteten Hobby namens „capping" hatte. Das Wort kommt aus der Jugendsprache und bedeutet, sich auf Kosten des anderen zu amüsieren. Ziel der Sache war es, die gemeinste Aussage auf witzige Art zu machen.

Capping fand immer in Hörweite des Opfers statt, und die beliebteste Zielscheibe waren diejenigen, deren Kleidung ein bißchen aus der Mode gekommen war. Die erfolgreichsten Capper warteten mit ihrer Vorführung, bis sich etliche Zuhörer um sie gesammelt hatten. Dann versuchten sie, sich gegenseitig mit den lustigsten und beleidigendsten Bemerkungen zu übertreffen.

Ich war ein besonders begehrtes Objekt. Zum einen hatte mir Kleidung bis dahin nie etwas bedeutet, und auch heute ist sie für mich nicht wichtig. Bis auf einen kurzen Zeitabschnitt in meinem Leben war ich nie sonderlich besorgt um das, was ich anzog. Ich glaubte einfach, was Mutter sagte: „Bennie, was drin ist, das zählt. Sich nach außen großartig herrichten, kann auch einer, der innen hohl ist."

Wilson Junior High School mitten im Schuljahr zu verlassen war mir furchtbar schwer gefallen, aber ich freute mich unglaublich darauf, wieder in unser altes Haus ziehen zu können. Ich sagte mir immer wieder: „Wir gehen zurück nach Hause!" Das war das Wichtigste.

Dank Mutters Sparsamkeit und Fleiß hatten sich unsere finanziellen Verhältnisse verbessert. Mutter konnte schließlich genug Geld aufbringen, um das Haus zurückzukaufen, in dem wir vor ihrer Scheidung gelebt hatten.

Trotz der Enge des Hauses war es unsere Heimat. Heute kann ich es realistischer bewerten: es war eher eine Streichholzschachtel. Für uns drei aber war es damals ein Herrschaftssitz, ein traumhafter Ort.

Der Umzug bedeutete jedoch auch einen Schulwechsel. Curtis sollte auf die Southwestern High School gehen, während ich auf der Hunter Junior High angemeldet war, die hauptsächlich von Schwarzen besucht wurde. Nur 30 % der Schüler waren Weiße.

Meine Klassenkameraden nahmen mich sofort an als guten Schüler. Ich war zwar nicht ganz an der Spitze, nur ein oder zwei übertrafen mich mit ihren Noten. An schulische Erfolge gewöhnt, genoß ich es und war entschlossen, vorn zu bleiben.

An dieser Stelle traf mich jedoch eine neue Art von Druck. Abgesehen vom Capping war ich dauernd versucht, meine Zugehörigkeit zu den anderen zu beweisen. Ich wollte unbedingt einer von ihnen sein. Nie zuvor hatte ich mich damit beschäftigen müssen, um Anerkennung zu werben. In den anderen Schulen hatten mich meine Mitschüler infolge meiner guten Leistungen respektiert. Hier aber rangierte die schulische Leistung nicht an erster Stelle.

Um anerkannt zu werden, mußte man vielmehr die richtigen Klamotten tragen, mußte die gemeinsamen Treffen besuchen und Basketball spielen. Vor allem aber mußte man das Capping beherrschen.

Ich konnte meine Mutter nicht um die Kleidung bitten, die mir bei der Gruppe Anerkennung verschafft hätte. Wenn ich auch nicht verstanden habe, wie hart meine Mutter arbeitete, so wußte ich doch, daß sie unabhängig von Sozialleistungen werden wollte. Erst während meines neunten Schuljahres erzielte Mutter finanziell solche Erträge, daß sie außer Essensmarken keine Unterstützung mehr empfing. Ohne diese Hilfe hätte sie uns allerdings nicht versorgen und noch dazu das Haus erhalten können.

Weil sie Curtis und mir das Bestmögliche geben wollte, sparte sie an ihrer eigenen Garderobe. Ihre Kleider waren sauber und ordentlich, aber nicht modisch. Natürlich fiel mir das als Kind nicht auf, und Mutter beklagte sich nie.

Während der ersten paar Wochen muckte ich nicht auf, wenn ich die Zielscheibe des Spottes war. Doch je weniger ich sagte, desto härter wurden die Angriffe. Ich fühlte mich ausgestoßen und aufs tiefste verletzt, weil ich einfach nicht zu den anderen paßte. Wenn ich allein auf dem Heimweg war, fragte ich mich: Was ist verkehrt an mir? Warum kann ich nicht dazugehören? Warum bin ich anders? Ich beruhigte mich oft damit: Das sind nur einige Blödmänner. Wenn's ihnen Spaß macht, sollen sie doch weitermachen, aber ich spiele ihr dämliches Spiel nicht mit. Ich werde Erfolg haben, und eines Tages zeige ich's allen.

Trotz meiner abwertenden Worte fühlte ich mich ausgegrenzt und abgelehnt. Und dabei wünschte ich mir doch dazuzugehören und kein Außenseiter zu sein. Leider färbte ihre Art und Weise allmählich auf mich ab, bis ich mich schließlich anstecken ließ und sagte: „In Ordnung, Jungs, wenn ihr cappen wollt, dann zeige ich euch, wie es gemacht wird."

Am folgenden Tag wartete ich, bis sie wieder damit anfingen. Einer begann: „Mann, das Hemd, das du anhast, hat bereits den ersten, zweiten, dritten und vierten Weltkrieg überstanden!" – „He, genau", sagte ich. „Und deine Mutter hatte es an!" Alles um mich herum lachte. Mein Gegner starrte mich an und konnte kaum glauben, was ich gesagt hatte. Dann fing auch er an zu lachen. Er schlug mir kameradschaftlich auf den Rücken. „He, Mann, das ist o. k.!"

In diesem Augenblick stieg mein Ansehen. Bald machte ich mich über die Spitzencapper der ganzen Schule lustig. Es war ein schönes Gefühl, für eine scharfe Zunge bekannt zu sein.

Wenn mich von da an irgend jemand hänselte, drehte ich den Spieß um. Ich schleuderte zurück, was mein Angreifer über mich gesagt hatte – darum ging es ja bei diesem Spiel. Innerhalb weniger Wochen ließ mich die führende Capping-Gruppe in Frieden. Keiner traute sich mehr, eine spöttische Bemerkung in meine Richtung loszulassen, weil sie wußten, daß mir etwas Besseres einfallen würde. Immer öfter schlichen sich die anderen weg, wenn sie mich sahen. Aber selbst dann ließ ich sie nicht ungeschoren. „He, Miller! Ich würde mein Gesicht auch verstecken, wenn ich so häßlich wäre!"

Eine Gemeinheit? Sicher, aber ich beruhigte mich damit: So machen's doch alle! Die anderen beim Cappen zu übertreffen ist die einzige Überlebenschance. Manchmal sagte ich auch: „Ich meine es ja gar nicht so."

Fast hatte ich vergessen, wie ich mich selber als Opfer gefühlt hatte. Bei diesem Spiel mitzumachen löste eines meiner größten Probleme, unglücklicherweise aber noch nicht mein Kleiderproblem. Ich wurde wegen meines Äußeren nicht nur gemieden und verlacht, sondern auch als arm angesehen. Und der gängigen Auffassung nach war Armut gleichbedeutend mit nichts taugen. Seltsamerweise kam kein Schüler aus einem betuchten Elternhaus; eigentlich konnte sich keiner so ein Urteil über andere erlauben.

Aber als Junge wurde mir das nicht bewußt. Für mich war das Brandmal der Armut besonders schmerzhaft, weil es mich daran erinnerte, keinen Vater zu haben. Die meisten anderen hatten beide Eltern, und ich war überzeugt, daß es ihnen deshalb besser ging.

Während des neunten Schuljahres brachte mich eine häusliche Pflicht in außergewöhnliche Bedrängnis. Wir erhielten ja Essensmarken und konnten ohne diese nicht auskommen. Hin und wieder schickte mich Mutter mit diesen Marken zum Einkaufen. Ich haßte das, weil ich fürchterliche Angst hatte, einem meiner Freunde dabei in die Arme zu laufen. Wenn irgendein bekanntes Gesicht zur Kasse kam, während ich dran war, tat ich so, als hätte ich etwas vergessen, und verkroch mich hinter den Regalen. Erst wenn alle Kunden an der Kasse abgefertigt waren, rannte ich hin und erledigte die Sache mit den Marken.

Arm zu sein, das war eine Sache, mit der man leben konnte – aber ich starb tausend Tode bei dem Gedanken, daß andere davon erfahren könnten. Hätte ich die Angelegenheit etwas vernünftiger bedacht, dann wäre mir aufgefallen, daß etliche Familien meiner Freunde ebenfalls Essensmarken hatten. Doch mir brannten die Marken jedesmal in der Tasche, wenn ich das Haus verließ, und ich machte mir die größten Sorgen, jemand könnte es entdecken und dann darüber reden. Soweit ich weiß, ist das niemals passiert.

Die 9. Klasse war ein Meilenstein in meinem Leben. Ich konnte als Einserschüler mit den Besten meiner Klasse Schritt halten. Und ich hatte meinen festen Stand bei den besten – oder schlimmsten – meiner Kameraden. Vor diesem Hintergrund traten nun Veränderungen ein. Ich verließ meine Kindheit und machte mir ernsthaft Gedanken über meine Zukunft, besonders über meinen Wunsch, Arzt zu werden.

Als ich in die 10. Klasse kam, war der Druck seitens meiner Altersgenossen zu stark geworden. Kleidung war mein größtes Problem. „Ich kann diese Hosen nicht anziehen", erklärte ich Mutter. „Mich lacht jeder aus!"

„Nur Dumme lachen über das, was du anhast, Bennie", sagte sie dann. Oder: „Es kommt nicht darauf an, was du anhast, das macht dich nicht besser oder schlechter." – „Aber Mutter", jammerte ich, „jeder, den ich kenne, hat bessere Klamotten als ich." – „Mag sein", erwiderte sie geduldig. „Ich kenne Leute, die besser angezogen sind als ich, aber das macht sie nicht besser."

Jeden Tag bedrängte ich meine Mutter, um ihr klar zu machen, daß ich die richtigen Sachen zum Anziehen haben müßte. Und ich wußte genau, was ich unter „richtigen Sachen" verstand: italienische Strickpullis mit Wildlederbesatz, Seidenhosen, Seidensocken,

Krokoschuhe, schäbige Krempenhüte, Lederjacke und einen Wildledermantel. Diese Kleidungsstücke waren mein Dauerthema; ich konnte an nichts anderes denken und mußte diese Sachen einfach haben. Ich wollte genau wie die anderen aussehen.

Mutter war enttäuscht von mir; das wußte ich, aber meine Gedanken wurden nur von meiner ärmlichen Garderobe und meinem Bedürfnis nach Anerkennung beherrscht. Ich nahm eigenwillige Gewohnheiten an. Anstatt gleich nach der Schule nach Hause zu gehen und meine Hausaufgaben zu machen, spielte ich Basketball. Ich blieb bis 10 Uhr abends weg, manchmal sogar bis 11 Uhr. Wenn ich dann zurückkam, wußte ich, was mich erwartete, und ich ließ es über mich ergehen.

„Bennie, siehst du nicht, was du dir antust? Es ist nicht nur, daß du mich enttäuschst. Du ruinierst dein Leben dadurch, daß du rund um die Uhr außer Haus bist und an nichts anderes als an feine Klamotten denkst."

„Ich ruiniere mein Leben nicht", erwiderte ich starrköpfig, weil ich mir das nicht anhören wollte. Es wäre sowieso nicht in meinen harten Kopf gegangen, denn mir war nur eins wichtig: so zu sein wie die anderen.

„Ich war so stolz auf dich, Bennie", sagte sie dann. „Du hast so hart gearbeitet. Wirf das doch jetzt nicht alles über Bord!" – „Ich werde so weitermachen!" schnappte ich zurück. „Hab ich nicht die ganze Zeit gute Noten nach Hause gebracht?"

Dagegen konnte Mutter nichts sagen, aber ich wußte, sie machte sich Sorgen. „Ist gut, Sohnemann", sagte sie schließlich.

Nach Wochen ständigen Nörgelns sagte Mutter endlich das Wort, das ich so sehnsüchtig erwartet hatte: „Ich will versuchen, einige von diesen Modesachen für dich aufzutreiben. Wenn dich das glücklich macht, sollst du sie haben." – „Sie werden mich glücklich machen", sagte ich. „Ganz bestimmt."

Es fällt mir schwer, mich daran zu erinnern, wie herzlos ich damals meiner Mutter gegenüber war. Ich verschwendete keinen Gedanken an ihre Bedürfnisse, ließ mir aber die Kleidung kaufen, die mich der Gruppe anpaßte, in die ich hineingenommen sein wollte. Aber ich bekam nie genug. Heute weiß ich: ich hätte unzählige italienische Pullis, Lederjacken oder Krokodillederschuhe haben können, sie hätten nie ausgereicht.

Meine Zensuren verschlechterten sich. Ich verlor meine Spitzenposition in der Klasse und wurde ein Dreierschüler. Aber schlimmer noch: es machte mir nichts aus! Hauptsache ich gehörte jetzt zur Clique und war mit den bekanntesten und berüchtigtsten Jungen vertraut. Sie luden mich zu ihren Parties ein, und ich hatte mehr Spaß als je zuvor, weil ich einer von ihnen war. Doch ich war nicht glücklich. Von den wichtigen, grundsätzlichen Werten meines Lebens war ich weit abgekommen.

Um das zu erklären, muß ich einige Jahre zurückgreifen und von Mutter sowie einem Besuch von Mary Thomas erzählen.

❖

Als Mutter anläßlich meiner Geburt im Krankenhaus lag, hörte sie zum ersten Mal von den Siebenten-Tags-Adventisten. Mary Thomas machte Besuche im Krankenhaus und sprach mit Mutter über Jesus Christus. Sie hörte höflich zu, hatte aber kein Interesse an dem, was gesagt wurde.

Jahre später kam Mutter in psychiatrische Behandlung, weil sie nach der Scheidung überfordert war. Sie hatte ernsthaft vor, Selbstmord zu begehen. Die ihr verordneten Pillen und Tabletten wollte sie alle auf einmal einnehmen. Doch da besuchte eines Nachmittags eine Frau meine Mutter in der Klinik – es war Mary Thomas.

Diese ruhige, aber eifrige und zähe Frau redete mit ihr über Gott. Das war an sich nichts Neues. Bereits in ihrer Kindheit in Tennessee hatte Mutter von Gott gehört. Doch Mary Thomas ging anders um mit ihrem Glauben. Sie versuchte nicht, Mutter irgend etwas aufzuzwingen noch ein Schuldbewußtsein zu wecken. Statt dessen legte Mary Thomas einfach ein Zeugnis ihres Glaubens ab und las hin und wieder Bibelverse vor, die das Fundament ihrer Überzeugung waren.

Eindrucksvoller als ihre Worte war ihre aufrichtige Sorge um Mutters Wohl. Und gerade das brauchte Mutter: einen, der sich liebevoll um sie kümmerte.

Schon vor der Scheidung war Mutter eine verzweifelte junge Frau mit zwei Kleinkindern gewesen, die keine Ahnung hatte, wie sie für die beiden sorgen sollte, wenn etwas schiefging. Sie wurde von vielen gemieden, die sie für untragbar hielten. In diese Situation kam Mary Thomas und brachte einen Hoffnungsschimmer. „Es gibt eine entscheidende Quelle der Kraft, Sonya“, sagte sie. „Und diese Kraft kannst du in Anspruch nehmen.“

Das war es, was Mutter brauchte, um wieder Lebensmut fassen zu können. Sie begriff, daß sie nicht allein war auf dieser Welt.

Über mehrere Wochen kam Mary zu Besuch, studierte mit Mutter die Bibel und erzählte ihr von ihrer Gemeinde. Da begann Mutter an einen barmherzigen Gott zu glauben, der seine Liebe durch Jesus Christus deutlich gemacht hat.

Mary Thomas konnte geduldig zuhören und Fragen beantworten. Mutter konnte infolge ihrer mangelnden Schulbildung die Bibeltexte nicht lesen. Doch ihre Besucherin gab nicht auf und blieb dabei, alles laut vorzulesen. Durch Marys Einfluß begann meine Mutter schließlich, selbständig zu lesen und zu studieren.

Mutter hatte den Entschluß gefaßt, das Lesen zu lernen, und durch stundenlanges Üben schaffte sie es auch. Sie begann die Bibel zu lesen und versuchte, Worte laut auszusprechen, deren Sinn sie noch nicht verstand. Sie blieb hartnäckig; das war Entschlossenheit in höchster Form. Schließlich konnte sie sogar anspruchsvolle Literatur lesen.

Tante Jean und Onkel William, die uns nach der Scheidung meiner Eltern aufgenommen hatten, waren in Boston Adventisten geworden. Dank ihrer Ermutigung wurde Mutters Glaube gestärkt. Und da sie nie etwas halbherzig machte, setzte sie sich sofort in der Gemeinde ein und ist bis heute ein begeistertes Gemeindeglied. Sobald sie sich für ein Leben mit Gott entschieden hatte, nahm sie auch Curtis und mich mit in den Gottesdienst. Die Adventgemeinde ist meine geistliche Heimat.

Als ich 12 Jahre alt war, wurde mir bewußt, daß ich, obwohl ich mich im achten Lebensjahr hatte taufen lassen, bei weitem noch nicht verstanden hatte, was Christsein eigentlich bedeutet.

In dieser Zeit waren wir umgezogen und besuchten die Sharon Adventgemeinde in Inkster. Nachdem ich tagelang über mein Anliegen nachgedacht hatte, redete ich mit Pastor Smith. „Obwohl ich getauft bin", erklärte ich ihm, „habe ich nicht verstanden, was da eigentlich vor sich ging." – „Verstehst du es denn jetzt?" – „O ja, ich bin jetzt 12 Jahre alt", meinte ich, „und ich glaube an Jesus Christus. Schließlich war Jesus auch 12, als er von seinen Eltern das erste Mal mit nach Jerusalem zum Tempel genommen wurde. Ich würde mich gern noch einmal taufen lassen, weil ich es jetzt verstehe und bereit dazu bin."

Pastor Smith hörte aufmerksam und verständnisvoll zu, und da er keine Einwände gegen meine Bitte hatte, wurde ich noch einmal getauft.

Wenn ich heute zurückschaue, weiß ich allerdings nicht, wann ich mein Leben wirklich Gott übergeben habe. Vielleicht ist es auch allmählich geschehen, so daß ich von diesem geistlichen Wachstum nichts feststellte. Ich weiß allerdings, daß ich mit 14 endlich begriffen hatte, wie Gott uns Menschen verändern kann.

Damals stand ich nämlich vor dem schwersten persönlichen Problem meines Lebens, das mich fast auf Dauer geschädigt hätte.

6

JÄHZORN ADE!

„Das war aber ganz schön blöd, was du da gesagt hast", hänselte mich Jerry, als wir nach der Englischstunde den Gang entlanggingen. Von allen Seiten drückten und drängelten die Schüler, doch Jerrys Stimme erhob sich über den Lärm. Ich zuckte mit den Schultern. „Na ja, was soll's." Meine falsche Antwort war peinlich genug gewesen; ich wollte nicht unbedingt daran erinnert werden.

„Was soll's!" Jerry lachte schrill. „Hör mal zu, Carson, das war eine der dümmsten Reden des Jahres!"

Ich drehte mich um und schaute ihn an. Er war groß und kräftig und gehörte nicht zu meinen engeren Freunden. „Du hast auch ziemlich blöde Sachen gesagt", entgegnete ich sanft. „Ach ja?" – „Jawohl. Erst letzte Woche ..." Die Worte flogen hin und her. Meine Stimme blieb ruhig, während er immer lauter wurde. Schließlich ging ich an mein Schließfach – wenn ich ihn nicht beachtete, würde er vielleicht seinen Mund halten und gehen.

Ich drehte am Zahlenschloß. Dann, gerade als ich das Schloß vom Riegel hob, schlug Jerry zu. Ich stolperte, und mein Jähzorn loderte auf. Ich vergaß die 10 kg Muskelmasse, mit denen er mir überlegen war. Ich hatte keine Augen für die Kinder und Lehrer, die sich durch die Halle schoben, sondern stürzte mich auf ihn, das Schloß in der Hand. Mein Schlag traf seine Stirn, er stöhnte, taumelte rückwärts, und Blut tropfte aus einer großen Wunde.

Benommen hob Jerry seine Hand an die Stirn. Er spürte das Blut und nahm die Hand vorsichtig herunter, um sie sich anzuschauen. Sein Schrei war weithin hörbar.

Natürlich wurde ich vor den Direktor zitiert. Inzwischen hatte ich mich beruhigt und entschuldigte mich. „Man könnte es fast einen Unfall nennen", erklärte ich. „Ich hätte ihn nie geschlagen, wenn ich an das Schloß in meiner Hand gedacht hätte."

Das war die Wahrheit. Ich schämte mich in Grund und Boden. Christen hatten nicht ihre Selbstbeherrschung zu verlieren wie ich in diesem Fall. Ich bat Jerry um Entschuldigung, und die Sache war erledigt.

Aber mein Jähzorn? Ich vergaß ihn. Ich gehörte doch nicht zu denen, die einem anderen absichtlich das Hirn spalten!

Einige Wochen später brachte mir Mutter eine neue Hose mit nach Hause. Ich warf nur einen Blick darauf und schüttelte den Kopf. „Keine Chance, Mutter. Die zieh' ich nicht an. Das ist die falsche Marke." – „Was meinst du mit ‚falscher Marke'?" gab sie leicht gereizt zurück. Sie war müde. Dann, mit fester Stimme: „Du brauchst neue Hosen. Also wirst du diese hier anziehen!"

„Nein!" brüllte ich und schleuderte ihr die Hose entgegen. „Dieses häßliche Zeug will ich nicht haben!" Mutter faltete die Hose zusammen und legte sie über die Lehne des Küchenstuhls. „Ich kann sie nicht umtauschen", erklärte sie geduldig. „Sie war heruntergesetzt." – „Ist mir völlig egal!" Ich wirbelte herum, um die Hose anzusehen. „Ich hasse sie, und ich möchte nicht mal darin beerdigt werden!" – „Ich habe etliches Geld für diese Hose hingelegt." – „Ich will aber keine solche!" Sie ging einen Schritt auf mich zu. „Hör mal, Bennie. Wir kriegen nicht immer alles im Leben, was wir wollen."

Es stieg heiß in mir auf; Röte übergoß mein Gesicht. „ICH werde kriegen, was ich will!" schrie ich. „Wart nur, du wirst's noch sehen. ICH krieg's. Ich ..." Ich holte aus, meine rechte Hand schnellte vor ... Curtis sprang mich von hinten an, hielt meine Arme fest und drängte mich von Mutter weg.

Die Tatsache, meine eigene Mutter fast ins Gesicht geschlagen zu haben, hätte bei mir Alarm auslösen müssen. So schlimm war es bereits mit meinem Jähzorn! Vielleicht war es mir bewußt, aber ich wollte es mir nicht eingestehen. Ich wurde von einem krankhaften Jähzorn beherrscht – und diese Krankheit ließ mich völlig unkontrolliert reagieren.

Im allgemeinen war ich das, was man ein „braves Kind" nennt. Es dauerte lange, bis ich wütend wurde. Hatte ich aber diesen Punkt erst einmal erreicht, verlor ich jede Selbstbeherrschung. Ohne nachzudenken schnappte ich dann, was gerade so herumlag – ob Ziegel, Stein oder Stock, das spielte dann keine Rolle –, und schlug zu. Es schien, als wäre ich nicht mehr Herr meines Willens.

Freunde, die mich nicht als Kind erlebt haben, halten solche Aussagen für übertrieben. Um zu beweisen, daß ich nicht übertreibe, hier noch zwei weitere Ereignisse:

Ich weiß nicht mehr, was dem vorausging, jedenfalls bewarf mich ein Nachbarsjunge mit einem Stein. Mir tat nichts weh, doch wieder reagierte ich in wahnsinniger Wut: Ich rannte zum Straßenrand, hob einen großen Stein auf und schleuderte ihn dem anderen ins Gesicht. Nur selten verfehlte ich mein Ziel. Der Stein zerschlug seine Brille und brach ihm die Nase.

Ich war in der neunten Klasse, als das Unvorstellbare geschah. Ich verlor meine Beherrschung und versuchte einen Freund zu erstechen.

Bob und ich hörten gemeinsam Radio, als er plötzlich auf einen anderen Sender umschaltete. „Das nennst du Musik?" fragte er herausfordernd. „Besser als dein Geschmack!" schrie ich ihn an und langte nach dem Senderwahlknopf. „Komm schon, Carson. Du willst immer ..." In diesem Moment überfiel mich blinder Zorn. Ich griff nach dem Campingmesser, das ich in meiner Hosentasche trug, ließ es aufschnappen und warf mich über den Jungen, der mein Freund war. Mit der ganzen Kraft meiner Muskeln stieß ich es auf seinen Bauch. Das Messer traf seine große, schwere Militär-Gürtelschnalle mit solcher Wucht, daß die Klinge abbrach und auf den Boden fiel.

Ich starrte fassungslos auf die zerbrochene Klinge. Fast hätte ich ihn umgebracht! Ich hätte fast meinen Freund getötet. Hätte die Schnalle ihn nicht geschützt, würde Bob jetzt zu meinen Füßen liegen, dem Tode nahe oder schwer verletzt. Er sagte nichts, schaute mich nur entsetzt an. „Es ... es tut mir leid", murmelte ich und ließ den Messergriff fallen. In die Augen sehen konnte ich ihm nicht. Ich drehte mich wortlos um und rannte nach Hause.

Glücklicherweise war das Haus leer – ich wollte niemanden sehen. Ich hastete ins Badezimmer und verriegelte die Tür. Hier konnte ich allein sein. Dann sank ich auf den Rand der Badewanne; meine langen Beine stießen auf der anderen Seite ans Waschbecken. *Ich hab' versucht Bob zu töten! Ich wollte meinen Freund töten!* Wie fest ich auch meine Augen zudrückte, dieses Bild sah ich vor mir: meine Hand, das Messer, die Gürtelschnalle, die zerbrochene Klinge. Und Bobs Gesicht.

„Das ist absoluter Wahnsinn", murmelte ich schließlich. „Ich muß verrückt sein. Ein denkender Mensch bringt nicht seinen Freund um." Der Badewannenrand kühlte meine heißen Hände. Ich legte sie auf mein erhitztes Gesicht. „Da bin ich so gut in der Schule und mache so einen Blödsinn."

Ich hatte seit meinem achten Lebensjahr davon geträumt, Arzt zu werden. Wie aber konnte dieser Traum jemals Wirklichkeit werden, wenn mich solch ein Wesenszug prägte? Wurde ich wütend, dann verlor ich jegliche Kontrolle über mich und konnte mich nicht zurückhalten. *Ich werde nie etwas werden, wenn ich mich nicht beherrschen kann. Wenn ich nur etwas gegen diesen tödlichen Jähzorn tun könnte!*

Zwei Stunden vergingen. Das grün-braune verschnörkelte Muster auf dem Linoleumboden verschwamm vor meinen Augen.

Mir war hundeelend; ich verabscheute mich selbst und schämte mich zutiefst. „Wenn ich diese Wutanfälle nicht loswerde", sagte ich laut, „schaff' ich es nicht. Hätte Bob nicht die Gürtelschnalle angehabt, wäre er wahrscheinlich tot und ich auf direktem Weg in Richtung Gefängnis oder Besserungsanstalt."

Verzweiflung kam über mich. Mein verschwitztes Hemd klebte am Rücken, Schweiß übergoß mich. Ich haßte mich, aber ich konnte mir nicht helfen, und deswegen haßte ich mich noch mehr.

Irgendwoher kam plötzlich die lautlose Aufforderung: Bete! Meine Mutter hatte oft mit mir gebetet. Von meinen Lehrern in der christlichen Schule in Boston hatte ich häufig gehört, daß Gott uns helfen wird, wenn wir ihn darum bitten. Wochen- und monatelang hatte ich versucht, meine Zornesausbrüche in den Griff zu bekommen, hatte angenommen, ich könnte es schaffen. Nun, in diesem kleinen Badezimmer wurde mir die Wahrheit bewußt. Ohne Hilfe würde ich meinen Jähzorn nicht loswerden.

Ich hatte das Gefühl, nie mehr jemandem unter die Augen treten zu können. Wie sollte ich meiner Mutter begegnen? Würde sie es wissen? Wie sollte ich je Bob wieder gegenübertreten? Er würde mich hassen, und das mit Recht. Wie sollte er mir wieder trauen?

„Herr", flüsterte ich, „DU mußt mir diesen Jähzorn abnehmen. Wenn du es nicht tust, hab' ich keine Chance. Es kann dann nur noch schlimmer kommen."

Da ich mich bereits ausgiebig mit Psychologie beschäftigt hatte (ich las seit einem Jahr die Zeitschrift „Psychologie heute"), wußte ich, daß Jähzorn ein fester Charakterzug ist. Die allgemeine Auffassung besagte, daß es schwierig, wenn nicht unmöglich sei, Charakterzüge zu verändern. Noch heute vertreten einige Spezialisten die Auffassung, die eigenen Grenzen anzunehmen und sich danach zu richten sei das Beste, was man tun könne.

Tränen liefen mir über die Wangen. „Herr, trotz all dem, was die Fachleute sagen – du kannst mich ändern. Du kannst mich für immer von dieser zerstörerischen Wesensart befreien."

Ich putzte mir meine Nase mit einem Stück Toilettenpapier und ließ es auf den Boden fallen. „Du hast versprochen, wenn wir zu dir kommen, dich um etwas bitten und dir vertrauen, dann tust du es. Ich glaube daran, daß du diese Sache in mir in Ordnung bringen kannst." Ich stand auf, schaute aus dem winzigen Fenster und bat Gott dringend um Hilfe. Ich konnte mich nicht auf ewig hassen für all das Schreckliche, was ich getan hatte.

Ich sank auf die Toilette. Viele andere Situationen, in denen ich aufgebraust war, kamen mir in den Sinn. Ich kannte meine Wut und ballte die Fäuste dagegen. Es würde für mich und andere nur noch mehr Probleme geben, wenn ich mich nicht änderte. Meine arme Mutter, dachte ich. Sie vertraut mir. Nicht einmal sie weiß, wie schlecht ich bin. Langsam wurde es dunkel. „Wenn du das nicht für mich erledigst, Gott, dann weiß ich nicht weiter."

Ich war kurz aus dem Bad herausgeschlüpft, um mir eine Bibel zu holen. Nun öffnete ich sie und fing an, in den Sprüchen zu lesen. Mein Blick fiel auf einen Textabschnitt über zornige Menschen und wie sie sich selbst in Schwierigkeiten bringen. Sprüche 16,32 traf mich am härtesten: „Ein Geduldiger ist besser als ein Starker und wer sich selbst beherrscht, besser als einer, der Städte gewinnt." Ich sprach lautlos mit, was ich las. Das war genau für mich geschrieben. Die Worte in den Sprüchen verurteilten zwar, aber sie gaben auch Hoffnung. Nach einer Weile wurde ich ruhig. Friede erfüllte mich. Meine Hände zitterten nicht mehr, meine Tränen versiegten. Während dieser Stunden im Badezimmer geschah etwas mit mir. Gott hörte mein gequältes Rufen. Ein Gefühl der Leichtigkeit erfüllte mich, und ich wußte, mein Herz hatte sich verändert. Ich fühlte mich anders. Und ich war anders.

Schließlich stand ich auf, legte die Bibel auf die Wanne und ging zum Waschbecken. Ich wusch mein Gesicht und meine Hände, strich Hemd und Hose glatt und verließ das Badezimmer als neuer Mensch. „Niemals wird mich mein Jähzorn wieder beherrschen", sagte ich mir. „Nie mehr. Ich bin frei." Und seit diesem Tag, seit meiner Badezimmersitzung, bei der ich mit mir selbst rang und zu Gott um Hilfe schrie, hatte ich nie wieder Probleme mit einem Wutausbruch.

Am selben Abend beschloß ich, in Zukunft täglich in der Bibel zu lesen. Ich habe mir das zur Gewohnheit werden lassen und habe das Buch der Sprüche besonders liebgewonnen. Auch heute nehme ich meine Bibel zur Hand, wann immer es möglich ist; und morgens ist es das erste, was ich tue.

Wenn ich heute innehalte und darüber nachdenke, finde ich das Wunder, das an mir geschah, noch immer unglaublich. Psychologisch geschulte Freunde von mir behaupten, daß ich immer noch das Potential zum Jähzorn in mir trage. Vielleicht haben sie recht, aber ich habe seit diesem Erlebnis zwanzig Jahre ohne Wutausbruch verbracht und habe auch nie mit einem aufsteigenden Zorn zu kämpfen gehabt. Ich kann eine erstaunliche Menge Streß und Spott ertragen. Dank Gottes Hilfe fällt es mir nicht schwer, unschöne oder ärgerliche Dinge abzuschütteln. Gott hat mir ein für allemal geholfen, meinen fürchterlichen Jähzorn zu überwinden.

Während der Stunden im Bad wurde mir außerdem bewußt,

daß, wer mich wütend machen konnte, mich auch beherrschte. Weshalb sollte ich irgend jemandem solche Macht über mein Leben einräumen?

Im Laufe der Jahre habe ich mich über Leute amüsiert, die versuchten, mich in Rage zu bringen. Ich bin nicht besser als andere, aber ich muß innerlich lachen, wenn ich sehe, wie dumm mancher ist, der mich ärgern will.

Der Grund ist offensichtlich! Seit diesem schrecklichen Tag in meinem 14. Lebensjahr ist mein Vertrauen zu Gott gewachsen. Meine Beziehung zu ihm ist sehr persönlich, sehr eng und ein wichtiger Teil von mir selbst. Ungefähr in dieser Zeit begann ich, einen Choral öfter vor mich hinzusummen oder zu singen: „Jesus bedeutet mir alles". Auch heute habe ich dieses Lied noch sehr gern. Immer wenn mich etwas umtreibt oder nervt, zerstreut dieses Lied meine negativen Gedanken. Jungen Leuten habe ich es so erklärt: Ich habe Sonnenschein im Herzen, egal, wie es um mich herum aussieht.

Solange ich an Jesus Christus denke und an meine Freundschaft mit ihm, und so oft ich mich daran erinnere, daß dem Einen, der das Universum schuf, nichts unmöglich ist, habe ich vor nichts Angst. Meine eigene Erfahrung ist der Beweis, daß Gott alles vermag; denn er hat mich verändert.

Mit 14 Jahren begann ich, mich auf meine Zukunft zu konzentrieren. Die Erziehung durch meine Mutter – und die einiger Lehrer – machte sich endlich bezahlt.

7

MUTTER LIESS NICHT LOCKER ...

Bereits mit 10 Jahren interessierte ich mich für die Johns-Hopkins-Universitätsklinik. Damals schien an medizinischen Beiträgen im Fernsehen oder in der Zeitung immer jemand von Johns Hopkins beteiligt zu sein. Das hieß für mich: Da muß ich hin. Die Leute dort entdecken neue Heilmittel und Wege, um kranken Menschen zu helfen.

Es war keine Frage, daß ich Arzt werden wollte. Doch bei der Wahl des medizinischen Fachgebietes war ich mir nicht so sicher. Mit 13 Jahren zum Beispiel wechselte mein Berufswunsch vom praktischen Arzt zum Psychotherapeuten. Die Psychologen im Fernsehen hatten mich beeindruckt: sie überzeugten als dynamische Intellektuelle, die einfach alle Lösungen menschlicher Probleme kannten. Zu diesem Zeitpunkt war ich mir sehr wohl bewußt, daß Geld eine große Rolle spielte, und rechnete mir aus, wie gut man bei so vielen geschädigten Seelen in den Vereinigten Staaten als Psychiater verdienen würde. Wenn je noch Zweifel bestanden hätten, so lösten sie sich schließlich dadurch, daß mir Curtis zu meinem dreizehnten Geburtstag ein Abonnement der Zeitschrift „Psychologie heute" schenkte. Eine bessere Idee hätte er nicht haben können. Curtis, mein großer Bruder und guter Freund, hatte dafür sein sauer verdientes Geld geopfert. Er war erst 15, und sein Nachmittagsjob im Schullabor brachte nicht viel ein.

Curtis war großzügig und aufmerksam. Er hatte beobachtet, wie ich mich immer stärker für Psychologie und Psychotherapie interessierte und wollte mich unterstützen. Obwohl „Psychologie heute" für mein Alter schwer zu lesen war, verstand ich doch so viel von den Artikeln, daß ich die neue Ausgabe jeweils kaum erwarten konnte. Ich las nebenbei andere Bücher zu diesen Themen. Eine Zeitlang hielt ich mich in meiner Begeisterung sogar für den Seelendoktor der Umgebung. Kinder kamen mit ihren Problemen zu mir. Ich war ein guter Zuhörer und hatte mir einige Techniken angeeignet, um ihnen zu helfen. Zu Beginn eines Gesprächs stellte ich Fragen wie „Möchtest du darüber reden?" oder „Was bedrückt dich denn heute?"

Meine Kameraden öffneten sich. Vielleicht hatten sie nur auf eine Gelegenheit gewartet, um von sich zu erzählen. Einige von ihnen waren auch bereit zu hören, was ich ihnen riet. Ich fühlte mich durch ihr Vertrauen und ihre Offenheit geehrt.

Na also, Benjamin, sagte ich eines Tages zu mir, du hast jetzt entdeckt, was du tun willst, und bist schon mittendrin. Erst während meiner Studienzeit sollte sich dieses Ziel noch einmal ändern.

Meine Mutter war immer noch fleißig dabei, meine charakterliche Haltung zu bearbeiten und meine Ecken abzuschleifen; langsam schlug ihre Methode auch an. Sie hielt keine Standpauken; Mutter hatte unauffälligere Mittel, mich zu besseren Leistungen anzuspornen. Sie lernte Gedichte, Zitate oder Sprichwörter auswendig und sagte sie mir regelmäßig auf.

Wenn ich mir das heute in Erinnerung rufe, staune ich noch immer. Mutter war unglaublich. Sie konnte lange Gedichte wie Robert Frosts „Der verschmähte Weg" auswendig. Sie rezitierte besonders für mich häufig ein Gedicht mit dem Titel „Suche die Schuld bei dir" – ich konnte es bisher nirgends abgedruckt finden. Es handelt jedenfalls von Leuten, die ständig Ausreden dafür hatten, daß sie nicht ihr Bestes gaben. Die Kernaussage war, daß wir selber daran schuld sind, wenn wir versagen. Wir schreiben an unserem Lebensbuch durch die Art, wie wir etwas tun. Wir dürfen und sollten die sich bietenden Gelegenheiten nutzen und die Verantwortung für unsere Entscheidungen selber übernehmen.

Mutter ließ nicht locker, bis ich begriffen hatte, daß ich allein für mein Leben verantwortlich bin. Ich muß es in die Hand nehmen, wenn irgend etwas erreicht werden soll. Bald darauf stiegen meine Noten wieder. In der 11. und 12. Klasse rangierte ich unter den Einserschülern. Ich hatte nach einer kurzen Entgleisung wieder zurückgefunden.

Ebenfalls starken Einfluß hatte meine Englischlehrerin, Frau Miller, auf mich. Sie erwies mir während des Englischunterrichts in der 9. Klasse besondere Aufmerksamkeit und brachte mir nach den Unterrichtsstunden eine Menge Wissenswertes bei. Sie war stolz auf mich, weil ich mit Begeisterung bei der Sache war, und sie lehrte mich, gute Literatur und Lyrik zu schätzen. Wir überarbeiteten gemeinsam das, was mir in den Schulstunden nicht gelungen war; sie blieb, bis ich auch den letzten Fehler gefunden und korrigiert hatte.

Als meine Noten in der 10. Klasse abrutschten, war sie enttäuscht. Obwohl sie mich nicht mehr unterrichtete, kümmerte sie sich weiterhin um mich und wußte daher auch, daß meine Gleichgültigkeit gegenüber der Schule der Grund für meine sinkenden

Leistungen war. Ich gab früher auf und hing irgendwo herum, anstatt mich wieder hochzuarbeiten. Natürlich spürte ich ihre Enttäuschung und fühlte mich schuldig. Sie zu enttäuschen machte mir damals mehr aus, als meiner Mutter gegenüber.

Einige Lehrer der Oberschule wurden entscheidend für mich in meinem Leben. Sie zeigten persönliche Zuneigung, ermutigten mich und regten immer wieder an zu eigenen Versuchen.

Besonders zwei Lehrer schätzte und bewunderte ich: Frank McCotter, unseren Biologielehrer. Er war Weißer, einsfünfundsiebzig groß, mittlere Statur und trug Brille. Wenn ich ihm auf der Straße begegnet wäre, ohne etwas von ihm zu wissen, hätte ich gesagt: „Das ist ein Biologielehrer."

Herr McCotter hatte ein solches Vertrauen zu meinen Fähigkeiten, daß er mich drängte, mehr Aufgaben zu übernehmen. Er bot mir außerschulischen Unterricht in Biologie an und beauftragte mich, Experimente auszuarbeiten, sie vorzuführen und das Labor in Schuß zu halten.

Der zweite Lehrer, Lemuel Doakes, dirigierte die Band. Er war Schwarzer, kräftig und fast immer ernst; doch er hatte einen ausgeprägten Sinn für Humor. Herr Doakes verlangte grundsätzlich gute Arbeit. Er gab sich nicht damit zufrieden, daß wir die richtigen Töne trafen – wir mußten die Musikstücke fehlerlos spielen. Er gehörte nicht zu der Sorte Lehrer, deren Interessen lediglich auf das eigene Fach beschränkt sind. Herr Doakes förderte meine gesamten schulischen Anstrengungen. Er erkannte mein musikalisches Talent, aber sagte mir: „Carson, der Unterricht geht vor. Stelle die wichtigen Dinge auch immer an die erste Stelle." Ich fand (und finde), daß das eine bewundernswerte Einstellung für einen Musiklehrer war.

So wie seine musischen Fähigkeiten bewunderte ich Herrn Doakes auch seines Mutes wegen. Er war einer der wenigen Lehrer, die sich gegen die Rabauken der Schule durchsetzten. Ungerechtigkeit duldete er nicht. Einige Schüler forderten ihn zwar heraus, mußten sich aber schließlich geschlagen geben.

Manchmal muß ich lachen, wenn ich an das Geheimnis meines Erfolgs denke. Als Mutter uns verboten hatte, mehr als zwei oder drei Fernsehsendungen pro Woche zu sehen, und dafür auf der Lektüre von zwei Büchern pro Woche bestand, hatte ich gehorcht. Eines der wenigen Programme, die wir sahen, war „College Bowl". In diesem Quiz traten die Kandidaten, Studenten aus dem ganzen Land, gegeneinander an. Der Moderator stellte Fragen aus allen Wissensgebieten, die ziemlich anspruchsvoll waren für die Studenten.

Die ganze Woche freute ich mich immer schon auf den Sonntagabend. In meinen Träumen hatte bereits ein anderes Ziel Gestalt angenommen: einmal als Kandidat in dieser Sendung aufzutreten. Um diese Chance zu bekommen, mußte ich auf vielen Gebieten bewandert sein; also erweiterte ich meine Lektüre. Besonders hilfreich war mir meine Arbeit im Schullabor, die ich nach dem Schulabschluß meines Bruders erhalten hatte. Den Lehrern blieb mein Wunsch nach mehr Wissen nicht verborgen, und so erhielt ich zusätzlichen Unterricht und Hinweise auf lesenswerte Bücher oder Artikel. Obwohl ich in den meisten schulischen Fächern gute Arbeit leistete, entdeckte ich große Lücken in Kunst und Musik.

Deshalb gewöhnte ich mir an, nach der Schule das Kunstinstitut von Detroit zu besuchen. Ich durchwanderte die Ausstellungsräume, bis ich alle Gemälde in den Hauptgalerien kannte. In der Bibliothek lieh ich mir Bücher über Künstler und befaßte mich mit ihren Werken. Schon nach kurzer Zeit konnte ich berühmte Gemälde identifizieren, Titel, Maler und die Stilepoche nennen. Ich lernte die dazugehörigen Daten auswendig, wann der Künstler gelebt und wo er seine Ausbildung erhalten hatte. Wenn in der folgenden Zeit in der Quizsendung Fragen zu Gemälden gestellt wurden, hatte ich alle Informationen darüber im Kopf.

Die nächste Hürde war klassische Musik – darin wollte ich mich auskennen, um mitreden zu können. Bei diesem Vorhaben handelte ich mir einige merkwürdige Reaktionen ein. Mein Radio spielte Klassik, wenn ich beispielsweise im Garten Unkraut rupfte oder den Rasen mähte. Für einen schwarzen Jungen war das ungewöhnlich – alle anderen hörten Jam und Bebop. Kein Wunder, wenn man da mißtrauisch wurde!

Ehrlich gesagt: das gefiel mir nicht. Aber auch auf diesem Gebiet spielte Curtis eine entscheidende Rolle. Damals war er bei der Marine, und als er einmal Ausgang hatte, brachte er einige Platten mit. Eine davon war Schuberts Achte, die Unvollendete. Sie lief ständig.

„Curtis", fragte ich, „warum hörst du dir so einen Kram an? Es ist lächerlich." – „Gefällt mir aber", entgegnete er. Vielleicht hätte er mir ein bißchen darüber erzählt, aber ich war nicht besonders scharf darauf. Jedenfalls lief die Platte während seiner zwei Wochen Heimaturlaub so oft, daß ich mich dabei erwischte, die Melodie vor mich hinzusummen. Irgendwann stellte ich fest, daß ich tatsächlich anfing, klassische Musik zu schätzen.

Völlig fremd war mir Klassik nicht. Seit der siebten Klasse hatte ich Klarinettenunterricht bekommen – das war das Instrument, das auch mein Bruder spielte. Für meine Mutter bedeutete das eine große Ersparnis: sie mußte zunächst nur ein Instrument mieten, und ich spielte aus Curtis' alten Noten. Etwas später fing ich mit dem Horn an, bis ich in der neunten Klasse Gesangsunterricht nahm.

Curtis gab den Ausschlag, daß mir Schubert gefiel. Das Geschenk für meine Mutter kaufte ich dann gleich mit für mich – eine Platte mit Ouvertüren von Rossinis Opern. Die berühmte „Wilhelm-Tell-Ouvertüre" war eine davon. Die Platte paßte bestens in meinen „Ausbildungsplan": die nächste Stufe waren deutsche und italienische Arien. Ich las Bücher über Opern und erkundigte mich über deren Hintergrund. Ich war längst so weit, Klassik zu mögen, und mußte mich nicht mehr dazu zwingen, etwas darüber zu erfahren. Die Quizsendung war längst nicht mehr mein Antrieb. Mich hatte das Klassikfieber gepackt.

Als ich ins College kam, erkannte ich bei jedem Musikstück – egal, ob Klassik oder Pop –, wer der Komponist war. Ich habe ein gutes Gehör für die verschiedenen Musikstile, und ich pflegte diese Gabe. Während meiner Collegezeit hörte ich mir jeden Abend eine Radiosendung mit ausschließlich klassischer Musik an. Daraufhin beschloß ich, mich nicht nur auf Klassik zu konzentrieren. Ich hörte mir Musik eines breiteren Spektrums an und stellte alles Erdenkliche an, um mich auf die Quizsendung des College vorzubereiten – nur leider kam ich nie dazu.

8

SCHULWAHL UND SCHULQUAL

Ich starrte die 10-Dollar-Note auf dem Tisch vor mir an, als könnte sie mir die Entscheidung erleichtern. Ich hatte nur eine Chance – da wollte ich sichergehen, daß ich auch die richtige traf.

Tagelang hatte ich die Sache von jedem möglichen Standpunkt aus betrachtet. Ich hatte Gott um Hilfe gebeten. Aber um die eine Entscheidung schien ich nicht herumzukommen.

Meine Situation im Herbst 1968 hätte man fast komisch nennen können. Beinahe alle der berühmten Colleges im Land hatten mit mir Kontakt aufgenommen und mir Studienangebote gemacht. Jede der Schulen verlangte jedoch eine Aufnahmegebühr von 10 Dollar, die mit der Bewerbung eingeschickt werden mußten. Ich besaß nur einen solchen Schein, konnte mich also nur bei einem College bewerben.

Nachträglich habe ich mir überlegt, ich hätte mir Geld leihen können, um mehrere Bewerbungen einzureichen. Vielleicht hätten mir die Vertreter der Schulen die Aufnahmegebühr sogar erlassen, wenn ich ihnen meine Lage geschildert hätte. Mutter hatte mir jedoch lange genug eingeschärft, Unabhängigkeit und Selbständigkeit zu wahren, so daß ich nicht auf die Großzügigkeit anderer angewiesen sein müßte.

Zur gleichen Zeit rekrutierte die Universität von Michigan aktiv schwarze Studenten. Das war eine weithin bekannte Institution, die akademisch und aufgrund ihrer zahlreichen Sportveranstaltungen zu den besten zehn Universitäten zählte. Und sie verlangte keine Aufnahmegebühr für staatsansässige Studenten, die die Zahlung nicht leisten konnten. Ich wollte aber weiter weg.

Lange grübelte ich. Ich hätte jede der besten Schulen besuchen können, wußte mich aber nicht zu entscheiden. Als Drittbester hatte ich den Abschluß bestanden, und viele der Schulen warben um schwarze Studenten. Durch das College war ich mit dem Hauptfach „Einführung in die Medizin“ und dem Nebenfach Psychologie bestens auf ein Medizinstudium vorbereitet und damit endlich auf dem Wege, Arzt zu werden.

Lange Zeit machte es meiner Eitelkeit zu schaffen, „nur“ als

Drittbester abgeschnitten zu haben. Wahrscheinlich ist das ein Charakterfehler, aber ändern konnte ich es nicht. Es ging mir nicht darum, überall der Beste zu sein – aber ich hätte der Erste werden können! Wenn ich mich nicht hätte ablenken lassen durch meine Sucht nach Anerkennung, wäre ich an der Spitze der Klasse gewesen. Mit Blick auf das College beschloß ich, mich nie wieder so zu verhalten. Aber ich wollte der beste Student sein – innerhalb meiner Möglichkeiten.

Mehrere Wochen vergingen über meinem inneren Kampf; gegen Ende des Frühjahrs waren nur noch Harvard und Yale in der engeren Wahl. Beide fand ich hervorragend, was mir aber die Entscheidung nicht gerade erleichterte. Seltsamerweise gab eine Fernsehsendung den Ausschlag. Als ich eines Sonntagabends wieder einmal „College Bowl" sah, überrundeten die Studenten von Yale ihre Gegner von Harvard mit einem unglaublichen Punktestand von etwa 510 zu 35, so daß mein Entschluß feststand: ich gehe nach Yale.

Nur wenig später hielt ich meine Studienbestätigung für Herbst 1969 in der Hand, außerdem hatte ich ein 90%iges Stipendium angeboten bekommen. Diese Nachricht hätte mich eigentlich begeistern sollen; ich freute mich auch darüber, war aber nicht überrascht. Ich nahm es sogar ziemlich gelassen auf, vielleicht etwas arrogant – schließlich hatte ich ja fast alles erreicht, was ich mir bisher vorgenommen hatte: beste Zeugnisse, die höchsten Testergebnisse im Studienauswahltest (SAT), schulische Anerkennung ...

Die Studentenwohnheime auf dem Campus waren durchaus angemessen für Studenten. Sie waren komfortabel; vom Wohnzimmer mit Kamin und eingebauten Bücherregalen ging es in die einzelnen Schlafzimmer. Zwei oder vier Studenten teilten sich ein solches Appartement.

Ich ging also auf das Schulgelände, schaute die hohen Gebäude hinauf und nickte beifällig, als ich die efeuberankten Mauern sah. Hier würde ich mir meinen Platz erobern! Warum auch nicht? Ich war ja intelligent.

Nach weniger als einer Woche hatte ich jedoch entdeckt, daß ich gar nicht so intelligent war! Alle Studenten waren hervorragend; viele außergewöhnlich begabt und von schneller Auffassungsgabe. Yale bedeutete eine große Herausforderung, weil ich nun zusammen mit anderen lernte, arbeitete und lebte und mich nicht heraushob.

Einmal saß ich im Speisesaal mit einigen Klassenkameraden, die sich über ihre Testergebnisse unterhielten. Einer von ihnen meinte:

„Ich habe den Test mit einer Gesamtpunktzahl von über 1500 gesprengt." – „Nicht übel", erwiderte der andere, „nicht gewaltig, aber auch nicht schlecht."

„Was hattest du denn?" fragte ihn der erste Student. „O, ungefähr 1540 oder 1550. Ich kann mich nicht mehr genau an meine Matheergebnisse erinnern." Allen schien es ganz natürlich, über 90 Prozent im Endergebnis erzielt zu haben.

Ich war still, denn meine Punktzahl lag um einiges niedriger als die der anderen. Mir kam zum ersten Mal zum Bewußtsein, daß ich mich wohl nicht richtig eingeschätzt hatte – und ich verlor etwas von meiner Selbstherrlichkeit. Doch diese Erfahrung beunruhigte mich nicht allzu sehr; es dürfte mir nicht schwerfallen, ihnen zu beweisen, daß ich auch gut war. Ich nahm mir vor, mich ganz auf das Lernen zu konzentrieren. Meine Noten würden mich schon bestätigen.

Nach kurzer Zeit stellte ich fest, daß sich das Studium in Yale von meiner bisherigen Lernmethode unterschied. Es war schwieriger, weil die Professoren auf dem Stoff aufbauten, den wir uns im Heimstudium anzueignen hatten; in der folgenden Vorlesung mußte er sitzen.

Das war mir neu. Ich war auf der Schule bestens durch jedes Semester gerutscht und hatte nur gelernt, was mir Spaß machte. Erst ein paar Tage vor den Prüfungen hatte ich mir den erforderlichen Stoff angeeignet. Dabei war mir mein gutes Gedächtnis zunutze gekommen. Das hatte problemlos funktioniert – aber auf Yale hatte ich damit keine Chance.

Von Tag zu Tag blieb ich weiter hinter dem Unterrichtsstoff zurück, besonders in Chemie. Ich weiß nicht, warum ich mich nicht hingesetzt und meine Lücken geschlossen habe. Ich hatte tausend Entschuldigungen, aber sie brachten mich nicht weiter. Tatsache war, daß ich nichts von Chemie begriff.

Meine Schwierigkeiten erreichten ihren Höhepunkt am Ende des ersten Semesters, als die Prüfungen bevorstanden. Am Tag zuvor wanderte ich ziellos durchs Schulgelände. Mir war schlecht vor Angst; ich konnte der Tatsache nicht mehr entgehen: ich würde die Chemieprüfung nicht schaffen!

Ich stapfte durch das raschelnde Herbstlaub auf dem Fußweg. Sonnenstrahlen und Schatten spielten auf den efeubewachsenen Mauern. Die Schönheit dieses Herbsttages empfand ich jedoch wie Hohn. Ich hatte versagt; es bestand nicht die geringste Chance, die Chemieprüfung zu bestehen. Ich hatte mit dem Unterricht nicht Schritt gehalten, war im Stoff zurückgeblieben.

Als die Tatsache meiner unabwendbaren Niederlage in mein

Bewußtsein drang, erkannte ich als „der hochintelligente Student" aus Detroit zugleich die entsetzliche Folge: wenn ich Chemie nicht bestand, flog ich aus dem Einführungskurs für das Medizinstudium.

Mir kamen die Erlebnisse aus der 5. Klasse in Erinnerung: „Wieviel Punkte hast du denn diesmal, Carson?" – „He, Dummkopf, hast du denn überhaupt eine Aufgabe richtig?" Jahre waren vergangen, aber der Spott war noch lebendig.

Was mache ich denn überhaupt hier? Das war eine berechtigte Frage, und ich konnte sie nicht einfach wegschieben. *Was bilde ich mir ein, wer ich bin? Nur ein dummer schwarzer Kerl aus dem Armenviertel Detroits, der hier auf Yale bei den intelligenten, wohlhabenden Studenten wahrlich nichts zu suchen hat.* Ich holte aus und kickte einen Stein auf den braungelben Rasen hinaus. *Hör auf,* befahl ich mir. *Du machst es nur noch schlimmer.* Ich versuchte mir die Worte von Lehrern in Erinnerung zu rufen, die mich ermutigt hatten: „Benjamin, du bist intelligent. Du kannst es zu was bringen."

In dem einsamen Dunkel meiner Gedanken hörte ich plötzlich Mutters Stimme: „Bennie, du schaffst das! Sohnemann, du kannst tun, was du willst, und du kannst es besser als jeder andere. Ich glaube an dich."

Ich kehrte um und wanderte zwischen den hohen Gebäuden zurück zum Wohnheim. Lernen mußte ich jetzt. Hör auf, über dein Versagen nachzudenken, sagte ich mir. Vielleicht kannst du die Katastrophe noch abwenden, kannst es noch schaffen. Vielleicht. Ich beobachtete die Silhouette herabfallender Blätter vor dem vom Sonnenuntergang zartrosa gefärbten Himmel. Zweifel wollten den eben entfachten Hoffnungsfunken schon wieder ersticken.

Und dann sagte ich Gott, wie ich mich fühlte. „Ich brauche Hilfe", betete ich. „Ich wollte immer nur eins: Arzt werden. Und jetzt sieht es so aus, als ob nichts daraus wird. Herr, ich war überzeugt davon, daß du diesen Beruf für mich vorgesehen hast. Ich habe hart gearbeitet und mich auf dieses Ziel konzentriert, weil ich fest daran glaubte, Arzt zu werden. Wenn ich aber die Chemieprüfung nicht bestehe, muß ich mich nach etwas anderem umsehen. Hilf mir bitte, das Richtige zu finden."

In meinem Zimmer sank ich aufs Bett. Es wurde dunkel draußen, und um mich herum war alles schwarz. Die abendlichen Geräusche drangen vom Schulgelände in mein Zimmer – vorbeifahrende Autos, Stimmen aus dem Park, raschelnde Blätter im Wind. Ich saß auf meinem Bett, den Kopf auf die Hände gestützt.

Das war das Ende. Ich hatte versagt. Ich war an ein Hindernis gekommen, das ich nicht überwinden konnte; es war zu spät.

Dann knipste ich die Tischlampe an, und während ich im Zimmer hin und her lief, sagte ich mir noch einmal: Ich werde in Chemie durchfallen. Das heißt, ich kann nicht Medizin studieren. Welchen Beruf also soll ich lernen? Ich ging in Gedanken alles mögliche durch – aber ich konnte mir keinen anderen Beruf vorstellen. Ich wollte nichts so sehr wie Arzt werden! Mir fiel das Stipendium der West-Point-Universität ein. Fürs Lehramt studieren? Oder in die Wirtschaft? Nichts davon interessierte mich wirklich.

In meiner verzweifelten Suche dachte ich an Gott. Er würde hören, er kannte doch meine Lage. „Zeig mir, was ich werden soll, oder tu ein Wunder und hilf mir, diese Prüfung zu bestehen!" Ich wurde innerlich ruhig, obwohl ich noch keine Antwort bekommen hatte. Gott zerriß nicht den Nebel meiner Niedergeschlagenheit und Selbstvorwürfe. Doch ich wußte plötzlich mit Sicherheit: was auch geschehen würde, es wäre in Ordnung.

Einen winzigen Hoffnungsschimmer gab es noch in meiner aussichtslosen Lage. Ich war zwar von Anfang an in Yale der Klassenletzte – doch der Chemieprofessor hatte eine menschenfreundliche Gewohnheit. Wenn ein gefährdeter Student bei ihm die Abschlußprüfung bestand, fielen die meisten während des Semesters erzielten schlechten Noten unter den Tisch; dafür wurde die gute Prüfungsnote besonders stark bewertet. Das war meine einzige Chance!

Es war fast 22.00 Uhr. Ich war müde und ich wußte: zwischen heute und morgen konnte ich kein solches Wunder vollbringen. Du mußt es wenigstens versuchen, sagte ich laut zu mir. Tu alles, was du kannst. Die folgenden Stunden brütete ich über meinem dicken Chemiebuch, lernte Formeln und Gleichungen auswendig, die mir wichtig schienen. Egal, was auf mich wartete, ich wollte mein Bestes geben. Ich würde zwar durchfallen – aber, das war mein Trost, es sollte wenigstens ehrenhaft zugehen.

Während ich Formeln auf ein Blatt Papier kritzelte und mich bemühte, diese für mich unverständlichen Rätsel auswendig zu lernen, wurde mir bewußt, weshalb ich durchfallen würde. Die Unterrichtseinheit war gar nicht so schwer. Der echte Grund lag tiefer. Trotz meiner schulischen Erfolge in der High School hatte ich nie richtig systematisches Studieren gelernt. Ich hatte mich immer auf die alte Methode verlassen: während des Schuljahres getan, was Spaß machte, und kurz vor den Prüfungen ununterbrochen gebüffelt.

Mitternacht. Die Buchstaben verschwammen vor meinen

Augen, mein Gehirn nahm nichts mehr auf. Ich warf mich aufs Bett und flüsterte ins Dunkel hinein: „Entschuldige, lieber Gott. Bitte vergib mir, daß ich dich so enttäusche und aus eigener Schuld versage." Dann schlief ich ein.

In dieser kurzen Nacht hatte ich einen seltsamen Traum, der auch nach dem Erwachen so lebendig blieb, als ob er sich tatsächlich ereignet hätte. Ich saß allein im Chemie-Hörsaal. Die Tür ging auf, und eine schattenhafte Gestalt kam herein, blieb vor der Tafel stehen und fing an, Chemieaufgaben zu lösen. Ich notierte alles, was an der Tafel stand.

Als ich aufwachte, notierte ich schnell, woran ich mich noch erinnerte. Einige Lösungen entfielen mir, aber ich wußte noch die Aufgaben, und so suchte ich sie in meinem Buch. Ich war in Psychologie ja nicht unbewandert und nahm an, ich hätte im Schlaf noch weiter über ungelöste Aufgaben nachgedacht.

Ich zog mich an, frühstückte und ging mit einem Gefühl der Resignation in Richtung Chemiesaal. Zum Bestehen der Prüfung würde das, was ich angeschaut hatte, nicht reichen – aber ich konnte kaum denken, mein Gehirn war wie gelähmt durch meine Anspannung und Verzweiflung. Der Hörsaal war riesig, überall standen Klappstühle. 1.000 Studenten hatten da Platz. Die Vorderseite nahmen Tafeln ein, die auf einem Podest standen. Ein großes Pult und ein Experimentiertisch waren ebenfalls auf dem Podest. Meine Schritte klangen hohl auf dem Holzboden.

Der Professor trat ein und händigte uns ohne große Worte die Prüfungsfragen aus. Meine Augen folgten seinen Bewegungen. Es dauerte eine Weile, bis er die Hefte mit den Aufgaben an die 600 anwesenden Studenten ausgeteilt hatte. Ich wartete und bemerkte, wie Sonnenstrahlen durch die schmalen Scheiben der hohen Fenster auf die andere Seite des Saales fielen. Ein Tag, viel zu schön, um durch eine Prüfung zu fallen.

Schließlich öffnete ich mit klopfendem Herzen das Prüfungsheft und las die erste Aufgabe. War ich in eine Welt zwischen Traum und Wirklichkeit geraten? Ich blätterte durch das Heft, lachte dabei leise in mich hinein: meine Vermutung wurde zur Gewißheit! Die Prüfungsaufgaben waren genau dieselben, die von der schemenhaften Figur meines Traumes an die Tafel geschrieben worden waren.

Ich wußte die Lösung zu jeder Aufgabe auf der ersten Seite. Mein Stift flog über das Papier. Kaum hatte ich eine Aufgabe gelöst und umgeblättert, so fand ich auch auf der nächsten Seite die Aufgabe wieder, die in meinem Traum drangewesen war. Ich traute meinen Augen nicht.

Allerdings nahm ich mir nicht die Zeit zu überlegen, was hier vorging. Die Tatsache, die richtigen Antworten zu kennen, war so aufregend, daß ich zügig arbeitete. Fast hatte ich Angst, ich könnte verlieren, woran ich mich erinnerte. Gegen Ende der Prüfung, als die Erinnerung an meinen Traum allmählich nachließ, konnte ich nicht mehr jede Aufgabe lösen. Aber es reichte aus. Ich wußte, ich hatte bestanden.

„Gott, du hast ein Wunder vollbracht", sagte ich, als ich den Saal verließ. „Und ich verspreche, daß ich dich nie wieder in so eine Situation bringen werde."

Ich wanderte etwa eine Stunde durch das Gelände, begeistert und erleichtert, doch mit dem Bedürfnis nach Ruhe und Alleinsein. Ich wollte mir klar darüber werden, was geschehen war. Nie zuvor hatte ich einen solchen Traum gehabt. Ich kannte auch keinen, der je so etwas erlebt hätte. Und dieses Erlebnis widersprach allem, was ich in meinen Psychologiebüchern über Träume gelesen hatte.

Die einzige Erklärung warf mich fast um. Die Antwort war einfach und doch unbegreiflich. Der Gott des Universums, der Gott, der über Galaxien herrscht, hatte es für nötig erachtet, in eine Studentenbude auf dem Planet Erde hinunterzureichen und einem entmutigten Ghettojungen, der Arzt werden wollte, einen Traum zu schenken. Ich holte tief Luft, als mir bewußt wurde, was ich erlebt hatte. Ich fühlte mich klein und demütig.

Schließlich mußte ich laut lachen, als mir biblische Berichte über ähnliche Erlebnisse in den Sinn kamen – es waren ja nicht viele –, Ereignisse, bei denen Gott deutliche Antworten und Weisungen gegeben hatte. Gott hatte das für mich im zwanzigsten Jahrhundert getan. Trotz meines Versagens hatte er mir vergeben und mich etwas Unglaubliches erleben lassen. „Jetzt ist mir klar, daß du mich als Arzt haben möchtest", sagte ich zu Gott. „Ich werde alles tun, um einer zu werden. Eifrig studieren will ich, auch lernen. Ich verspreche, daß ich dir so etwas wie heute nie wieder antun werde."

Während meiner vier Jahre in Yale rutschte ich zwar wieder ein bißchen nach hinten, aber niemals so weit, daß ich unvorbereitet in eine Prüfung gegangen wäre. Ich lernte regelmäßig und nicht nur oberflächlich, auch nicht nur, was in Prüfungen gefragt werden würde. Ich bemühte mich, den Stoff wirklich zu erfassen. In Chemie beispielsweise wollte ich nicht nur die Lösungen wissen, sondern die Gesetzmäßigkeiten hinter den Formeln verstehen. Dieses Prinzip übertrug ich dann auf alle anderen Fächer.

Nach diesem Erlebnis hatte ich keine Zweifel mehr hinsichtlich meines Berufes. Ich war außerdem überzeugt, daß mich Gott nicht nur als Arzt haben wollte, sondern daß er eine besondere Aufgabe für mich hatte. Ich bin mir nicht sicher, ob andere das verstehen, aber ich verspürte eine innere Gewißheit, auf dem richtigen Weg zu sein, einem Weg, den Gott für mich bestimmt hatte. Großes würde in meinem Leben geschehen, und ich wollte meinen Teil dazu beitragen, indem ich mich vorbereitete.

Als uns die Endnoten in Chemie mitgeteilt wurden, hatte Benjamin S. Carson 97 Punkte erreicht – und war damit unter den Besten der Klasse.

9

REGELN LASSEN SICH ÄNDERN

Während meiner Collegezeit ging ich jeden Sommer auf Arbeitsuche. Angefangen hatte das mit meinem Dienst im Schullabor auf der High School. In den Sommermonaten vor meinem Abschlußjahr arbeitete ich in einem Biologielabor an der Wayne-State-Universität; als ich aber meine Schulzeit dort beendet hatte, war ich noch viel dringender aufs Geldverdienen angewiesen. Für meinen Aufenthalt in Yale brauchte ich Geld für Kleidung, Bücher, öffentliche Verkehrsmittel und andere Ausgaben, die auf mich zukommen würden.

Einer mir freundlich gesonnenen Lehrerin der High School, Alma Whittley, schüttete ich eines Tages mein Herz aus, und sie hörte mitfühlend zu. „Ich habe gewisse Beziehungen zu Ford", sagte sie. Im nächsten Moment hatte sie auch schon den Telefonhörer in der Hand und ließ sich mit jemandem in der Weltzentrale von Ford verbinden. Ich kann mich noch gut erinnern an das, was sie sagte: „Hören Sie, wir haben hier einen jungen Mann, Ben Carson. Er bringt sehr gute Leistungen und hat bereits ein Stipendium für Yale für das kommende Schuljahr. Jetzt braucht der Junge dringend einen Job, um sich für den Herbst Geld sparen zu können." Sie machte eine Pause, dann fügte sie energisch hinzu: „Sie sollten ihn bei sich arbeiten lassen."[1]

Ihr Gesprächspartner war einverstanden.

Am Tag nach meinem letzten Unterricht in der High School gehörte ich zu den Angestellten der Hauptverwaltung der Ford Motor Company in Dearborn. Ich war dem Personalbüro zugeteilt worden, das war eine Vorzugsstellung (für meine Mutter war das der „große Augenblick schlechthin"), weil ich dort jeden Tag ein weißes Hemd mit Krawatte tragen mußte.

---

[1] Im Sommer 1988 schrieb mir Frau Whittley einen Brief: „Ich weiß nicht, ob Sie mich noch kennen." Ich war ganz gerührt. Natürlich erinnerte ich mich an sie, wie ich mich an jeden erinnere, der mir geholfen hat. Sie berichtete, mich im Fernsehen erkannt und Artikel über mich gelesen zu haben. Jetzt ist sie im Ruhestand, lebt im Süden und gratulierte mir. Ich freute mich darüber, daß sie sich an mich erinnerte.

Durch meine Arbeit bei Ford lernte ich manches über die Berufswelt. Beziehungen konnten einen an die richtigen Stellen bringen, konnten einem die Türen öffnen; doch nur durch Fleiß und sorgfältige Arbeit würde man seine Position auch behalten oder weiterkommen. Viel Wissen ist zwar hilfreich, aber nicht genug. Ein Prinzip im Berufsleben kristallisierte sich ganz klar heraus: Es kommt nicht darauf an, was du weißt, sondern welche Leistung du erbringst, wie du arbeitest.

In diesem Sommer arbeitete ich nach besten Kräften. Ich wollte der beste Saisonarbeiter sein, den sie je eingestellt hatten.

Nach meinem ersten Jahr in Yale erhielt ich einen großartigen Ferienjob als Aufseher über eine „highway crew", das ist eine Gruppe von Leuten, die den Müll an den Autobahnen aufsammeln. Die Landesregierung hatte hauptsächlich für Schüler in den Städten ein Programm für Ferienarbeit erstellt. Die Müllsammler sollten der Autobahn von Detroit aus in Richtung der westlichen Vororte folgen und allen Abfall in Tüten füllen, um so die Straßenränder sauber zu halten.

Die meisten Gruppenführer hatten Disziplinprobleme mit ihrer Gruppe, denn die Jungen aus der Stadt waren um Ausreden nicht verlegen, wenn es darauf ankam, sich irgendwie drücken zu können. „Heute ist es zu heiß zum Arbeiten", hieß es zum Beispiel, oder „Ich bin seit gestern völlig fertig". – „Warum müssen wir so einen Blödsinn machen? Morgen ist ja doch wieder alles verdreckt. Wer kümmert sich denn noch darum, ob wir heute sauber gemacht haben oder nicht?" – „Warum bringen wir uns halb um mit diesem Zeug? Man kriegt dafür zu wenig Knete."

Die anderen Aufseher, so erfuhr ich, erreichten durchschnittlich zwei Plastiksäcke pro Mann und Tag; jede Gruppe bestand aus fünf bis sechs Leuten. Diese Durchschnittsleistung wurde als ordentliche Arbeit angesehen.

So viel konnten die Jungs in einer Stunde schaffen, das war mir klar. Vielleicht gehöre ich zu den Übereifrigen, aber ich hielt es für pure Zeitverschwendung, meine Leute Zeit vertrödeln und nur 12 Abfallsäcke täglich abliefern zu lassen. Vom ersten Tag an sammelten meine Jungs 100 bis 200 Säcke Müll, und wir schafften riesige Straßenstrecken.

Das Ergebnis unserer Bemühungen verblüffte meine Vorgesetzten im Amt für öffentliche Arbeit. „Wie kommt es, daß Ihre Jungs solch eine Leistung bringen? Keine andere Gruppe hat je so viel erreicht." – „O, ich habe da meine eigene Methode", sagte ich und ließ irgend etwas Lustiges los. Meine Methode war einfach, aber wirkungsvoll. Ich hielt mich nicht an die althergebrachten Arbeitsregeln. Ich möchte dieses Erlebnis weitergeben, weil es einen Grundsatz meines Lebens verdeutlicht. Vieles tat ich nach meiner eigenen Vorstellung, nicht um Regeln zu übertreten – es wäre Wahnsinn, ohne gewisse Richtlinien vorgehen zu wollen –, sondern weil manche Vorschriften eher Hindernis als Hilfe sind und deshalb ignoriert werden müssen.

Am vierten Tag zum Beispiel rief ich meine Leute zusammen. „Heute soll's ziemlich heiß werden ..." – „Das kannst du laut sagen!" unterbrach mich einer wie aus der Pistole geschossen und hatte sofort die lautstarke Unterstützung seiner Kumpane. „So", sagte ich, „ich mach' euch einen Vorschlag. Wir fangen ab morgen jeden Tag um sechs Uhr früh an, wenn es noch kühl ist ..." – „Mann, kein Mensch steht um diese Zeit auf!" – „Hör dir erst mal meinen Plan an", antwortete ich dem, der mir ins Wort gefallen war. Unsere Mannschaft sollte von 7.30 Uhr bis 16.30 Uhr arbeiten; Mittagspause eine Stunde. „Wenn ihr – das betrifft jeden einzelnen von euch – pünktlich auf der Matte steht, so daß wir um sechs Uhr an der Straße sind und zügig 150 Säcke füllen, seid ihr danach frei." Bevor irgendeiner Fragen stellen konnte, wurde ich noch deutlicher.

„Verstanden? Wenn ihr die 150 Müllsäcke in zwei Stunden gesammelt habt, gehen wir zurück und ihr habt Feierabend. Ihr kriegt trotzdem das ganze Geld. Aber 150 Säcke müssen es schon sein, egal, wie lange es dauert."

Mein Vorschlag wurde heiß diskutiert. Daß ich von meiner Forderung nicht abrücken würde, war klar. Nach wenigen Tagen waren sie auf eine Tagesleistung von 100 Säcken gekommen, obwohl die Arbeit am Nachmittag die reinste Tortur war. Die Hitze machte allen zu schaffen. Aber jeder meiner Jungs prahlte gern damit, daß er mehr Säcke füllte als einer aus den anderen Trupps. Die Herausforderung reizte sie. Mit der Zeit entwickelten sie so etwas wie Stolz auf ihre Arbeit, so mies manche sie auch fanden.

Mein Plan wurde angenommen. Am nächsten Morgen standen alle Punkt sechs bereit, um sich in die Arbeit zu stürzen. Und wie energisch sie den Müll in Angriff nahmen! Es dauerte nicht lang, da säuberten sie die ihnen zugewiesene Autobahnstrecke innerhalb von zwei, drei Stunden; die gleiche Arbeit hatte sonst einen ganzen Tag in Anspruch genommen. „Prima, Jungs", sagte ich, als ich den letzten Sack entgegengenommen hatte, „den Rest des Tages haben wir frei."

Sie waren begeistert und mit Spaß bei der Sache. Der krönende Augenblick des Tages war immer der, wenn wir uns gegen 9.00 Uhr zurück zum Ausgangspunkt schleppten und den anderen Gruppen begegneten, die sich gerade zum Aufbruch fertigmachten. „Ihr geht jetzt wohl schuften?“ schrie einer meiner Jungen. „Mann, nicht viel Müll heute draußen“, ließ sich ein anderer vernehmen. „Supermann und seine heißen Typen haben das meiste schon abgeräumt!“ – „Hoffentlich holt ihr euch keinen Sonnenbrand da draußen!“ riefen einige den letzten noch nach, wenn sich der Lastwagen in Bewegung setzte.

Sicher kannten die Aufsichtsbeamten meine Methode, denn sie sahen uns zurückkommen und waren über unseren frühen Aufbruch informiert. Doch keiner mischte sich ein. Ich hätte ja jederzeit unser Arbeitspensum nachweisen können.

Normalerweise war die Arbeitszeit vorgegeben, wir hätten eigentlich keine Ausnahme machen dürfen. Aber nie äußerte sich einer meiner Vorgesetzten über die ungewöhnliche Abmachung mit meiner Gruppe. Ich bin sicher, daß sie nichts dagegen hatten, weil wir unser Soll erfüllten, und das schneller und besser als jeder andere Trupp.

Manche Menschen werden für die Arbeit geboren, andere müssen von ihren Eltern dazu angetrieben werden. Meine Devise war immer, so schnell und gut wie möglich das zu erledigen, was getan werden muß. Das gilt auch für die Medizin. Man muß nicht immer stur nach vorgegebenen Regeln handeln, wenn man eine bessere Methode findet; sie muß nur vernünftig sein und darf niemandem schaden.

Den Sommer nach meinem zweiten Collegejahr verbrachte ich ebenfalls in Detroit, um als Aufseher über einen Reinigungstrupp mein Geld zu verdienen. Zum Abschluß meines vorjährigen Arbeitseinsatzes hatte mich Carl Seufert, der Chef der Transportbehörde, mit den Worten entlassen: „Komm im nächsten Sommer wieder. Wir halten dir eine Stelle frei.“

Leider war die Wirtschaft im Sommer 1971 an einem Tiefpunkt angekommen, das machte sich besonders in der Automobilindustrie bemerkbar. Aufsichtsposten waren schwer zu kriegen, weil sie gut bezahlt wurden. Die meisten Studenten, die solche Jobs erhielten, hatten ausgezeichnete private oder politische Beziehungen und hatten sich bereits Monate zuvor verdingt, während ich noch in New Haven war.

Da mir Carl Seufert einen Job versprochen hatte, war ich nicht auf den Gedanken gekommen, mir bereits während der Weihnachtsferien die Stelle zu sichern. Als ich mich Ende Mai bewarb, bedauerte die Personalchefin: „Tut mir leid. Alles ist schon besetzt.“ Sie wies hin auf die allgemeine Wirtschaftslage, die wenigen Stellen und die vielen Arbeitsuchenden – aber das war mir ja bekannt. Die Frau war nicht schuld an der Situation, und mir war klar, daß Diskutieren mich nicht weiterbringen würde. Ich hätte mich einfach früher bewerben müssen.

Doch ich blieb optimistisch. Bisher hatte ich jeden Sommer gearbeitet; ich würde bestimmt etwas anderes finden.

Das war ein Irrtum. Wie Hunderte anderer Studenten mußte ich feststellen, daß absolut nirgends ein Job zu haben war. Ich lief zwei Wochen lang kreuz und quer durch die Stadt. Jeden Morgen fuhr ich mit dem Bus los und stellte mich in jedem Laden, jeder Verwaltung, jeder Firma vor, die mir vor die Nase kamen.

„Tut uns leid, keine Arbeit." So oder ähnlich hörte ich es bestimmt hundertmal. Manchmal mit echtem Bedauern in der Stimme; ein andermal mit der deutlichen Gereiztheit einer Person, die dem Tausendsten eine Absage erteilen mußte und jeden am liebsten auf den Mond schießen würde.

In diese deprimierende Suche nach Arbeit fiel ein Hoffnungsstrahl in Gestalt von Ward Randall junior, eines weißen Anwalts aus der Gegend um Detroit. Er hatte zwei Jahrzehnte vor mir auf Yale sein Examen gemacht. Wir begegneten uns während meines Studiums auf einem Treffen der Ehemaligen. Er hatte irgendwie Zuneigung zu mir gefaßt, vielleicht weil wir uns beide für klassische Musik interessierten. In diesem Sommer, 1971, als ich verzweifelt nach einem Job in der Innenstadt von Detroit suchte, trafen wir uns häufig und gingen gemeinsam zu den Mittagskonzerten, vorwiegend Orgelkonzerten, die in einer Kirche im Zentrum stattfanden.

Außerdem lud mich Ward regelmäßig ein, mit seiner Familie Konzerte zu besuchen; dabei machte er mich auch mit vielen Sehenswürdigkeiten in und um Detroit bekannt, die ich aufgrund meiner bescheidenen Finanzen sonst nicht gesehen hätte. Er war ein netter Mensch, eine wahre Ermutigung, und ich schätze ihn heute noch.

Nachdem ich erfolglos durch die Stadt gewandert war, sagte ich mir: Jetzt stelle ich mir eigene Spielregeln auf. Ich habe jeden üblichen Weg ausprobiert, um einen Job zu finden, aber bekommen habe ich keinen!

Da erinnerte ich mich an mein Vorstellungsgespräch in der Yale Universität und an den Herrn, der mir gegenüber gesessen hatte – ein freundlicher Mann namens Mr. Standart. Er war zugleich Vizepräsident der Young and Rubicum Werbeagentur, einer der größten Firmen des Landes. Zuerst versuchte ich es dort im Personalbüro und erhielt die vertraute Antwort: „Tut mir leid, wir haben keine temporären Stellen frei." Mit allem Mut, den ich aufbringen konnte, marschierte ich daraufhin zum nächsten Fahrstuhl und schwebte in die Chefetage. Da mich Herr Standart für Yale interviewt und mir eine Empfehlung mitgegeben hatte, nahm ich an, ich müßte ihm einen guten Eindruck gemacht haben. Doch eins hatte ich nicht bedacht: Wie sollte ich an seiner Sekretärin vorbeikommen? Ich erinnerte mich, daß absolut niemand sein Büro betrat, ohne zuvor einen Termin erhalten zu haben. Doch – was hatte ich zu verlieren?

Als Herrn Standarts Sekretärin von ihrer Arbeit aufblickte und mich fragend ansah, erklärte ich schnell: „Mein Name ist Ben Carson. Ich studiere in Yale, und ich würde gerne eine Minute mit Herrn Standart sprechen ..." – „Ich schaue nach, ob er frei ist." Sie öffnete die Tür zu seinem Büro, und kurz darauf kam Herr Standart persönlich heraus. Er lächelte und streckte mir die Hand entgegen. „Schön, daß du vorbeischaust", meinte er. „Wie geht es dir in Yale?"

Sobald die Begrüßungsfloskeln ausgetauscht waren, kam ich zum Punkt. „Herr Standart, ich brauche einen Job. Die letzten zwei Wochen waren furchtbar, jeden Tag war ich unterwegs und habe nichts gefunden." – „Ist das wahr? Hast du es hier versucht?" „Hier ist auch nichts zu kriegen", antwortete ich niedergeschlagen. „Ich werde sehen, was sich machen läßt." Er nahm den Hörer vom Telefon und wählte eine Nummer, während ich meine Augen durch sein Büro wandern ließ. Es entsprach genau den märchenhaften Chefzimmern, die ich im Fernsehen gesehen hatte.

Ich verstand den Namen der Person nicht, mit der er sprach, aber ich bekam den Schluß des Gespräches mit. „Ich schicke Ihnen den jungen Mann vorbei. Er heißt Ben Carson. Finden Sie eine Stelle für ihn."

Nur so viel. Kein Befehlston, aber eine klare Weisung von oben, von einem Mann, der die entsprechende Autorität hatte.

Ich dankte Herrn Standart und ging zur Personalabteilung zurück. Diesmal sprach der Personalchef persönlich mit mir. „Wir benötigen zwar niemanden, aber wir können Sie im Versand unterbringen." – „Ich nehme alles. Ich brauche nur eine Arbeit für den Rest des Sommers." Der Job entpuppte sich als recht unterhaltsam; ich mußte in der Stadt umherfahren und Briefe und Päckchen ausliefern sowie einsammeln.

Es gab nur ein Problem. Ich verdiente zu wenig, um noch etwas für das Studium zurücklegen zu können. Nach drei Wochen beschloß ich zu kündigen und einen anderen Job zu suchen, der besser bezahlt wurde. Schließlich, so sagte ich mir, hat es ja bei Herrn Standart geklappt. Ich ging also zur Abteilung für Transport und Verkehr und sprach bei Carl Seufert vor.

Es ging bereits auf Ende Juni zu; jede nur mögliche Stelle war vergeben, und es schien ziemlich unverfroren zu sein. Aber ich probierte es trotzdem. Ich meldete mich in Herrn Seuferts Büro, und er hatte tatsächlich Zeit für mich. Nachdem ich meine sommerliche Irrfahrt zum besten gegeben hatte, sagte er: „Ben, für jemanden wie dich gibt es immer einen Job." Er war der Leiter der Straßenbauabteilung und sowohl für Reinigung als auch Erhaltung der Straßen zuständig. „Da leider alle Aufsichtsposten besetzt sind", meinte er, „schaffen wir einen neuen." Er dachte kurz nach. „Wir stellen eine neue Mannschaft zusammen und setzen dich da ein."

Gesagt, getan. Durch Erfindungsgabe und Wagemut konnte ich meine alte Arbeit wieder aufnehmen. Ich verfuhr nach der gleichen Taktik bei meiner sechsköpfigen Gruppe – und sie war so leistungsfähig wie im letzten Sommer. Ich traf Carl Seufert häufig auf dem Weg zum Feierabend; manchmal besichtigte er unser Einsatzgebiet. Er nahm sich immer ein paar Minuten, um sich mit mir zu unterhalten. „Ben", meinte er mehrmals zu mir, „in dir haben wir einen guten Mann."

Einmal legte er seine Hand auf meine Schulter und sagte: „Du bist dein eigener Herr. Du kannst machen, was du nur willst." Irgendwie erinnerte mich das an meine Mutter, und ich freute mich über diese Worte. „Ben, du bist talentiert, du kannst alles in Angriff nehmen. Ich glaube, du wirst einmal Großes vollbringen. Es freut mich, dich zu kennen."

Ich merkte mir seine Worte.

Im Sommer 1972 arbeitete ich am Fließband bei Chrysler. Ich setzte Teile der Kotflügel zusammen. Auch bei dieser Arbeit konzentrierte ich mich Tag für Tag darauf, mein Bestes zu geben. Es klingt unglaublich; aber schon nach drei Monaten wurde man auf mich aufmerksam, und ich wurde befördert. Gegen Ende des Sommers kontrollierte ich die Sonnenblenden an den Heckscheiben der Sportmodelle. Ich mußte manchmal die fertigen Modelle vom Band zu den Parkplätzen fahren, wo die Autos zur Auslieferung bereitstanden. Meine Arbeit bei Chrysler machte mir Spaß, und jeder Tag dort zeigte, daß mein Einsatz sich lohnte.

Während jenes Sommers lernte ich eine wertvolle Lektion – eine, die ich nie vergessen habe. Mutters Worte enthielten stets Lebensweisheit, aber wie die meisten Kinder hatte ich ihre Ermahnungen oft als lästig abgetan. Jetzt aber begriff ich, wie recht sie hatte: Welche Arbeit du zu machen hast, ist unwichtig. Wie lange du diese Arbeit tust, ist auch nicht ausschlaggebend. Der Grundsatz gilt genauso für einen Ferienjob: Wenn du zupackst und dein Bestes gibst, fällst du auf – und du wirst vorankommen.

Meine Mutter hatte dieses Prinzip zwar etwas anders formuliert, aber es war der gleiche Rat: „Bennie, es kommt nicht darauf an, welche Hautfarbe du hast. Wenn du gut bist, werden die Leute auf dich aufmerksam und werden dich schätzen. Die Leute wollen immer den Besten, auch wenn sie Vorurteile haben. Du mußt dir nur vornehmen, der Beste zu sein." Sie hatte recht gehabt.

❖

Während meines Studiums drückte mich fast ständig ein Problem: Ich hatte zu wenig Geld. Doch zwei Erlebnisse erinnerten mich daran, daß Gott mich nicht vergessen hat und auch weiter für mich sorgen würde. Im 2. Studienjahr standen meine Finanzen schlecht. Urplötzlich hatte ich keinen Pfennig mehr, um das Fahrgeld zum Gottesdienst zu bezahlen.

Wie ich es auch drehte und wendete, es änderte sich nichts daran: Ich hatte keine Aussicht, während der nächsten paar Wochen Geld zu bekommen. An diesem Tag ging ich auf dem Schulgelände spazieren und bemitleidete mich. Ich hatte es satt, nie genug Geld für die notwendigen Kleinigkeiten wie Zahnpasta oder Briefmarken zu haben. „Herr", betete ich, „hilf mir doch! Schenke mir wenigstens das Geld für eine Busfahrkarte, damit ich zum Gottesdienst fahren kann."

Ich war ziellos herumgelaufen. Als ich aufblickte, stand ich vor der Battell-Kapelle, die zum Schulgelände gehört. Ich schlenderte zum Fahrradständer, da fiel mein Blick auf den Boden: eine zusammengeknüllte 10-Dollar-Note lag vor meinen Füßen. „Danke, Gott", konnte ich nur herausbringen und bückte mich, um sie aufzuheben. Ich konnte kaum glauben, was ich da in meiner Hand hielt.

Ein Jahr später war ich wieder auf solch einem Tiefpunkt – keinen einzigen Cent in der Tasche und keine Aussicht auf eine Verdienstmöglichkeit. Verständlich, daß ich den ganzen Weg bis zur Kapelle lief und nach einem Geldschein Ausschau hielt – leider erfolglos.

Das ständig knappe oder fehlende Geld war jedoch nicht mein einziges Problem. Noch etwas anderes bewegte mich. Zwei Tage war es jetzt her, daß ich die Abschlußprüfung in Psychologie geschrieben hatte, und einen Tag später teilte man uns mit, daß die Prüfungsbögen durch ein „Versehen" verbrannt seien. Das hieß, ich hatte so wie alle anderen Studenten die Prüfung zu wiederholen.

Also ging ich mit etwa 150 anderen Leidtragenden in den uns zugewiesenen Hörsaal, um die Prüfungsarbeit ein zweites Mal zu schreiben.

Nachdem die Testbögen ausgeteilt worden waren, verließ die Professorin den Raum. Ich hatte die erste Frage noch nicht gelesen, da hörte ich hinter mir ein lautes Stöhnen. „Die machen wohl Witze?“ flüsterte jemand sehr vernehmlich.

Als ich mir die Fragen genauer ansah, konnte ich kaum glauben, was ich sah. Sie waren unwahrscheinlich schwer – eigentlich unlösbar. Zwar bauten sie auf dem Stoff auf, den wir von den Vorlesungen her beherrschen sollten; aber die Fragen waren so diffizil, daß selbst ein hervorragender Psychiater größte Schwierigkeiten damit gehabt hätte.

„Vergiß es“, hörte ich ein Mädchen zu ihrer Nachbarin sagen. „Laß uns gehen und das zu Hause noch einmal nachschauen. Wir sagen einfach, wir hätten die Notiz nicht gelesen. Wenn sie die Prüfung dann wiederholen, sind wir vorbereitet.“ Die Zustimmung kam prompt, und beide schlichen sich aus dem Hörsaal.

Im nächsten Augenblick packten drei andere ihre Siebensachen; diesen folgten weitere Studenten. Zehn Minuten nach Beginn der Prüfung saßen nur noch etwa hundert Studenten über ihren Testbögen. Die Hälfte der Klasse war verschwunden, und die Abwanderung war noch nicht zu Ende. Kein einziger gab den Prüfungsbogen ab, als er den Hörsaal verließ.

Während ich die Aufgaben zu lösen versuchte, ließ mich ein Gedanke nicht los: Wie können die von uns erwarten, daß wir das können? Als ich mich umdrehte, sah ich nur noch sieben Köpfe über die Prüfungsfragen gebeugt. Eine halbe Stunde nach Beginn der Prüfung war nur ich übriggeblieben. Ich war versucht, wie die anderen einfach zu gehen, aber ich hatte den Prüfungsaufruf gelesen und konnte nicht lügen und das Gegenteil behaupten. Während ich schrieb, bat ich Gott inständig, er möge mir zeigen, was ich schreiben sollte. Auf irgendwelche Bewegungen im Raum achtete ich nicht mehr.

Plötzlich öffnete sich die Tür zum Hörsaal mit lautem Geräusch. Ich kam aus dem Konzept, drehte mich um – und sah der Professorin direkt in die Augen. Im selben Moment stellte ich fest, daß kein anderer Student mehr im Saal war. Die Professorin kam auf mich zu. Sie wurde begleitet von einem Fotografen der Tageszeitung von Yale. Der blieb stehen und machte ein Bild von mir. „Worum geht's hier eigentlich?“ fragte ich verblüfft. „Das war ein Scherz, aber wie ich sehe, ein sehr wirksamer“, antwortete die Professorin lächelnd. „Wir wollten herausfinden, wer der ehrlichste Student des Kurses ist. Und das bist du.“ Das war nicht schlecht. Aber dann tat sie noch etwas: Sie überreichte mir einen 10-Dollar-Schein.

10

EIN FOLGENSCHWERER SCHRITT

„Mich nennt jeder Candy", sagte sie fröhlich, „aber richtig heiße ich Lacena Rustin." Ich starrte sie fasziniert an; ihr Lächeln nahm mich gefangen. „Schön, dich kennenzulernen."

Sie gehörte zu den vielen Neuen, die ich an diesem Tag im Grosse Pointe Country Club traf. Viele der reichen Einwohner Michigans wohnen in Grosse Pointe; Touristen bewundern dort die Villen und die luxuriösen Autos. In Yale gab es eine Eingliederungshilfe für neue Studenten. Aus diesem Grund war ich zusammen mit einigen anderen „alten Hasen" da und wollte Studenten aus Michigan begrüßen. Mir hatte es am Anfang meiner Studienzeit sehr geholfen, einige Leute hier zu kennen, und es machte mir Spaß, mich mit den neuen Studenten zu treffen und ihnen behilflich zu sein, wo ich konnte.

Candy war hübsch. Ich erinnere mich, daß ich sofort dachte: Die sieht aber gut aus. Ihre Ausstrahlung war zauberhaft; sie verbreitete eine überschäumende Fröhlichkeit und war sehr kontaktfreudig. Während der kurzen Zeit, in der wir miteinander redeten, fühlte ich mich wohl in ihrer Gegenwart.

Mit ihren einssiebzig war Candy etwas kleiner als ich. Ihr Haar kräuselte sich im Afro-Look. Ihr übersprudelndes Temperament fesselte mich. Vielleicht lag das daran, daß ich eher ruhig und verschlossen bin; sie dagegen war so aufgeschlossen und freundlich, daß ich sie von Anfang an bewunderte. Freunde in Yale meinten: „Ben, du müßtest mit Candy gehen." Später erfuhr ich, daß Candy das gleiche zu hören bekam: „Candy, du und Ben Carson, ihr gehört zusammen. Ihr seid wie füreinander geschaffen."

Ich stand am Anfang meines dritten Studienjahres, als wir uns kennenlernten, eigentlich war ich noch nicht bereit für eine feste Beziehung. Ständig hatte ich zu wenig Geld; vor allem das hohe Ziel, Arzt zu werden, bedeutete lange Jahre des Studiums und Praktikums. Ich dachte im Traum nicht daran, mich zu verlieben. Ich hatte noch zu viel zu erreichen, um mich von purer Romantik ablenken zu lassen. Dann war da auch noch meine Schüchternheit. Mit Mädchen wußte ich nichts anzufangen. Bisher war ich meist mit kleinen Gruppen ausgegangen, hatte mich hin und wieder mit einem Mädchen getroffen, war aber nie in eine ernsthafte Beziehung hineingerutscht. Ich hatte auch keine eingeplant.

Als die Vorlesungen wieder begannen, sah ich Candy gelegentlich, da wir beide im Vorbereitungskurs für Medizin waren. „Hallo“, rief ich ihr zu, „was machen deine Kurse?“ – „Laufen phantastisch“, war meist die Antwort. „Hast du dich gut eingelebt?“ fragte ich. „Ich denke, ich kriege glatte Einsen.“ Je öfter wir uns unterhielten, desto mehr bestätigte sich, daß ich ein sehr intelligentes Mädchen vor mir hatte.

Noch mehr staunte ich, als ich erfuhr, daß sie im Symphonieorchester von Yale Violine spielte. Eine derartige Stellung erreichte nicht jeder Instrumentalist. Dort saßen nur Spitzenmusiker. Die Wochen und Monate vergingen, und ich entdeckte immer mehr Interessantes an Candy Rustin. Dank ihrer musikalischen Fähigkeiten kannte sie sich in klassischer Musik aus; das gab genügend Gesprächsstoff, wenn wir uns gelegentlich über den Weg liefen.

Dennoch war Candy zunächst nur eine andere Studentin, ein netter Mensch für mich, und ich hatte keine besonders herzlichen Gefühle für sie. Vielleicht hinderten mich auch meine Bücher und meine medizinischen Pläne daran, ernsthafte Kontakte zu der hellen und begabten Candy Rustin aufzunehmen.

Ungefähr zu der Zeit, als Candy und ich einander öfter begegneten, suchte die Gemeinde in New Haven, zu der ich gehörte, einen neuen Organisten. Ich hatte Candy wiederholt von unserem Chorleiter, Aubrey Tompkins, erzählt; denn er spielte eine bedeutende Rolle in meinem Leben. Als ich dem Chor beigetreten war, holte mich Aubrey jeden Freitagabend ab und nahm mich mit zu den Proben. Während meines zweiten Studienjahres kam auch Larry Harris, mein Zimmerkamerad und Glaubensbruder, mit zum Chor. Häufig nahm uns Aubrey an Samstagabenden mit zu sich nach Hause; und wir lernten seine Familie gut kennen. Andermal führte er uns durch New Haven und zeigte uns alle Sehenswürdigkeiten. Aubrey war begeistert für die Oper und lud mich sogar ein, ihn in die Metropolitan Oper nach New York zu begleiten.

„Hör mal, Candy“, sagte ich eines Tages beiläufig zu ihr, „mir ist gerade was eingefallen. Du bist doch musikalisch. Unsere Gemeinde braucht einen Orgelspieler. Was hältst du davon? Wärst du daran interessiert? Sie bezahlen auch etwas, ich weiß nur nicht, wieviel.“ Sie zögerte keine Sekunde. „Klar“, antwortete sie, „ich will es gern versuchen.“

Ein Gedanke ließ mich plötzlich innehalten. „Meinst du, daß du begleiten kannst? Aubrey studiert mit uns ganz schön anspruchsvolle Stücke." – „Wahrscheinlich kann ich alles spielen, wenn ich es übe." Also erzählte ich Aubrey Tompkins von Candy. „Sagenhaft!" meinte er. „Bring sie her, ich hör sie mir mal an."

Candy kam zur nächsten Chorprobe und spielte die große elektronische Orgel. Sie machte ihre Sache gut, und ich war allein schon glücklich, sie da oben vor Augen zu haben. Doch ihr eigentliches Instrument war die Geige. Sie konnte viele Stücke für Geige spielen. Und obwohl sie für die Abschlußprüfung der High School Orgel gespielt hatte, gab es für sie wenig Gelegenheiten, um in Übung zu bleiben. Woher hätte sie auch wissen sollen, daß uns Aubrey Tompkins schwierigen Stoff vorsetzte, vor allem Mozart? Sie war der Aufgabe an der Orgel nicht gewachsen.

Aubrey ließ sie kurz vorspielen; dann sagte er freundlich: „Wie wär's, Mädchen, wenn du im Chor mitsingst?" Candy hätte verletzt reagieren können, aber sie hatte genügend Selbstbewußtsein, um die Sache mit Würde tragen zu können. Sie war Meisterin der Geige – die Orgel war einfach nicht ihr Instrument. „In Ordnung", sagte sie. „Ich weiß, daß ich nicht gerade berauschend bin an der Orgel."

Also stand Candy auf, kam zu uns herüber und sang mit. Sie hatte eine schöne Altstimme. Und ich freute mich, daß sie bei uns mitmachte, eine echte Bereicherung für den Chor. Jeder schloß sie ins Herz, und weil Candy sehr gerne sang, wurde Mount Zion von da an auch ihre Gemeinde.

Candy war nicht religiös, redete kaum über geistliche Fragen und hatte kein biblisches Grundwissen. Aber sie war offen und interessiert.

Kurz nachdem Candy angefangen hatte, die Gottesdienste unserer Gemeinde zu besuchen, nahm sie an Bibelstunden teil, die vom Herbst bis in den Frühling gingen. Ich begleitete sie gewöhnlich an einem oder zwei Abenden in der Woche, lernte dabei selbst noch eine Menge über die Bibel und genoß außerdem Candys Gesellschaft.

Wenn Candy über ihre geistliche Entwicklung nachdenkt, sagt sie, daß sie schon immer einen Hunger nach Gott gehabt hat. Was aber ließ sie bei den Siebenten-Tags-Adventisten ihre Suche aufnehmen und beenden? „Die Menschen", meinte sie. „Sie liebten mich in den Glauben hinein."

Ihre Familie war der Meinung, es sei abwegig, sich Christen anzuschließen, die samstags den Gottesdienst besuchen. Schließlich bejahten sie aber nicht nur Candys Entscheidung; auch Candys Mutter entschloß sich, Adventistin und ein aktives Gemeindeglied zu werden.

Candy und ich trafen uns bald regelmäßig nach den Vorlesungen. Wir gingen zusammen auf dem Universitätsgelände spazieren oder fuhren ab und zu nach New Haven. Ich fing an, Candy sehr lieb zu haben.

Kurz vor dem Erntedankfest 1972 – ich war im letzten Jahr meines Yale-Aufenthaltes, Candy in ihrem zweiten – bot die Direktion an, für die Gewinnung zukünftiger Yale-Studenten aus dem Umkreis von Detroit alle auftretenden Kosten zu übernehmen. Also mietete ich mir einen kleinen Wagen, und mit dem Geld, das wir übrig hatten, konnten wir in einigen Restaurants gut essen gehen. Nur wir beide. Es war wunderbar.

Wir verbrachten viel Zeit miteinander, und allmählich begann ich zu begreifen, wie gern ich Candy hatte, mehr als ich mir bisher eingestanden und mehr, als ich je ein Mädchen gemocht hatte.

Candy und ich waren ausgesucht worden, Studenten aus Detroit zu interviewen und eventuell anzuwerben, wenn sie in ihrem Studienauswahltest (SAT) 1200 Punkte oder mehr erzielt hatten. Zehn Tage waren dafür eingeplant. Wir klapperten alle städtischen Schulen Detroits ab, fanden aber nicht einen Studenten mit einem solchen Leistungsdurchschnitt. Um dennoch welche aufzutreiben, mußten Candy und ich die wohlhabenderen Vororte aufsuchen, zu denen Bloomfield Hills und Grosse Pointe gehörten. Wir fanden dort endlich etliche Studenten, die gern über einen möglichen Besuch von Yale informiert werden wollten – aber Minderheiten konnten wir für einen Schulbesuch nicht begeistern.

Auf dieser Fahrt konnte ich Candy meiner Mutter und einigen Freunden vorstellen. Kein Wunder, daß wir länger in Detroit blieben, als ich mir eigentlich vorgenommen hatte. Der gemietete Wagen sollte bis 8.00 Uhr am nächsten Morgen bei der Autovermietung sein – das bedeutete, daß wir die Nacht ohne Unterbrechung durchfahren mußten. Es war kalt. Am Tag zuvor hatte es geschneit, wenn auch kaum etwas davon liegengeblieben war. Seit wir Yale vor zehn Tagen verlassen hatten, hatte ich nicht eine Nacht ausreichend geschlafen. Unsere Werbekampagne und der Wunsch, alte Freunde wiederzusehen, hatten die Zeit reichlich ausgefüllt.

„Ich weiß nicht, ob ich wach bleiben kann“, teilte ich Candy bereits gähnend mit. Wir würden die meiste Zeit auf Fernautobahnen unterwegs sein, wo das Fahren furchtbar ermüdend ist.

Candy und ich waren uns später nicht einig, was sie darauf geantwortet hatte. Ich glaubte, sie habe etwa gesagt: „Keine Sorge, Bennie, ich halte dich schon wach.“ Sie hatte aber auch nicht mehr Schlaf gehabt als ich. Candy erinnert sich aber daran, mir gesagt zu haben: „Mach dir keine Sorgen, Bennie, du bleibst schon wach.“

Wir fuhren also Richtung Connecticut los. Damals lag die Geschwindigkeitsbegrenzung bei 110 km/h, ich muß aber fast 150 km/h gefahren sein. Ich war übernächtigt. Was konnte da noch einschläfernder wirken als die regelmäßig vorbeisausenden Reflektoren der Markierungspfeiler an einer endlosen Straße in einer dunklen, mondlosen Nacht?

Etwa zu der Zeit, als ich auf die Autobahn nach Ohio wechselte, war Candy eingeschlafen. Ich konnte es nicht übers Herz bringen, sie zu wecken. Obwohl die Tage in Detroit traumhaft gewesen waren, waren wir beide sehr strapaziert. Ich nahm an, daß Candy nach einer Ruhepause von einigen Stunden wieder wach genug wäre, um sich ans Steuer zu setzen.

Etwa um ein Uhr früh bewegten wir uns zügig die Interstate 80 entlang. Ich erinnere mich an ein Schild, das Youngstown, Ohio, ankündigte. Meine Hände ruhten entspannt auf dem Lenkrad, die Heizung hielt das Wageninnere angenehm warm. Wir fuhren mit etwa 150 km/h gleichmäßig die Straße entlang. Es war bereits eine halbe Stunde her, daß ich ein anderes Auto gesehen hatte. Ich fühlte mich wohl, konnte entspannen, hatte alles unter Kontrolle.

Und dann nickte ich ein.

Die Vibration der Reifen auf den Metallreflektoren, die die Fahrspur eingrenzen, brachte mich schlagartig zur Besinnung. Ich riß meine Augen in dem Moment auf, als die Vorderräder den geschotterten Fahrbahnrand erreichten. Der Wagen scherte aus, kam von der Straße ab, die Scheinwerfer verloren sich in der Schwärze eines Abgrunds. Ich zog meinen Fuß ruckartig vom Gaspedal, packte das Lenkrad mit beiden Händen und riß es nach links herum.

In diesen dramatischen Sekunden zog mein bisheriges Leben wie ein Film an meinem inneren Auge vorüber. Ich hatte gehört, daß ein solcher Rückblick kurz vor dem Tod abläuft. Das ist der Todesbote, dachte ich. Ich sterbe. Ein Panorama von meinen frühesten Kindheitserlebnissen an bis zur Gegenwart tat sich vor mir auf. Das war's also. Das ist das Ende. Diese Worte gingen mir ununterbrochen im Kopf herum.

Bei dieser Geschwindigkeit hätte das Auto sich eigentlich überschlagen müssen, aber es geschah etwas Merkwürdiges. Mein zu starkes Einschlagen des Steuers bewirkte, daß sich der Wagen plötzlich im Kreis drehte, wie ein außer Kontrolle geratener Kreisel. Ich ließ das Lenkrad los, völlig konzentriert darauf, meinem Tod entgegenzusehen. Auf einmal blieb das Auto stehen – mitten auf der rechten Fahrbahn, in der richtigen Richtung und mit immer noch laufendem Motor. Halb betäubt lenkte ich den Wagen mit zitternden Händen auf die Standspur. Nur einen Herzschlag später brauste ein 18rädriger Transporter auf dieser Spur an uns vorbei.

Ich stellte den Motor ab und blieb still sitzen. Mein Puls raste, es gelang kaum, wieder ruhig zu atmen. Ich lebe noch, wiederholte ich immer wieder. Dank sei Gott. Ich kann's zwar nicht glauben, aber ich lebe. Danke, Gott, von ganzem Herzen. Ich weiß, du hast uns das Leben gerettet.

Candy mußte wirklich sehr müde gewesen sein, denn sie schlief während des ganzen schrecklichen Geschehens. Doch meine Stimme drang jetzt bis in ihre Träume vor, und sie öffnete die Augen. „Warum stehen wir hier am Rand? Ist irgend etwas nicht in Ordnung?“ – „Nichts kaputt am Auto“, sagte ich. „Schlaf weiter.“ Irgend etwas in meiner Stimme muß sie aufmerksam gemacht haben, denn sie sagte: „Sei nicht so, Ben. Es tut mir leid, daß ich eingeschlafen bin – ich wollte es nicht ...“ Ich holte tief Luft. Es ist alles in Ordnung, bestätigte ich ihr noch einmal und lächelte sie durch die Dunkelheit an.

„Es kann nicht alles o. k. sein, denn wir sind nicht auf der Straße. Was ist los? Warum hast du angehalten?“ Ich lehnte mich nach vorn und drehte den Zündschlüssel. „Ach, nur eine kleine Pause“ – es sollte belanglos klingen, als ich Gas gab und zurück auf die Straße fuhr. „Ben, bitte ...“

Mit einer Mischung aus Angst und Erleichterung brachte ich das Auto schließlich ganz rechts auf dem Standstreifen zum Stehen und zog den Schlüssel ab. „Also“, seufzte ich, „da hinten bin ich eingeschlafen ...“ Mein Herz klopfte immer noch und meine Muskeln waren völlig verspannt, als ich erzählte, was passiert war. „Ich war ganz sicher, wir würden sterben“, schloß ich. Die letzten Worte waren kaum hörbar.

Candy langte herüber und legte ihre Hand in meine. „Der Herr hat uns bewahrt. Er hat was mit uns vor.“ – „Das glaub' ich auch“, antwortete ich und fühlte diese Gewißheit so stark wie sie.

Keiner von uns beiden schlief auf der restlichen Strecke. Wir unterhielten uns die ganze Zeit, und unsere Gedanken flossen ungezwungen in Worte. Candy fragte plötzlich: „Ben, warum bist du immer so nett zu mir? Wie heute nacht. Ich bin eingeschlafen, als ich eigentlich hätte wach bleiben und mich mit dir unterhalten sollen.“

„Ich bin eben ein netter Kerl.“

„Es ist doch mehr als das, Ben.“

„Ja, ich bin eben einfach freundlich zu Kollegen im zweiten Studienjahr.“

„Ben! Sei doch ehrlich!“

Ein schmaler violetter Streifen zeigte sich am Horizont. Ich hielt meinen Blick starr geradeaus gerichtet, beide Hände fest am Lenkrad. Ein ungewohntes Flattern wurde spürbar in meiner Brust, als Candy nicht locker ließ.

„Warum?“ Es war gar nicht leicht, Spaß und Scherz beiseite zu schieben und das zu sagen, worauf es ankam. „Ich schätze“, sagte ich, „weil ich dich mag. Ich glaube, ich mag dich sehr.“

„Ich habe dich auch sehr gern, Ben; mehr als jeden anderen, den ich bisher getroffen habe.“

Ich gab keine Antwort, sondern ließ den Wagen ausrollen, lenkte hinüber auf den Seitenstreifen und hielt an. Es dauerte nur einen Augenblick, und ich hielt Candy in den Armen. Es war unser erster Kuß. Wir waren noch ziemlich jung und hatten beide wenig Ahnung von Freundschaft oder Partnerschaft. Eins aber war uns klar: wir hatten uns lieb.

Von diesem Augenblick an waren Candy und ich unzertrennlich. Wir verbrachten jede freie Minute zusammen. Seltsamerweise lenkte mich unsere wachsende Beziehung nicht vom Studium ab. Mit Candy an meiner Seite, die mich ermutigte, war ich fest entschlossen, konzentriert zu arbeiten. Ebensowenig vernachlässigte Candy ihre Studien. In den drei vollen Studiengängen Musik, Psychologie und Medizin hatte sie sehr viele Kurse. Später ließ sie die medizinischen Fächer beiseite, um sich auf Musik zu konzentrieren. Candy ist ein sehr intelligenter Mensch, alles, was sie anpackt, wird gut.[1]

❖

Ein Problem machte vielen im Einführungsprogramm zum Medizinstudium zu schaffen. Man muß nach dem erfolgreichen Abschluß des Vorkurses von einer medizinischen Fakultät übernommen werden. Das amerikanische System des Medizinstudiums verlangt, daß die Studenten einen vierjährigen Einführungskurs besuchen, um dann, wenn sie von einer medizinischen Fakultät angenommen werden, weitere vier Jahre intensives Studium zu betreiben. „Wenn ich nicht den Übergang zur Fakultät schaffe“, ließ einer meiner Klassenkameraden mehrfach verlauten, „dann habe ich die vier Jahre hier völlig verschwendet.“

---

[1] Ich war nicht überrascht, als Candy während ihres letzten Jahres im Symphonieorchester von Yale bei der europäischen Premiere der Oper „Mass" (Massachusetts, „Trouble in Tahiti“) von Leonard Bernstein mitspielte. Sie begegnete diesem hervorragenden Künster in Wien.

„Ich habe keine Ahnung, ob die mich in Stanford nehmen", vertraute mir ein Kommilitone an, nachdem er seine Bewerbung abgeschickt hatte. „Wer weiß, ob ich überhaupt irgendwo unterkomme", fügte er hinzu.

Wenn es auch um Bewerbungen an verschiedenen Fakultäten ging, im Grunde waren die Sorgen die gleichen. Ich habe mich selten von solcher Panikmache nervös machen lassen, doch Gespräche dieser Art gab es häufig, besonders natürlich im letzten Jahr. Als unter meinen Kollegen wieder einmal Angst umging, ich mich davon aber nicht beeindrucken ließ, wandte sich einer meiner Freunde an mich: „Carson, machst du dir keine Sorgen?" „Nein", antwortete ich. „Ich gehe auf die medizinische Fakultät der Universität von Michigan."

„Bist du dir da so sicher?" – „Ganz einfach. Die Universität gehört meinem Vater."

„Hast du das gehört?" rief er einem anderen zu. „Der Alte von Carson besitzt die Uni von Michigan!"

Einige Studenten waren verblüfft. Verständlicherweise, denn sie kamen vorwiegend aus wohlhabenden Familien. Ihre Eltern nannten ganze Industriegebiete ihr Eigentum. Ich hatte eigentlich nur Spaß machen wollen, und vielleicht war das nicht fair. Als Christ glaube ich, daß Gott – mein himmlischer Vater – das Universum nicht nur erschaffen hat, sondern es auch lenkt und erhält. Letztlich heißt das: Gott besitzt die Universität von Michigan sowie auch alles andere auf der Welt.

Meinen Abschluß in Yale 1973 schaffte ich mit einem ansehnlichen Punktedurchschnitt, doch bei weitem nicht an der Klassenspitze. Ich wußte jedoch, daß ich mein Bestes gegeben hatte; ich war zufrieden.

Abgesehen von meinem Scherz zweifelte ich wirklich nicht daran, von der Universität Ann Arbor in Michigan in die medizinische Fakultät aufgenommen zu werden. Schließlich glaubte ich fest, daß es Gottes Wille sei, daß ich den Beruf eines Arztes ergreife. Ich bewarb mich also dort. Einige meiner Freunde versuchten es bei einem halben Dutzend Fakultäten in der Hoffnung, eine davon würde sie nehmen. Zwei Gründe waren es, daß ich mich dort bewarb. Zum einen war Michigan mein Heimatstaat, so daß mir die Schulkosten in den folgenden vier Jahren wesentlich ermäßigt würden. Zum anderen hatte diese Universität den Ruf, eine der besten von Amerika zu sein.

Ich hatte auch bei Johns-Hopkins, der medizinischen Fakultät von Yale, und bei den staatlichen Universitäten von Michigan und Wayne angefragt. Die Annahmebestätigung von Michigan kam extrem früh, so daß ich alle anderen Bewerbungen zurückziehen konnte. Candy hatte noch zwei Jahre in Yale vor sich, als ich mein Hauptstudium begann, aber wir fanden Möglichkeiten, Zeit und Entfernung zu überbrücken. Wir schrieben uns täglich. Die Schachteln voller Liebesbriefe haben wir bis heute aufbewahrt.

Wenn wir es uns leisten konnten, telefonierten wir. Einmal rief ich Candy in Yale an. Ich verstehe nicht, wie das passieren konnte, aber keiner von uns schien aufhören zu können. Vielleicht fühlten wir uns beide gerade besonders einsam; vielleicht hatten wir auch eine schwere Zeit hinter uns. Sicher hatten wir einfach das Bedürfnis, in Verbindung zu bleiben, wo wir doch so weit voneinander getrennt waren. Jedenfalls redeten wir sechs Stunden lang. Die Telefonrechnung war mir völlig gleichgültig. Ich liebte Candy, und jede Sekunde am Telefon war unbeschreiblich schön.

Erst am nächsten Tag beunruhigte mich der Gedanke an die Telefonrechnung. Im Brief ließ ich mich spaßeshalber darüber aus, daß ich dieses Telefongespräch wohl mein ganzes Berufsleben hindurch abzahlen müßte. Ich fragte mich ernsthaft, was wohl die Telefongesellschaft mit einem armen Studenten anfangen würde, der noch weniger Verstand als Geld hatte.

Mir blieb nichts anderes übrig, als zu warten und mich zu fürchten vor dem Tag, an dem ich die Rechnung in Händen halten würde. Doch dieser Tag kam nie. Aus irgendeinem Grund erschien mein sechsstündiger Anruf nie auf einer Rechnung. Ich hätte sie sowieso nicht bezahlen können – jedenfalls nicht den gesamten Betrag –, deshalb: ich muß es zugeben, fragte ich auch nicht nach. Als Candy und ich später einmal darüber sprachen, stellten wir die Theorie auf, ein Angestellter der Telefongesellschaft hätte sich die Kostenrechnung angesehen und entschieden, daß kein Mensch so lange telefonieren könne.

Der Sommer zwischen meinem Vorstudiumsabschluß und der medizinischen Fakultät versetzte mich in die altbekannte Rolle: die Jagd nach einem Job. Wie schon im Jahr zuvor fand ich nichts. Dieses Mal hatte ich bereits im Frühjahr angefangen, Kontakte zu knüpfen, drei Monate vor meinem Abschluß. Doch ganz Detroit steckte in einer wirtschaftlichen Krise, und viele Arbeitgeber machten das sehr deutlich: „Sie einstellen? Gerade jetzt entlassen wir unsere Arbeiter."

Meine Mutter war zu dieser Zeit bei Familie Sennet als Kindermädchen. Herr Sennet war Präsident der Sennet Stahlindustrie. Mutter hörte sich meine traurige Geschichte an und erzählte dann ihrem Hausherrn davon. „Er braucht dringend eine Arbeit", sagte sie. „Sehen Sie irgendeine Möglichkeit, ihm zu helfen?"

„Sicher“, antwortete er. „Ich bin gern bereit, Ihrem Sohn eine Arbeit zu vermitteln. Schicken Sie ihn zu mir.“

Er stellte mich an. Ich war der einzige Saisonarbeiter in der ganzen Fabrik. Zu meiner Überraschung wies mich der Vorarbeiter in die Kranführung ein, eine verantwortungsvolle Aufgabe; denn es mußten Stahlstapel von mehreren Tonnen hochgehoben und umgesetzt werden. Jedenfalls mußte der Kranführer physikalische Vorkenntnisse besitzen, um den Ausleger bei allen Witterungsverhältnissen genau über dem Transportgut positionieren zu können. Die riesigen Stahlträger mußten auf eine bestimmte Art und Weise hochgezogen werden, um nicht in Schwingung zu geraten. Dann wurden sie auf Lastwagen verladen, die sehr eng nebeneinander geparkt waren.

Irgendwann während meiner Arbeit als Kranführer wurde mir eine ungewöhnliche Begabung bewußt: eine ausgezeichnet gute Sicht- und Handkoordination. Ich halte das für ein Geschenk des Himmels; denn ich glaube, daß Gott jedem von uns Talente gibt, Fähigkeiten, die wir weiterentwickeln dürfen, um damit IHM und der Menschheit zu dienen. Die Koordination zwischen Augen und Händen ist von unschätzbarem Wert in der Chirurgie. Diese Gabe umfaßt weiterhin auch die Fähigkeit, physikalische Zusammenhänge zu erkennen und in drei Dimensionen zu denken. Gute Chirurgen müssen jeden Handgriff und seine Konsequenzen im voraus abschätzen können, weil oft nicht zu sehen ist, was sich auf der anderen Seite der Operationsstelle abspielt.

Manche Menschen haben die Gabe der physischen Koordination, der Kontrolle über ihren Körper. Dazu gehören berühmte Sportler. Andere können herrlich singen; wieder andere haben eine natürliche Befähigung für Sprachen oder eine mathematische Veranlagung. Ich kenne Menschen, die andere unweigerlich anziehen und in einzigartiger Weise das Gefühl vermitteln, willkommen zu sein und zur Familie zu gehören.

Aus irgendeinem Grund kann ich dreidimensional „sehen“. In Wirklichkeit ist es sehr einfach. Zwar haben viele Ärzte diese Fähigkeit nicht, und einige, unter ihnen auch Chirurgen, erlernen sie nie. Wer dieses Geschick nicht entwickeln kann, wird nie zu einem hervorragenden Chirurgen, sondern wird häufig auf Schwierigkeiten treffen und gegen unversehens auftretende Komplikationen kämpfen müssen.

Ich wurde zum ersten Mal auf diese Begabung durch einen Klassenkameraden in Yale aufmerksam gemacht. Wir spielten öfters Tischfußball miteinander, und obwohl ich es nie gelernt hatte, waren meine Bewegungen schon nach der ersten Erklärung schnell und sicher. Damals war ich mir dessen nicht bewußt, doch es lag an dieser besonderen Fähigkeit. Bei einem Besuch in Yale zu Beginn des Jahres 1988 traf ich einen Klassenkameraden, der inzwischen zum dortigen Lehrkörper gehört. Er erzählte mir lachend, daß ich so gut beim Tischfußball gewesen sei, daß man danach einige Spiele „Carson-Schüsse" nannte.

Während meines Studiums auf der medizinischen Fakultät und in den Jahren danach lernte ich den Wert dieser Fähigkeit schätzen. Für mich ist es das bedeutendste Talent, das Gott mir geschenkt hat, und der Grund dafür, daß man mir nachsagt, ich habe „begnadete Hände".

❖

Nach meinem ersten Jahr auf der Fakultät fand ich einen Ferienjob als Assistent für Radiologie; das sollte für Jahre mein einziger frei zu gestaltender Sommer werden. Die Arbeit machte mir großen Spaß, denn ich lernte viel über Röntgenstrahlen, ihre Funktion, Wirkung und ihren Einsatz. Zu diesem Zeitpunkt wußte ich noch nicht, daß mir dieses Wissen einmal sehr nützlich für ein Forschungsprojekt werden sollte.

Die Fakultätsverwaltung bot einigen ausgesuchten Studenten im letzten Studienjahr die Gelegenheit zum Unterrichten an. Mein Abgangsjahr lief hervorragend, ich erhielt akademische Auszeichnungen sowie Empfehlungen auf den Stationen. Also bekam ich den Auftrag, Studenten im ersten und zweiten Jahr physikalische Diagnostik beizubringen. Abends kamen sie zu mir, und wir übten das Gelernte. Wir lernten Herz- und Lungengeräusche zu erkennen und Reflexe zu testen. Das war eine ausgezeichnete Erfahrungsquelle für mich, denn ich war gezwungen, mich intensiv auf die Arbeit mit meinen Studenten vorzubereiten.

❖

Ich hatte meine Fakultätszeit nicht an der Spitze der Klasse angefangen. Im ersten Jahr war ich guter Durchschnitt. Damals erkannte ich, was echtes Lernen bedeutet: Aufnahme des Stoffes ins Langzeitgedächtnis. Früher ging ich mitunter zu den Vorlesungen, ohne etwas mitzunehmen, besonders wenn der Dozent langweilig war. Irgendwann fing ich an, die Bücher für jeden Kurs intensiv durchzuarbeiten. Das machte sich bezahlt. Im zweiten Jahr besuchte ich kaum noch Vorlesungen, stand dafür aber um 6.00 Uhr morgens auf und ging den Stoff in den Lehrbüchern durch, bis mir jede Einzelheit vertraut war. Einige geschäftstüchtige Typen, die besonders gute Nachschriften aus den Vorlesungen mitbrachten, verkauften diese gegen Geld. Ich gehörte zu den treuen Abnehmern und trichterte mir die Notizen genauso ein wie den Inhalt der Bücher.

Während meines zweiten Studienjahres tat ich kaum etwas anderes, als von morgens früh bis 11 Uhr nachts zu lernen. Als das dritte Jahr und damit meine Arbeit in der Klinik begann, war mir der gesamte Lehrstoff zur zweiten Natur geworden.

11

NOCH EIN SCHRITT VORWÄRTS

Es muß einen einfacheren Weg geben, dachte ich, als ich meinen Dozenten beobachtete. Als erfahrener Neurochirurg wußte er, was er tat, aber er hatte Schwierigkeiten, das ovale Loch (ein Loch an der Unterseite des Schädels) ausfindig zu machen. Die Frau, die er operierte, litt an Trigeminus-Neuralgie, einem starken Schmerz im Gesicht, der durch einen Gesichtsnerv ausgelöst wird. „Das ist der schwierigste Teil", sagte der Chirurg, als er mit einer langen, dünnen Nadel die Stelle abtastete. „Das ovale Loch läßt sich nur schwer orten."

Ich schüttelte über mich selber den Kopf. *Du bist absoluter Neuling in der Neurochirurgie und willst gleich alles besser wissen? Denk dran, Ben, diese Leute hier sind schon seit Jahren mit derart chirurgischen Eingriffen vertraut.*

Na ja, widersprach eine andere Stimme in mir, das muß aber nicht heißen, daß sie alles können!

Laß die Finger davon. Du kriegst schon noch eines Tages die Chance, die Welt zu verändern.

Dabei hätte ich es sollen bewenden lassen, aber ich wurde den Gedanken nicht los, daß es eine einfachere Methode geben muß. Mit Nadel oder Sonde nach dem ovalen Loch zu suchen verschwendete wertvolle Operationszeit und half dem Patienten nicht.

Na bitte, du Schlauberger, dann finde eine bessere Möglichkeit!

Und genau das beschloß ich zu tun.

Ich absolvierte mein „klinisches Jahr", das dritte in meinem Studium an der medizinischen Fakultät der Universität von Michigan. Wir wechselten jeden Monat in ein anderes Gebiet der Medizin, augenblicklich war für mich Neurochirurgie dran.

Nachdem ich eine Weile mit mir gerungen hatte, machte ich mir die Freundschaften zunutze, die ich im vorherigen Sommer während meiner Arbeit in der Radiologie geschlossen hatte. Ich ging zu meinen Freunden und erklärte mein Vorhaben. Sie waren interessiert und erlaubten mir, in ihrer Abteilung Experimente durchzuführen. Nach einigen Tagen des Grübelns und Probierens fand ich eine einfache Technik. Ich plazierte zwei winzige Metallringe an der Vorder- und Rückseite des Schädels und brachte sie dann in eine Linie mit dem ovalen Loch. Mit dieser Methode konnten die Chirurgen viel Zeit und Energie einsparen.

Ich hatte es mir so gedacht: Da zwei Punkte durch eine Linie verbunden werden können, könnte ich einen Ring an der Außenseite des Schädels hinter die Stelle legen, wo sich ungefähr das ovale Loch befindet. Dann müßte man den anderen Ring an die Vorderseite des Schädels halten. Wenn ein Röntgenstrahl durch den Kopf geschickt würde, könnte man den Kopf in die Position bringen, in der die Ringe hintereinander liegen. In dieser Stellung fällt das ovale Loch genau auf die Linie zwischen den beiden Ringen.

Der Vorgang schien einfach und einleuchtend – war er erst einmal durchdacht –, aber offensichtlich war bisher niemand darauf gekommen. Und auch ich schwieg zunächst. Mein Ziel war es, bessere Arbeit zu leisten und nicht irgend jemanden zu beeindrucken oder meinen Dozenten etwas Neues vorzuführen.

Eine Zeitlang schleppte ich die Frage mit mir herum: *Bin ich auf dem Weg in ein neues, unbekanntes Gebiet, das andere noch nicht entdeckt haben? Oder bilde ich mir nur ein, ich hätte eine Technik entwickelt, an die bisher noch niemand gedacht hat?*

Schließlich zog ich für mich den Schluß, eine Methode gefunden zu haben, die ich gebrauchen konnte – darauf kam es an.

Ich begann, diese Technik anzuwenden und empfand sie in der Praxis als echte Arbeitserleichterung. Nach zwei chirurgischen Eingriffen berichtete ich meinen Professoren, wie meine Entdeckung funktioniert, und demonstrierte ihnen den Vorgang. Der leitende Professor schaute zu, schüttelte den Kopf und lächelte. „Das ist großartig, Carson." Glücklicherweise lehnten die Professoren für Neurochirurgie meine Idee nicht ab.

Was mit bloßem Interesse an der Neurochirurgie begonnen hatte, faszinierte mich bald so sehr, daß es zur Leidenschaft wurde. Das hatte ich schon einmal erlebt. Oft erwischte ich mich bei dem Gedanken: *Ich muß noch mehr wissen.* Ich verschlang alles Gedruckte über mein Arbeitsgebiet. Meine Konzentration auf die Neurochirurgie und mein Wissensdurst führten dazu, daß ich die Assistenzärzte übertraf.

Während meines zweiten Turnus – meinem vierten Jahr auf der medizinischen Fakultät – wurde mir bewußt, daß ich mich in der Neurochirurgie besser auskannte als mancher Assistenzarzt. Wenn wir auf Visite gingen, fragten uns die Professoren nach unserer Diagnose. Wenn keiner der Assistenten eine Antwort wagte, drehte sich der Professor regelmäßig nach mir um. „Carson, ich nehme an, du kannst die Diagnose stellen."

Glücklicherweise konnte ich das, obwohl ich noch immer „nur“ Medizinstudent war. Natürlich fühlte ich mich bestätigt, wenn ich feststellte, daß ich auf diesem Gebiet ausgezeichnet war. Ich hatte hart gearbeitet und mir ein detailliertes Wissen angeeignet; das machte sich nun bezahlt. Warum auch nicht? Wenn ich Arzt werden wollte, dann sollte ich auch der bestinformierte und geschickteste Arzt werden, der ich sein konnte!

Etwa zu dieser Zeit fingen einige Assistenzärzte an, mir gewisse Verantwortungsgebiete zu übertragen. Ich werde nie vergessen, wie ein Assistent zu mir sagte: „Carson, du hast so viel Ahnung von der ganzen Sache, warum schnappst du dir nicht den Piepser und nimmst die Anrufe entgegen? Wenn du in eine Sache hineingerätst, mit der du dich nicht auskennst, dann ruf einfach nach mir. Ich bin im Aufenthaltsraum und döse ein bißchen vor mich hin.“

Das war natürlich gegen die Dienstvorschrift, aber er war ziemlich ausgelaugt, und so freute ich mich darüber, Gelegenheit zum Üben und Dazulernen zu haben. Wenig später erhielt ich auch von anderen Assistenzärzten deren Piepser oder bekam bestimmte Fälle übertragen.

Vielleicht wurde ich ausgenutzt, vermutlich ja, denn zusätzliche Verantwortung bedeutete mehr Arbeit und damit längere Dienstzeiten für mich. Aber ich ging auf in der Neurochirurgie und war so begeistert, bei großen Operationen beteiligt zu sein, daß ich gern noch mehr „Nebenjobs“ angenommen hätte.

Ich bin sicher, die Professoren wußten von meinem Dienst, aber sie redeten nie darüber, und ich wäre der letzte gewesen, der es ihnen erzählt hätte. Ich war mit ganzem Herzen Medizinstudent. Wenn irgendwo Probleme auftraten, war ich der erste, der durch den Piepser davon erfuhr und sich darum kümmern konnte. Ich war außerordentlich beglückt darüber. Es traten nie Komplikationen auf, die mich überfordert hätten, und ich konnte die guten Beziehungen zu den Assistenzärzten weiter ausbauen. In mir wuchs die Überzeugung, daß ich dieses Spezialgebiet jedem anderen vorziehen sollte.

Wenn ich durch die Krankensäle ging, dachte ich oft: *Wenn das jetzt schon so fesselnd ist, während ich noch Student bin, wie wird es erst sein, wenn ich mein Praktikum beendet habe!* Tag für Tag ging ich zur Visite, zu den Vorlesungen oder in den Operationssaal. Die Aufregung eines Abenteurers nahm mich gefangen – ich gewann Erfahrung und Wissen, und meine Fähigkeiten entwickelten sich. Aus mir würde ein erstklassiger Neurochirurg werden.

Ich hatte mein viertes Jahr auf der Fakultät fast beendet und stand kurz vor meinem Praktikum. Beruflich war ich ohne Frage auf dem richtigen Weg. Als Kind hatte ich zunächst Missionsarzt werden wollen, dann war ich während meines Vorstudiums bei der Psychologie hängengeblieben. Im Rahmen unserer Ausbildung hatten uns Spezialisten der klinischen Medizin häufig ihre Spezialgebiete vorgeführt und erläutert. Die Neurochirurgen hatten mich am meisten beeindruckt. Was sie berichteten und zeigten, nahm mich gefangen – besonders die Bilder vor und nach einer Operation. „Das ist unglaublich", sagte ich mir. „Diese Männer bringen alles fertig."

Als ich die ersten Male auf ein menschliches Hirn auf dem Operationstisch heruntersah und beobachtete, wie Hände an diesem Zentrum der Intelligenz, der Gefühle und der Motorik arbeiteten, um es zu heilen, war ich fasziniert.

Wenn ich merkte, daß meine Hände ruhig waren, und ich mir vorstellen konnte, welche Wirkung mein Eingriff auf das Gehirn hatte, wurde mir bewußt: Ich hatte meine Berufung gefunden. Ich traf die Entscheidung, die meine berufliche Laufbahn und mein Leben gestalten würde.

Alle Einzelheiten meiner bisherigen Entwicklung fügten sich plötzlich in ein harmonisches Bild: mein Interesse an der Neurochirurgie, meine Begeisterung für das menschliche Gehirn und mein gottgeschenktes Talent der Augen-Hand-Koordination, meine „begabten Hände", das war die perfekte Ausstattung für dieses Spezialgebiet der Medizin. Als ich mich für die Neurochirurgie entschied, war das die normalste Sache der Welt.

Während des klinischen (dritten) Jahres an der medizinischen Fakultät hatte jeder Student einen Monat lang Dienst auf einer anderen Station. Damit war die Gelegenheit gegeben, jedes Gebiet der Medizin kennenzulernen und Erfahrungen in der Praxis zu sammeln. Ich trug mich für zwei Neurochirurgie-Einsätze ein und erhielt die Genehmigung dazu. Beide Male wurde ich für meine Arbeit ausgezeichnet.

In Michigan gab es ein hervorragendes Neurochirurgie-Programm. Ich wäre dort gern in meiner Praktikums- und Assistenzzeit geblieben, wenn nicht etwas Unerwartetes dazwischengekommen wäre. Ich bin der Überzeugung, daß das Praktikum am besten dort abläuft, wo man während seiner Studienzeit gelernt und gearbeitet hat.

Eines Tages wurde ich Zeuge eines Gesprächs, das meinen Plan, in Michigan zu bleiben, über den Haufen warf. Es fiel eine Bemerkung über den Vorsitzenden der neurochirurgischen Abteilung. „Er ist im Begriff, zurückzutreten", sagte der Dozent, der mich nicht bemerkt hatte. „Sie denken, die Lage ist so ernst?" fragte der andere. „Ohne Zweifel. Er hat es mir selber gesagt. Politische Auseinandersetzungen."

Dieses Gespräch zwang mich, meine Zukunft an der Universität von Michigan zu überdenken. Eine personelle Veränderung würde meine Assistenzzeit erheblich stören. Ein Interimsvorsitzender ist unsicher und weiß nicht, wie lange er bleiben wird. Leicht gerät dann die Ordnung ins Wanken, Unsicherheit macht sich unter den Assistenzärzten breit, es kommt zu Spaltungen und schließlich zu personellem Wechsel. Ich wollte nicht in solch eine Situation verwickelt werden, denn ich war mir sicher, daß meine Arbeit und meine Zukunft dadurch ernsthaft beeinträchtigt würden.

Diese Information und meine langjährige Bewunderung für das Johns-Hopkins-Krankenhaus machten mir die Entscheidung leicht: Ich bewarb mich dort.

Es fiel mir nicht schwer, meine Bewerbung für das Praktikum in der Hopkins-Klinik im Herbst 1976 einzureichen. Schließlich war ich so gut wie jeder andere Medizinstudent unmittelbar nach dem Examen. Ich hatte sehr gute Noten und eine hohe Punktzahl in der Prüfung vor der nationalen Kommission. Ein Problem jedoch gab es: Johns-Hopkins nahm von durchschnittlich 125 Bewerbern nur zwei pro Jahr für das Neurochirurgie-Praktikum an.

Meine Bewerbung ging ab, und innerhalb weniger Wochen erhielt ich die erfreuliche Nachricht, daß ich mich bei Johns-Hopkins vorstellen dürfte. Damit war ich noch nicht angenommen, aber immerhin einen Schritt weiter. Mir war bewußt, daß bei der starken Konkurrenz nur wenige Bewerber zu einem Vorstellungsgespräch eingeladen würden.

❖

Dr. George Udvarhelyis angenehme Art ließ mich meine Aufregung sofort vergessen. Er war Chef des Ausbildungsprogrammes für Neurochirurgie; sein Büro war sehr geschmackvoll mit Antiquitäten ausgestattet. Er begann Fragen zu stellen, und ich spürte sein deutliches Interesse an meinen Antworten. Seine Einschätzung und Empfehlung würden gerecht sein, da war ich mir sicher.

„Erzählen Sie mir ein wenig von sich", sagte Dr. Udvarhelyi und schaute mich über seinen Schreibtisch an. Sein Wesen war offen und entspannt. Ich atmete auf und schaute ihm in die Augen. Wagte ich es, so zu sein, wie ich war? *Hilf mir, Herr,* betete ich. *Wenn es dein Wille und hier mein Platz ist, dann hilf mir, die Antworten zu geben, die mir hier die Türen öffnen.*

„Johns-Hopkins ist meine erste Wahl", begann ich. „Und es ist meine einzige. Ich möchte diesen Herbst hier anfangen." Hatte ich das zu entschieden ausgedrückt? War ich zu deutlich mit meinen Vorstellungen? Ich wußte es nicht, aber ich hatte vor meiner Reise nach Baltimore den Beschluß gefaßt, vor allem ich selbst zu sein. Wenn ich angenommen würde, dann deshalb, weil ich so war, wie ich bin – und nicht, weil ich mich wie ein erfolgreicher Vertreter gut an den Mann gebracht hatte.

Nachdem Dr. Udvarhelyi einiges über mich erfahren hatte, näherten sich seine Fragen der Medizin. „Warum haben Sie diesen Beruf gewählt?" wollte er wissen. Seine Hände ruhten auf dem Schreibtisch. „Welche Ziele verfolgen Sie? Für welche Wissensgebiete interessieren Sie sich besonders?" Ich bemühte mich, klar und deutlich zu antworten. Während der Unterhaltung erwähnte Dr. Udvarhelyi ein Konzert, das er am Vorabend besucht hatte. „Ich war auch dort", sagte ich. „Sie waren dort?" fragte er erstaunt zurück. „Hat es Ihnen gefallen?"

„Sehr", antwortete ich und fügte hinzu, daß lediglich das Geigensolo nicht so gut gewesen sei, wie ich es erwartet hatte.

Er lehnte sich vor und meinte lebhaft: „Das dachte ich auch. Der Interpret hatte eine erstklassige Technik, aber ..."

Ich kann mich an den weiteren Verlauf des Gesprächs kaum noch erinnern, außer daß Dr. Udvarhelyi sein Thema gefunden zu haben schien. Wir unterhielten uns fast eine Stunde lang über klassische Musik, über Komponisten und die Unterschiede in ihrem Stil. Ich nehme an, er war völlig überrascht von der Tatsache, daß ein schwarzer Student aus Detroit sich so in Klassik auskannte.

Beim Verlassen seines Büros fragte ich mich ernsthaft, ob ich Dr. Udvarhelyi nicht ungewollt abgelenkt hatte. Konnte dieses Abschweifen gegen mich ausgelegt werden? Ich beruhigte mich damit, daß er dieses Thema schließlich angeschnitten und während des restlichen Gesprächs beibehalten hatte.

Jahre später erzählte er mir, daß er mich Dr. Long, dem Vorsitzenden, wärmstens empfohlen hatte. „Ben", sagte er zu mir, „ich war von deinen Noten, deinen Auszeichnungen und deinen Empfehlungen beeindruckt; vor allem aber davon, wie du dich im Vorstellungsgespräch verhalten hast." Obwohl er es nicht erwähnte, bin ich doch überzeugt, daß mein Interesse an klassischer Musik entscheidend war.

Ich amüsierte mich damals vor allem bei dem Gedanken, wie ich während meiner Schulzeit Stunde um Stunde damit zugebracht hatte, für die „College Bowl" Quizsendungen konkurrenzfähig zu sein. Seltsamerweise wurde „College Bowl" in dem Jahr abgesetzt, als ich ins College wechselte. Mehr als einmal hatte ich mich darüber geärgert, daß ich so viel Zeit auf das Lernen von Kunst und Musik verschwendet hatte, obwohl ich sie doch nie wieder brauchen würde.

Diese Erfahrung ließ mich erkennen: kein Wissen ist nutzlos. Um den Apostel Paulus zu zitieren: „Wir wissen aber, daß denen, die Gott lieben, alle Dinge zum Besten dienen ..." (Römer 8,28). Die Liebe, die ich der Klassik entgegenbrachte, führte Candy und mich zusammen und verhalf mir dazu, in eines der besten Neurochirurgie-Programme der Vereinigten Staaten aufgenommen zu werden. Es ist relativ unwichtig, auf welchem Gebiet man sich Fachwissen aneignet. Wenn man sich dahinterklemmt, macht sich die Mühe bezahlt. In diesem Fall zumindest wurde mir deutlich, welche Frucht dadurch herangereift war. Außerdem glaube ich, daß Gott einen Plan für das Leben eines jeden Menschen hat. Die Einzelheiten stellen sich oft erst auf dem Weg heraus, auch wenn wir keinen blassen Schimmer davon haben, was vor sich geht.

Ich schwebte auf Wolken, als ich die Mitteilung erhielt, in der Neurochirurgie von Johns-Hopkins angenommen zu sein. Nun bekam ich tatsächlich die Chance, in der Schulklinik ausgebildet zu werden, die ich für die beste der Welt halte.

Zweifel darüber, für welches Gebiet ich mich spezialisieren sollte, verflüchtigten sich. Mein Selbstvertrauen, das ich durch meine Mutter, durch harte Arbeit und Gottvertrauen gewonnen hatte, nahm zu. Was ich nicht wußte, konnte ich lernen. „Ich kann all das lernen, was andere können", hörte Candy nicht selten von mir.

Vielleicht war ich ein bißchen zu optimistisch. Aber ich denke nicht, daß ich eingebildet war oder mir besser vorkam als andere. Ich schätzte die Fähigkeiten anderer durchaus. In jedem Beruf, sei es der eines Fernsehtechnikers, eines Musikers, einer Sekretärin oder eines Chirurgen, muß der einzelne an sich selbst und an seine Fähigkeiten glauben. Um sein Bestes zu geben, braucht man eine gewisse Sicherheit, die sagen kann: „Ich kann alles, und wenn ich es nicht kann, weiß ich, wo ich Hilfe bekomme."

❖

Es ging mir großartig in dieser Zeit. Für meine klinische Arbeit an der Universität von Michigan hatte ich mehrere Auszeichnungen bekommen, und nun trat ich die letzte und wohl bedeutendste Phase meiner Ausbildung an.

Mein Privatleben lief noch besser. Candy schloß ihr Studium in Yale im Frühling 1975 ab, und wir heirateten am 6. Juli 1975, zwischen meinem zweiten und dritten Jahr auf der medizinischen Fakultät. Bis zu unserer Hochzeit hatte ich bei Curtis gewohnt. Er war zu dieser Zeit noch ledig und hatte sich nach vier Jahren Dienst bei der Marine entschlossen, das College auf der Universität von Michigan zu beenden.

Candy und ich mieteten in Ann Arbor eine kleine Wohnung; sie fand bald eine Stelle beim Arbeitsamt. Während der folgenden zwei Jahre war sie zuständig für Arbeitslosenanträge und erledigte nebenbei den Haushalt, während ich mein Studium abschloß.

Der Umzug von der verhältnismäßig kleinen Ortschaft Ann Arbor nach Baltimore (wo sich die Johns-Hopkins-Klinik befindet) war aufregend. Dort arbeitete Candy zeitweise für die Connecticut Allgemeine Versicherungs-AG. Ihre Aufgaben beschränkten sich in dem befristeten Arbeitsverhältnis auf die übliche Schreib- und Büroarbeit. Kurze Zeit verkaufte sie auch Staubsauger, bis sie in Johns-Hopkins einen Job als Redaktionsassistentin für einen Chemieprofessor erhielt.

Zwei Jahre lang saß sie für Johns-Hopkins an der Schreibmaschine und redigierte die verschiedenen Publikationen. Sie nutzte außerdem die Zeit und nahm an bestimmten Vorlesungen teil. Da sie Angestellte der Universität war und mit einem Assistenzarzt verheiratet, mußte sie keine Schulgebühr entrichten. Sie nahm ihre früheren Kurse wieder auf und erreichte den Grad eines Magisters in der Wirtschaft. Danach arbeitete sie bei der Handels- und Treuhandbank.

Meine Arbeit als Assistenzarzt in Johns-Hopkins nahm ich sehr ernst. Es war mein Ziel, gute Beziehungen zu jedem meiner Mitarbeiter herzustellen. Ich halte Ein-Mann-Einsätze für nicht funktionsfähig. Jeder gehört zum Team und muß wissen, daß er unersetzlich ist. Einige Ärzte jedoch neigten dazu, auf andere herabzusehen, und das bedrückte mich.

Sie redeten nicht mit den „einfachen Leuten" wie Pflegern, Krankenschwestern oder der Putzmannschaft. Diese Einstellung tat mir weh, denn ich fühlte mich den Angestellten verbunden, die hingebungsvoll ihren Aufgaben nachgingen. Wir Ärzte könnten ohne deren Unterstützung keine effektive Arbeit leisten. Von Anfang an war ich bemüht, mit dem Pflege- und Hilfspersonal zu reden und sie kennenzulernen. Woher stammte ich denn? Ich hatte einen guten Lehrer gehabt: meine Mutter. Sie hatte mir beigebracht, daß alle Menschen gleich sind, daß das Einkommen oder die Stellung in der Gesellschaft sie nicht schlechter oder besser macht als andere.

Wenn ich ein paar Minuten erübrigen konnte, ging ich auf die

Stationen und versuchte, mir die Namen unserer Mitarbeiter einzuprägen. Das stellte sich später als großer Vorteil heraus. Ich entdeckte, daß einige der Schwestern und Pfleger bereits länger als 25 oder 30 Jahre im Dienst waren. Aus ihrer praktischen Erfahrung mit den Patienten konnten sie mir sicher einiges vermitteln. Ich lernte viel bei ihnen.

Außerdem stellte ich fest, daß sie bei den Patienten Entwicklungen beobachteten, von denen ich keine Ahnung hatte. Durch ihre unmittelbare Arbeit am einzelnen Kranken spürten sie oft schon Veränderungen oder Bedürfnisse, ehe sie offenkundig waren. Sobald mich diese übersehenen fleißigen Helfer in ihr Vertrauen gezogen hatten, ließen sie mich beispielsweise wissen, wem ich glauben konnte und wem nicht. Sie informierten mich, wenn irgend etwas auf den Stationen nicht in Ordnung war. Mehr als einmal blieb eine der Stationsschwestern nach ihrer Schicht auf dem Heimweg bei mir stehen: „Ach, übrigens ...", und weihte mich in ein Problem mit einem Patienten ein. Das Pflegepersonal war nicht verpflichtet, Beobachtungen weiterzugeben, aber viele von ihnen hatten im Laufe der Zeit eine erstaunliche Fähigkeit entwickelt, Schwierigkeiten, vor allem Rückschläge und Komplikationen, zu ahnen. Sie wußten, ich würde zuhören und mich auf ihre Beobachtungen stützen.

Vielleicht pflegte ich diese Kontakte zum Personal, weil ich das unschöne Verhalten einiger anderer Ärzte ausgleichen wollte. Ich bin mir nicht sicher. Jedenfalls mißfiel es mir, wenn ein Assistenzarzt den Vorschlag einer Krankenschwester ignorierte. Wenn ein Pfleger wegen einer Kleinigkeit zusammengestaucht wurde, tat es mir weh, und ich übernahm eine gewisse Beschützerfunktion. Jedenfalls konnte ich dank der Hilfe aus den „niedrigen Rängen" ausgezeichnete Arbeit leisten.

Wenn ich heute mit Jugendlichen spreche, versuche ich, diesen Aspekt zu betonen: „Es gibt niemanden auf der Welt, der nicht wertvoll ist. Wenn ihr freundlich und aufmerksam seid, wird euch auch Vertrauen entgegengebracht. Die Menschen, denen ihr auf eurem Weg nach oben begegnet, sind nicht anders als die, die sozial vielleicht unter euch stehen. Übrigens: jeder Mensch, dem ihr begegnet, ist ein Kind Gottes."

Ich weiß, ein erfolgreicher Neurochirurg zu sein bedeutet nicht, daß ich besser bin als irgendein anderer. Vielmehr bin ich glücklich darüber, daß mir Gott die Gabe geschenkt hat, diese Arbeit so gut ausüben zu können. Ich glaube außerdem, daß meine Begabung auch anderen zugute kommen soll.

12

DAS IST MEINE WELT

Die Stationsschwester hob den Kopf und blickte mich geistesabwesend an, als ich auf ihre Station kam. „Was ist?“ fragte sie ganz nebenbei und hörte für einen Moment auf zu schreiben. „Wen sollen sie abholen?“ Der Ton in ihrer Stimme machte mir deutlich, daß sie mich für einen Sanitäter hielt. Ich trug meinen grünen Kittel, und nichts deutete darauf hin, daß ich Arzt war.

„Ich bin nicht da, um jemanden abzuholen.“ Dabei schaute ich sie an und lächelte. Wenn sie bisher Schwarze in diesem Hause gesehen hatte, waren es wohl meist Sanitäter gewesen. Wie sollte sie mich auch erkennen? „Ich bin der neue Assistenzarzt.“

„Ein neuer Arzt? Aber Sie können doch nicht – ich meine – ich wollte ...“, stotterte sie verlegen und versuchte sich zu entschuldigen, ohne daß es voreingenommen klang. „Ist schon in Ordnung“, sagte ich und nahm damit der Situation die Peinlichkeit. Das kam häufig vor. Woher sollten sie auch wissen, wer ich war?

Bei meinem ersten Besuch auf der Intensivstation trug ich einen weißen Kittel (den „Affenanzug“, wie wir Praktikanten das nannten). Kaum hatte ich die Station betreten, da winkte mich auch schon eine Krankenschwester zu sich. „Sie sind wegen Herrn Jordan hier?“ – „Nein, tut mir leid.“ – „Wirklich nicht?“ fragte sie stirnrunzelnd. „Er ist doch der einzige, der heute Atemtherapie bekommt.“ Inzwischen war ich so weit herangekommen, daß sie mein Namensschild und das Wort „Assistenzarzt“ lesen konnte. „O, tut mir leid“, entschuldigte sie sich betreten, und das war ihr deutlich anzusehen.

Ich schwieg, obwohl ich gern gesagt hätte: „Ist schon gut. Die meisten Menschen reagieren eben ihren Erfahrungen entsprechend. Sie sind noch nie einem schwarzen Assistenzarzt begegnet, deshalb nahmen Sie an, es könnte nur der Atemtherapeut sein – denn das ist der einzige Schwarze, den Sie bisher im weißen Kittel gesehen haben.“ Ich lächelte sie nur an und ging weiter.

Natürlich war es unvermeidlich, daß einige Patienten gegen die Behandlung durch einen schwarzen Arzt protestierten. Eine Frau sagte zu Dr. Long: „Es tut mir leid, aber ich will keinen schwarzen

Arzt zu meiner Behandlung haben." Dr. Long hatte für solche Situationen stets die passende Antwort parat: „Dort ist die Tür. Sie dürfen sie gern benutzen und gehen. Sollten Sie aber hierbleiben, so wird Dr. Carson Ihren Fall übernehmen."

Ich wußte lange Zeit nichts von derartigen Vorkommnissen. Erst sehr viel später erzählte mir Dr. Long lachend von den Vorurteilen, die manche Patienten hatten. Er war aber keineswegs erheitert, wenn er seinen Standpunkt erläuterte. Unnachgiebig wies er alle Vorbehalte gegenüber einer anderen Hautfarbe oder Rasse zurück.

Natürlich merkte ich trotzdem, wie manche Patienten über mich dachten. Um das nicht zu spüren, hätte ich wirklich ein ziemlich dickes Fell haben müssen. Das Verhalten und die Kälte mir gegenüber waren auch ohne Worte eine deutliche Sprache. Doch dann vergegenwärtigte ich mir, daß diese Menschen bei weitem nicht alle Weißen repräsentierten.

Immer wenn ein Patient seine Abneigung zum Ausdruck brachte, drohte ihm Dr. Long, ihn bei erneuter Beschwerde auf der Stelle zu entlassen. Soweit mir bekannt ist, verließ nie ein Patient die Klinik!

Ich fühlte mich wirklich nicht unter Druck gesetzt. Begegneten mir Vorurteile, dann hatte ich Mutters Stimme im Ohr: „Manche Leute sind ungebildet, du mußt sie erziehen."

Die einzige Last, die während meines Assistenzjahres und seither immer auf mir lag, ist das selbstgesteckte Ziel, für schwarze Jugendliche ein Vorbild zu sein. Die jungen Leute müssen erfahren, daß der einzige Ausweg aus ihren oft miserablen Verhältnissen von ihnen selbst gefunden werden muß. Sie können nicht von anderen erwarten, daß sie ihre Probleme lösen. Vielleicht kann ich selber nicht viel erreichen, aber ich möchte ein Beispiel dafür sein, daß ein Mensch es schaffen kann, sich aus der Benachteiligung heraufzuarbeiten. Letztlich bin ich nicht anders als die meisten der schwarzen Jugendlichen heute.

Wenn wir schon bei dem Thema sind: Ich glaube, daß viele unserer aktuellen Rassenprobleme hinfällig würden, wenn wir, die wir eine Minderheit sind, auf unseren eigenen Füßen stünden und nicht nach fremder Hilfe Ausschau hielten, die uns aus unserem Dilemma herausholt. Unsere heutige Gesellschaftsordnung gibt nur dem Besten eine Chance. Ohne dieser egoistischen Einstellung zu huldigen, können wir das Beste nur von uns selbst fordern und dennoch bereit sein, anderen zu helfen.

❖

Meine Geschichte wäre nicht vollständig, wenn ich verschweigen würde, daß ich während meines Jahres als Assistenzarzt in der allgemeinen Chirurgie wiederholt Auseinandersetzungen hatte mit einem Oberarzt namens Tommy. Er schien sich nicht damit abfinden zu können, daß er mit einem Schwarzen in Johns-Hopkins zusammenarbeitete. Zwar äußerte er sich nicht darüber, aber er machte unentwegt bissige Bemerkungen, schnitt mir das Wort ab, überging mich, manchmal unverhohlen grob.

Der unterschwellige Konflikt kam an die Oberfläche, als ich einmal fragte: „Warum müssen wir diesem Patienten Blut abnehmen? Wir haben immer noch ...“ – „Weil ich das angeordnet habe!“ donnerte er zurück. Ich tat, was er mir sagte. An diesem Tag bekam ich mehrfach die gleiche Antwort, wenn ich Fragen stellte, besonders wenn diese mit „Warum“ begannen.

Am Abend dieses Tages geschah etwas, was nichts mit mir zu tun hatte. Er aber war sehr aufgebracht, und ich wußte aus Erfahrung, daß das eine ganze Weile anhalten würde. Er stürzte auf mich zu und sagte wie so oft: „Ich bin wirklich ein netter Kerl, aber ...“ Ich merkte sofort, daß diese Worte seiner eitlen Selbsteinschätzung widersprachen.

Und er war nicht zimperlich, als er sagte: „Du glaubst wohl wirklich, du wärst was Besonderes, weil deine Bestätigung für die Neurochirurgie früher ankam als die von anderen, was? Jeder redet davon, wie super du bist, aber in meinen Augen bist du keinen Pfifferling wert. Du bist absolut miserabel. Und sei dir klar darüber, Carson, daß ich dich aus der Neurochirurgie rausschmeißen lassen könnte, schneller, als du gucken kannst!“ Minutenlang machte er mir dieses Theater, während ich ihn nur anschaute und kein Wort sagte. Als er schließlich nach Luft schnappte, fragte ich, so ruhig ich konnte: „Bist du fertig?“ – „Ja!“ – „Gut“, antwortete ich gelassen.

Das war alles. Mehr war nicht nötig. Er machte seinen Mund nicht mehr auf und unternahm nichts gegen mich, was ich sowieso nicht ernsthaft befürchtet hatte. Obwohl er Oberarzt war, fielen die eigentlichen Entscheidungen bei den leitenden Oberärzten, die jeweils für eine Abteilung zuständig waren. Ich war entschlossen, mich von ihm nicht zu übereilten Reaktionen hinreißen zu lassen, an denen er mich hätte festnageln können.

Statt dessen ging ich meinen Pflichten nach, wie ich es für richtig hielt. Niemand sonst erhob irgendwelche Beschwerden gegen mich, also mußte ich mir seine Worte nicht zu sehr zu Herzen nehmen.

In der Abteilung „Allgemeine Chirurgie“ begegnete ich mitunter Männern, die das Bild eines typischen Chirurgen abgaben:

selbstbewußt und herablassend. Ich konnte mich daran nicht gewöhnen und wollte so schnell wie möglich wieder von dort weg. In der Neurochirurgie war es anders. Dr. Donlin Long, der der Neurochirurgie-Abteilung in Hopkins seit 1973 vorstand, war der netteste Mensch der Welt. Wenn irgendeiner das Recht hätte, überheblich zu sein, dann er; denn er wußte alles, er kannte alle, und technisch war er einer der Besten der Welt. Immer aber nahm er sich Zeit für den einzelnen und war zu jedem freundlich. Von Anfang an hatte er Zeit für mich und meine Fragen, selbst als ich noch „einfacher" Praktikant war.

Dr. Long ist ungefähr einsachtzig groß und von mittlerer Statur. Zu Beginn meines Praktikums zeigten sich ein paar graue Strähnen in seinem schwarzen Haar – heute hat er nur noch einige schwarze Strähnen. Seine tiefe Baßstimme wird in Hopkins mit Vorliebe nachgeahmt. Er weiß das und lacht mit über sich selbst, denn er hat einen ausgeprägten Sinn für Humor. Dieser Mann wurde mein Mentor.

Von unserer ersten Begegnung an habe ich ihn bewundert. Als ich 1977 nach Hopkins kam, waren kaum Schwarze da, keiner besuchte die Vollzeit-Fakultät. Lediglich einer der Oberassistenten in der Herzchirurgie war schwarz, Levi Watkins, und ich war einer der zwei dunkelhäutigen Praktikanten in der allgemeinen Chirurgie. Mein Kollege hieß Martin Goines; er hatte auch in Yale studiert.[1]

In der allgemeinen Chirurgie ist das praktische Jahr üblich, in der Neurochirurgie dagegen kaum. In manchen Jahren wechselt kein Praktikant aus der allgemeinen Chirurgie in die Neurochirurgie. Am Ende meines Praktikums hatten nur 5 von 30 Interesse an Neurochirurgie. Daneben gab es noch 125 Bewerber von anderen Universitäten des Landes, die eine Stelle zu ergattern hofften. In jenem Jahr hatte Hopkins nur einen einzigen Platz zu vergeben.

❖

Nach meinem Praktikum hatte ich sechs Jahre als Assistenzarzt vor mir, ein weiteres Jahr in der allgemeinen Chirurgie und fünf in der Neurochirurgie. Ein zweites Jahr in der allgemeinen Chirurgie wurde erwartet, da ich mich für Neurochirurgie beworben hatte. Ich wollte mich aber unbedingt davor drücken. Die allgemeine Chirurgie mißfiel mir dermaßen, daß ich mein Bestreben, in der

---

[1] Martin Goines ist heute HNO-Arzt in der Sinai-Klinik in Baltimore und Chefarzt der Abteilung.

Neurochirurgie in Hopkins unterzukommen, aufgeben wollte und bereit war, woanders hinzugehen, wo man mich bereits nach nur einem Jahr nehmen würde.

Ich hatte eine sehr gute Empfehlung nach meiner Stationsarbeit als Praktikant bekommen. Mein Stationsaufenthalt in der Neurochirurgie näherte sich seinem Ende, und ich mußte mich umgehend bei anderen Schulkliniken bewerben. Da rief mich Dr. Long in sein Büro. „Ben", sagte er, „du hast großartige Arbeit geleistet als Praktikant." – „Danke", antwortete ich erfreut. „Tja, Ben, uns ist aufgefallen, daß du besonders gut in der Neurochirurgie gearbeitet hast. Alle Chirurgen waren davon beeindruckt."

Ich hätte gern unbeteiligt ausgesehen, muß aber wohl übers ganze Gesicht gestrahlt haben. „Es ist so", sagte er und beugte sich leicht nach vorn, „wir wären sehr daran interessiert, dich im kommenden Jahr bei uns im Neurochirurgie-Programm zu haben, statt dich ein weiteres Jahr an die allgemeine Chirurgie abtreten zu müssen."

„Danke", konnte ich nur sagen. Mir fehlten die Worte. Sein Angebot war eine unmittelbare Antwort auf meine Gebete.

Meine Assistenzzeit in Johns-Hopkins dauerte von 1978 bis 1982. 1981 war ich im Stadtkrankenhaus von Baltimore tätig, das dem Johns-Hopkins angeschlossen war.

Eine denkwürdige Begebenheit in diesem Krankenhaus von Baltimore ereignete sich, als man einen Patienten einlieferte, dem mit einem Baseballschläger eine schwere Kopfverletzung zugefügt worden war. Zur gleichen Zeit tagte in Boston der Amerikanische Neurochirurgie-Verband. Der größte Teil der Fakultät nahm an der Konferenz teil einschließlich des Fakultätsarztes, der für das Baltimore Stadtkrankenhaus zuständig war. Der diensthabende Fakultätsarzt in Johns-Hopkins hatte währenddessen die Aufsicht über alle angeschlossenen Krankenhäuser.

Der Patient lag bereits im Koma. Seine Funktionen nahmen rapide ab. Ich war beunruhigt. Irgend etwas mußte unternommen werden; ich selbst war aber noch zu unerfahren. Den diensthabenden Fakultätsarzt konnte ich trotz heißlaufender Telefone nicht ausfindig machen. Mit jedem Anruf wuchs meine Besorgnis. Schließlich wurde mir bewußt, daß der Mann sterben müßte, wenn ich nicht sofort etwas unternehmen würde – und „etwas" bedeutete eine Lobektomie. [2]

---

[2] Operative Entfernung des Stirnlappens des Großhirns; Lobotomie = Leukotomie ist die Durchtrennung der Verbindung zwischen Stirnhirn und Thalamus.

Einen solchen Eingriff hatte ich noch nie vorgenommen.

Was sollte ich tun? Ich ging in Gedanken alles durch, was gegen die Operation sprechen könnte – so beispielsweise die medizinischen und gesetzlichen Konsequenzen bei einer Operation ohne aufsichtsführenden Chirurgen. (Es war widerrechtlich, einen solchen Eingriff ohne Aufsicht durchzuführen).

Was passiert, wenn ich anfange zu operieren und eine unstillbare Blutung tritt ein? Oder es gibt Komplikationen, mit denen ich nicht umgehen kann? Wenn etwas schiefgeht, wird man nachfragen und mich zur Rechenschaft ziehen.

Dann wieder dachte ich: *Und was passiert, wenn ich nicht sofort operiere?* Die Antwort war klar: Der Mann würde sterben.

Der diensthabende Operationsassistent, Ed Rosenquist, wußte, was ich durchlitt. Er sagte nur drei Worte: „Fangen Sie an." – „Sie haben recht", antwortete ich. Die Entscheidung war gefallen, und ich wurde ruhig. Ich mußte operieren und würde mein Bestes geben. In der Hoffnung, zuversichtlich und kompetent zu klingen, wies ich die Stationsschwester an: „Bereiten Sie den Patienten zur Operation vor."

Ed und ich konzentrierten uns auf den Eingriff. Als die Operation begann, war ich völlig entspannt. Ich öffnete den Schädel des Mannes und entfernte den Stirn- und den rechten Schläfenlappen; beide waren ungeheuer angeschwollen. Der Eingriff war ernst und schwierig, und man fragt vielleicht, wie der Mann ohne diesen wichtigen Teil seines Gehirns weiterleben sollte. Doch diese Hirnlappen sind unter Umständen entbehrlich. Während der Operation traten keine Komplikationen auf. Der Mann erwachte einige Stunden später ohne irgendwelche Nervenschäden oder Bewegungsstörungen.

Trotzdem hatte mich dieser Vorfall in Angst versetzt. Mehrere Tage nach dem Eingriff verfolgte mich der Gedanke, es könnten noch Komplikationen auftreten. Wäre das der Fall, würde man mich wegen dieser Operation zurechtweisen. Doch keiner hatte etwas an mir auszusetzen, wie sich später herausstellte. Jedem war klar, daß der Mann gestorben wäre, hätte ich ihn nicht in den Operationssaal beordert.

❖

Höhepunkt meiner Assistenzzeit war meine Arbeit in der Forschung in meinem fünften Jahr. In zunehmendem Maße befaßte ich mich mit Gehirntumoren und der Neuro-Onkologie. Ich wollte bei diesem Forschungsgebiet bleiben, doch hatten wir nicht die entsprechenden Versuchstiere, denen wir Hirntumoren einpflanzen konnten. Sollten nach Versuchen an kleinen Tieren befriedigende und brauchbare Ergebnisse vorliegen, so könnte man mit der Entwicklung von Therapien beginnen, um schließlich betroffenen Menschen Hilfe anbieten zu können. Das ist die sinnvollste Form der Forschung auf der Suche nach Heilmethoden.

Es war viel erreicht worden in der Arbeit mit Mäusen, Affen und Hunden, doch die Wissenschaftler stießen auf Hindernisse. Versuche mit Hunden ergaben ungenaue Resultate; Affen waren außerordentlich teuer; Ratten und Mäuse waren zwar billig, aber so klein, daß keine Experimente an ihnen vorgenommen werden konnten. Außerdem waren die Computer-Tomographie[3] und die Kernspin-Resonanz-Aufnahmen[4] zu undeutlich.

Um die Untersuchungen durchzuführen, die ich mir vorgenommen hatte, mußten drei Hürden bewältigt werden: 1. ein relativ kostengünstiges Versuchsmodell mußte 2. eindeutige Ergebnisse liefern und 3. groß genug sein, um gute Bilder zu erbringen und operationsfähig zu sein.

Ich wollte mit einer Tierart arbeiten und damit eine Grundlage (ein Modell) für unsere Entwicklungsforschung bei Gehirntumoren schaffen. Einige Onkologen und Forscher, die bereits andere Modelle für diese Arbeit entwickelt hatten, warnten mich: „Ben, wenn du mit der Forschung an Gehirntumoren anfängst, dann sei dir im klaren darüber, daß du mindestens zwei Jahre im Labor zubringst."

Als ich mich für dieses Forschungsprojekt entschied, war ich bereit, auch noch länger daran zu arbeiten. Nur: welches Tier sollte ich wählen? Ich begann mit Ratten, mußte aber bald feststellen, daß

---

[3] Im Gegensatz zur konventionellen Röntgenaufnahme, bei der ein Film durch Röntgenstrahlen belichtet wird, wird bei der Computer-Tomographie die Abschwächung der Röntgenstrahlen mittels Detektoren gemessen. Aus verschiedenen Winkeln werden dauernd neue Messungen durchgeführt. Mit Hilfe eines komplizierten Rechenprogramms setzt der Computer die gemessenen Werte der vielen Körperschichten in einzelne Bilder um.

[4] Durch die Kernspin-Resonanz-Tomographie ist es möglich, nicht nur anatomische Veränderungen, sondern auch Stoffwechselvorgänge sichtbar zu machen. Die Grundlage dieser Messungsart ist die Tatsache, daß sich alle Atomkerne um ihre eigene Achse drehen; diese Eigenrotation wird als Spin bezeichnet. Bei der Kernspin-Resonanz-Tomographie wird von außen ein starkes Magnetfeld angelegt, das die am häufigsten vorkommenden Wasserstoffatome anregt. Nach dem Abschalten des Magneten kann die magnetische Wirkung, das „Kernresonanzsignal" der Atomkerne, gemessen und durch komplizierte Computerprogramme in ein Bild umgewandelt werden.

sie zu klein für unsere Zwecke waren. Außerdem verabscheue ich Ratten. Vielleicht weckten sie zu viele Erinnerungen an mein Leben im Bostoner Slum. Jedenfalls lieferten Ratten nicht annähernd die brauchbaren Ergebnisse, die für eine gute Forschung nötig sind: Ich sah mich also nach anderen Tieren um.

In den folgenden Wochen unterhielt ich mich mit vielen Kollegen. Das Großartige an Johns-Hopkins ist, daß man Experten findet, die ihr Spezialgebiet bestens beherrschen. Ich fing also an, mich an ihre Fersen zu heften und Fragen zu stellen: „Welche Tiere benutzen Sie? Haben Sie auch schon an andere Arten gedacht?"

Nach vielen Fragen und Beobachtungen machte man mir den Vorschlag, weiße Kaninchen aus Neuseeland zu verwenden. Sie entsprachen bestens meinen drei Kriterien. Irgend jemand in Hopkins hatte mich auf die Forschungsarbeit von Dr. Jim Anderson hingewiesen; er machte gerade Versuche an neuseeländischen weißen Kaninchen. Auf dem Weg in das Forschungsgebäude war ich ziemlich aufgeregt. Sein Labor bestand aus einem großen, leeren Raum, einem Röntgengerät mit Experimentiertisch, einem Kühlschrank, einem Inkubator und einem Spülbecken. Eine andere Ecke des Raumes beherbergte die Anästhesie. Ich stellte mich bei Dr. Anderson vor. „Wie ich gehört habe, arbeiten Sie mit Kaninchen?"

„Ja, das stimmt", antwortete er und zeigte mir, welche Ergebnisse er bereits erzielt hatte. Seine Forschung betraf einen Stoff, den er mit VX2 bezeichnet hatte, durch den Krebsgeschwüre in Leber und Niere entstehen. Über einen längeren Zeitraum hinweg ergab seine Forschungsarbeit genaue Werte ohne nennenswerte Schwankungen.

„Jim, ich bin dabei, ein Hirntumor-Modell zu entwickeln, und ich suche dafür nach geeigneten Versuchstieren. Ob sich Kaninchen verwenden lassen? Kennen Sie irgendeinen Tumor, der im Gehirn eines Kaninchens heranwächst?" – „Hm", meinte er nachdenklich. „VX2 könnte sich auch im Gehirn einnisten."

Wir unterhielten uns noch ein wenig, doch dann kam ich zum Punkt. „Glauben Sie, es könnte mit VX2 funktionieren?" – „Warum nicht? Wenn dieses Geschwür an anderen Stellen wuchern kann, besteht die Wahrscheinlichkeit auch für das Gehirn." Er schwieg kurz und fügte dann hinzu: „Wenn Sie wollen, versuchen Sie es." – „Ich bin bereit."

Jim Anderson unterstützte mich bei meinen Experimenten. Wir versuchten zuerst die Krebszellen mechanisch zu trennen, indem wir mit dünnen Scheiben kleine Teilchen von den Tumoren abrieben. Aber der Tumor vermehrte sich nicht. Dann implantierten wir Teile des Krebsgeschwürs in das Gehirn einiger Kaninchen. Diesmal fingen die Tumoren an zu wachsen.

Um die Lebensfähigkeit der Krebszellen zu testen, wandte ich mich an Dr. Michael Colvin, einen Biochemiker im Onkologie-Labor. Er schickte mich zu einem anderen Biochemiker, Dr. John Hilton. Hilton schlug Enzyme vor, um das angrenzende Gewebe aufzulösen und die Krebszellen zu isolieren. Nach wochenlangen Versuchen mit verschiedenen Enzymkombinationen entdeckte er schließlich die genau für unsere Zwecke passende Kombination. Das Ergebnis war sehr gut – fast 100 Prozent der Zellen überlebten.

Dadurch konnten wir die Zellen in den erforderlichen Mengen konzentrieren. Wir verbesserten unsere Experimente dadurch, daß wir die Krebszellen mit einer Nadel in das Gehirn einpflanzen konnten. Bald wucherten annähernd 100 Prozent der Tumoren. Die Kaninchen starben alle an Gehirntumoren zwischen dem zwölften und vierzehnten Tag.

Hat der Forscher diese konstanten Ergebnisse erreicht, kann er sich mit dem Wachstum des Tumors beschäftigen. Wir konnten computertomographische Aufnahmen machen und waren aufgeregt, als die Krebsgeschwüre tatsächlich zu sehen waren. Die Kernspin-Resonanz-Tomographie, in Deutschland entwickelt, war zu dieser Zeit eine brandneue Technologie und stand uns noch nicht zur Verfügung.

Jim Anderson brachte einige der Kaninchen nach Deutschland und konnte die Kernspin-Resonanz-Aufnahmen des Tumors erkennen. Ich hätte ihn schrecklich gern begleitet, wenn ich das Geld für den Flug gehabt hätte.

1982 konnten wir auch die Positronen-Emissions-Tomographie[5] anwenden. Hopkins war eine der ersten Stellen im Land, die ein solches Gerät erhielten. Die ersten Messungen und Aufnahmen wurden an unseren krebskranken Kaninchen durchgeführt. Durch Veröffentlichungen in den medizinischen Fachzeitschriften von Hopkins wurde unsere Arbeit bekannt. Bis heute wird dieses Modell vielerorts zu Versuchen mit Gehirntumoren herangezogen.

Unter anderen Umständen hätte unser Forschungsprojekt Jahre gedauert. Die kollegiale Unterstützung und Mitarbeit in Hopkins

---

[5] Die Positronen-Emissions-Tomographie (PET) verwendet radioaktive Substanzen, die durch Injektion in die Blutbahnen des Gehirns im Hirngewebe verteilt werden. Die dabei auftretende Radioaktivität kann gemessen und durch Computer-Auswertung bildhaft dargestellt werden. Die radioaktiven Sustanzen werden schließlich über die Lungen abgeatmet. Mit der PET werden hauptsächlich Hirndurchblutung und Stoffwechselvorgänge im Gehirn sichtbar gemacht.

war jedoch so groß, daß das Testmodell nach nur sechs Monaten feststand. Für diese Forschungsarbeit erhielt ich die Auszeichnung „Assistenzarzt des Jahres". Das bedeutete auch, daß ich keine zwei Jahre im Labor zubringen mußte, sondern bereits im folgenden Jahr zurück auf Station gehen konnte.

Ich begann mein letztes Assistenzjahr in stiller Begeisterung. Mein Weg war lang und manchmal recht steinig gewesen. Endlos lange Arbeitszeiten, weit weg von Candy, das Studium, die Patienten, Krisen, angespanntes Studium, noch mehr Patienten – doch nun konnte ich endlich chirurgische Instrumente in die Hand nehmen und den Umgang mit ihnen lernen. So wurde mir beispielsweise gezeigt, wie man Gehirntumoren entfernt oder Aneurysmen[6] abklemmt. Die verschiedenen Erscheinungsformen des Aneurysma erfordern unterschiedlich große Klemmen, die oft an unüblichen Stellen angesetzt werden. Ich übte so lange, bis mir der Klemmvorgang so geläufig war und meine Augen und mein Gefühl die Größe und Art der Klemme bestimmten, die verwendet werden mußte.

Ich lernte, Mißbildungen an Knochen und Geweben zu korrigieren und am Rückgrat zu operieren. Ich lernte, einen luftbetriebenen Bohrer zu halten, ihn auszuprobieren und damit millimetergenau neben Nerven und Hirngewebe Knochen zu durchtrennen. Ich erfuhr, wann ein offensiver Eingriff und wann Zurückhaltung geboten war.

Ich lernte, Anfälle operativ zu unterbinden, lernte, nahe des Hirnstammes zu arbeiten. Während dieses entscheidenden Jahres eignete ich mir Fähigkeiten an, die den chirurgischen Instrumenten, geleitet durch meine Hände, meine Augen und meine Eingebung, eine heilende Wirkung verliehen.

Damit beendete ich meine Assistenzzeit. Ein anderes Kapitel meines Lebens sollte geöffnet werden, und – wie das oft vor einschneidenden Ereignissen der Fall ist – ich war mir dessen nicht bewußt.

---

[6] Aneurysmen sind sackartige Erweiterungen der Arterien, bedingt durch Gefäßwandveränderungen.

13

EIN BESONDERES JAHR

Bryant Stokes erfuhr nie den wahren Grund. Ich dachte, er wüßte Bescheid, auch ohne daß ich meine Bedenken offen äußerte. Statt dessen sagte ich entweder: „Hört sich ganz ordentlich an" oder „Wer weiß? Vielleicht irgendwann."

„Das wäre genau der richtige Platz für dich", beharrte er. Ich hatte zwar wieder – wie immer – eine Ausrede; aber ich machte mir trotzdem Gedanken darüber. Ein Umstand hatte es mir besonders angetan: „Du sammelst dort in einem Jahr so viel Erfahrung in der Neurochirurgie wie sonst andernorts in fünf Jahren." Merkwürdig, daß Bryant Stokes so hartnäckig an dieser Idee festhielt. Bryant kam von Perth, Westaustralien, und war Oberarzt in der Neurochirurgie. Wir verstanden uns von Anfang an großartig. In fast regelmäßigen Abständen ließ Bryant Bemerkungen wie diese fallen: „Du müßtest unbedingt nach Australien gehen. Du wärst der richtige Mann für unsere Schulklinik."

Ich ließ mir einiges einfallen, um ihn von diesem Thema abzubringen. „Herzlichen Dank für Ihre Bemühungen, Herr Doktor, aber ich glaube, das ist nichts für mich." Oder ein andermal: „Du machst wohl Witze. Australien ist auf der anderen Seite der Weltkugel! Du kannst ja schon mal zu graben anfangen ..." Er lachte gutmütig. Leider wußte er immer noch eins draufzusetzen: „Oder du setzt dich in ein Flugzeug und bist in 20 Stunden da." Und wenn ich nichts Treffenderes zu erwidern wußte: „Was soll ich denn dort ohne dich?"

Mich beunruhigte sehr, was mir in den letzten Jahren zu Ohren gekommen war: Australien steckte noch schlimmer in Apartheidproblemen als Südafrika. Das erwähnte ich natürlich nicht. Ich konnte einfach nicht dorthin, weil ich schwarz war und Australiens Politik ganz auf eine weiße Gesellschaft aufgebaut war. Verstand er das nicht?

Ich war einfach gegen diese verrückte Idee. Neben der Sache mit meiner Hautfarbe sah ich nicht ein, warum ein Jahr in Australien als Facharzt in Ausbildung mir so viel bringen sollte, wenn es vielleicht auch interessant sein könnte.

Wäre Bryant nicht so hartnäckig geblieben, hätte ich wohl keinen Gedanken mehr an diese Möglichkeit verschwendet. Buchstäblich in jede Unterhaltung ließ er irgendwelche Bemerkungen einfließen wie: „Weißt du, dir würde Australien bestens gefallen."

Meine Pläne lagen anders. Dr. Long, Chefarzt der Neurochirurgie und mein Mentor, hatte mir bereits signalisiert, daß ich nach meiner Assistenzzeit auf Johns-Hopkins bleiben könnte. Seine Zusage: „Ich würde mich freuen, dich hier zu haben", machte dieses Angebot noch verlockender. Ich konnte mir nichts Besseres vorstellen, als in Hopkins zu bleiben, wo so viel ausgezeichnete Forschung betrieben wurde. Baltimore war für mich zum Mittelpunkt des Universums geworden.

Und doch – so seltsam es klingt –, ich hatte Australien zwar den Laufpaß gegeben, wurde aber von dieser Idee regelrecht verfolgt. Eine Zeitlang lief ich ständig jemandem über den Weg, der mich mit dem typisch australischen Akzent ansprach. Und wenn ich den Fernseher anschaltete, dann genau in dem Moment, wo irgendein Reiseveranstalter Australien anpries: „Lernen Sie Australien kennen! Besuchen Sie das Land des Koalabären!" Ein Rundfunksender brachte sogar eine Sondersendung über Australien, ausgerechnet als ich einmal zuhörte.

Schließlich fragte ich Candy: „Was um alles in der Welt ist hier los? Will Gott uns etwas sagen?" – „Keine Ahnung", war ihre Antwort, „aber vielleicht sollten wir uns mal über Australien unterhalten."

Sofort kamen mir eine Menge Schwierigkeiten in den Sinn, vor allem die, als Schwarzer in eine auf Weiße abgestimmte Gesellschaft hineinzugeraten. Ich bat Candy, in der Bibliothek Bücher über Australien auszuleihen, damit wir uns mit diesem Land vertraut machen könnten. Am Tag darauf rief mich Candy an: „Ich hab' was über Australien entdeckt, was du wissen solltest." Ihre Stimme klang ungewöhnlich erregt. Ich wollte sofort wissen, was sie gefunden hatte. „Diese Rassenpolitik der weißen Bevölkerung, die dich so beunruhigt hat", sagte sie, „gibt's nicht mehr. Die australische Regierung hat dieses Gesetz 1968 aufgehoben."

Ich holte tief Luft. Was sollte das alles bedeuten? „Vielleicht sollten wir uns wirklich ernsthaft Gedanken über diese Einladung machen", erklärte ich dann. „Kann sein, daß wir tatsächlich nach Australien gehen sollen."

Je gründlicher wir uns informierten, desto mehr gefiel Candy und mir die Idee, eine Zeit in Australien zu verbringen. Bald waren wir begeistert und gespannt. Dann besprachen wir die Angelegenheit mit Freunden. Sie waren fast alle dagegen, ja rieten uns kräftig ab. Einer fragte: „Warum wollt ihr ausgerechnet dahin?" Ein anderer: „Geht bloß nicht nach Australien. Ihr seid in spätestens einer Woche wieder hier!" – „Du wirst Candy doch so etwas nicht zumuten!" entrüstete sich ein anderer. „Die Arme hatte es ja schon bisher nicht leicht. Dort wird's für sie noch schlimmer!"

Ich mußte grinsen, als ich das hörte. Da sorgte man sich um unser Wohl – und äußerte die Sorge durch Kritik. Candy war schwanger, und es schien tatsächlich gewagt, in ihrem Zustand auf die andere Seite des Globus zu fliegen. Wir hatten nämlich ein Problem: 1981 war Candy zum ersten Mal schwanger. Es wären Zwillinge gewesen, wenn sie im fünften Monat nicht eine Fehlgeburt gehabt hätte. Nun, im Jahr darauf, war sie wieder schwanger. Unser erstes Erlebnis hatte den Arzt dazu bewogen, ihr nach dem vierten Monat Bettruhe zu verordnen. Sie kündigte ihren Dienst und war tatsächlich sorgsam auf sich bedacht.

Als in den Gesprächen ihr Zustand erörtert wurde, lächelte Candy und sagte fest: „In Australien gibt es auch qualifizierte Ärzte." Unsere Freunde merkten nicht, daß wir uns bereits entschieden hatten. Aber auch uns selbst war es noch nicht ganz bewußt! Wir hatten lediglich die formellen Schritte für eine Bewerbung eingeleitet, die an das Sir-Charles-Gardiner-Krankenhaus des medizinischen Zentrums „Queen Elizabeth II" gerichtet werden mußte.

Dieses Zentrum war die wichtigste medizinische Ausbildungsstätte Westaustraliens mit dem Hauptquartier der Neurochirurgie. Innerhalb von zwei Wochen erhielten wir die Rückmeldung. Ich war angenommen. „Das ist unsere Antwort", sagte ich zu Candy. Inzwischen war sie aufgeregter als ich. Wir planten, Amerika im Juni 1983 zu verlassen und uns auf das Wagnis einzulassen.

Und es war wirklich ein Wagnis – denn unser gesamtes Geld ging für die Flugkarten auf. Ohne Rückflug. Wir konnten nicht zurück, selbst wenn es uns dort absolut nicht gefallen sollte. Mein Job stand fest: ein Jahr als Facharzt in Ausbildung. Unsere Reise ins Ungewisse wurde durch gewisse angenehme Begleiterscheinungen erleichtert, zu denen auch die Bezahlung gehörte. In Australien würde ich ein gutes Gehalt bekommen – wesentlich mehr, als ich je zuvor verdient hatte. 65 000 Dollar sollte mein Jahreseinkommen betragen.[1] Und wir benötigten dringend Geld.

---

[1] Das Gehalt war deshalb so verlockend, weil ich nicht die unverschämt hohe Kunstfehler-Versicherung bezahlen mußte. In Australien betrug sie 200 Dollar im Jahr. Ich kenne einige prominente Ärzte, die in Amerika dafür 100 000 bis 200 000 Dollar bezahlen. Die hohe Differenz erklärt sich daraus, daß in Australien relativ wenige Kunstfehler vorkommen.

Obwohl das Rassenproblem erledigt schien, flogen Candy und ich doch mit „Hummeln im Bauch“ nach Perth. Wir wußten nicht, wie man uns empfangen würde. Die Sorge war berechtigt, denn ich war ein unbekannter Chirurg in einem neuen Krankenhaus. Trotz Candys Tapferkeit steckte die Angst vor Komplikationen in der Schwangerschaft noch immer tief in uns beiden.

Die Australier hießen uns jedoch herzlich willkommen. Unsere Zugehörigkeit zur Gemeinschaft der Siebenten-Tags-Adventisten öffnete uns viele Türen. An unserem ersten Sabbat in Australien gingen wir früh in die Gemeinde und lernten dort vor dem Gottesdienst den Pastor und einige Gemeindeglieder kennen. Im Gottesdienst sagte der Prediger dann: „Wir haben heute ein Ehepaar aus den Vereinigten Staaten unter uns. Sie werden ein Jahr hierbleiben.“ Dann stellte er Candy und mich vor und ermutigte die anderen, Kontakt zu uns aufzunehmen. Das ließen sie sich nicht zweimal sagen.

Kaum war der Gottesdienst zu Ende, bildete sich eine Traube von Menschen um uns. Man sah, daß meine Frau schwanger war und fragte hilfsbereit: „Braucht ihr irgend etwas?“ Wir hatten nichts für ein Baby mitnehmen können, weil das Gewicht des Gepäcks begrenzt war. Diese wunderbaren Menschen fingen nun an, ein Kinderbett und Decken sowie Kinderwagen und Windeln anzuschleppen. Wir wurden außerdem häufig zum Essen eingeladen.

In der Klinik konnte keiner verstehen, daß wir innerhalb von zwei Wochen bereits so viele Leute kannten und unentwegt Einladungen erhielten. Einer meiner Kollegen, der seit fünf Monaten dort war, fragte mich: „Was habt ihr heute abend vor?“ Ich erwähnte eine Einladung zum Abendessen bei einer bestimmten Familie. Mein Gegenüber wußte, daß uns erst ein paar Tage zuvor eine andere Familie auf einen Landausflug außerhalb von Perth mitgenommen hatte. „Wie um alles in der Welt macht ihr das, daß ihr so viele Leute kennt?“ fragte er kopfschüttelnd. „Ihr seid gerade mal vierzehn Tage da. Ich habe Monate gebraucht, um einige Kontakte aufzubauen.“

„Wir gehören zu einer großen Familie“, erklärte ich ihm.

„Du meinst, du hast hier viele Verwandte?“

„So ähnlich.“ Ich schmunzelte und wurde dann ein bißchen deutlicher. „Weißt du, in unserer Gemeinde gilt jeder einzelne als ein Glied der Familie Gottes. Das bedeutet, daß wir wie Brüder und Schwestern sind, ganz gleich, wo wir auf der Welt leben. Und so hat uns die Gemeinde hier eben wie Familienmitglieder aufgenommen.“

Eine solche Vorstellung war ihm völlig neu.

Vom ersten Tag an hatte ich mich in Australien verliebt. Nicht nur die Menschen waren außergewöhnlich, auch das Land und die Atmosphäre. Als Facharzt in Ausbildung in der Klinik angestellt zu sein hieß auch, die meisten Patienten zu übernehmen. Diese Verantwortung machte mir Australien noch sympathischer. Sogar Candy war ganz mit dabei: sie spielte die erste Geige im Nedlands Symphonie-Orchester und sang in einem professionellen Chor.

Noch kein Monat war verstrichen, da trat bereits ein extrem schwieriger Fall auf, der meine Arbeit in Perth in eine bestimmte Richtung lenkte. Der Fachoberarzt hatte bei einer jungen Frau ein Akustikusneurinom festgestellt, einen Tumor, der an der Schädelbasis wächst. Er verursacht Taubheit sowie Erschlaffung der Gesichtsmuskulatur und schließlich Lähmung. Die Patientin litt außerdem unter unerträglichen Kopfschmerzen.

Der Facharzt hatte beschlossen, den Tumor zu entfernen. Die Geschwulst war jedoch so groß, daß der Patientin vor der Operation gesagt werden mußte, daß vermutlich keiner ihrer Gehirnnerven unbeschadet bleiben würde. Als ich davon erfuhr, bat ich den Facharzt: „Würden Sie mich diesen Eingriff mit einer mikroskopischen Technik vornehmen lassen? Damit lassen sich die Nerven möglicherweise retten." – „Es ist einen Versuch wert, da bin ich sicher." Diese Antwort war zwar höflich, konnte aber seine wirkliche Meinung nicht verbergen. Mir war klar, daß er bei sich dachte: „Du junger Spund, probier's ruhig. Du wirst schon sehen, daß es danebengeht." Irgendwie konnte ich ihn sogar verstehen.

Die Operation dauerte zehn Stunden. Ohne Pause. Danach war ich erschöpft, aber glücklich. Ich hatte den Tumor entfernt, ohne daß die Gehirnnerven irgendwie geschädigt worden wären. Der Arzt konnte der Patientin mitteilen, daß sie sich wahrscheinlich völlig erholen würde. Diese junge Frau wurde kurze Zeit nach ihrer Genesung schwanger.

Als das Baby zur Welt kam, gab sie ihm aus Dankbarkeit den Namen des Arztes. Sie nahm an, die gelungene Operation sei sein Verdienst gewesen. Daß ich diesen kritischen Eingriff vorgenommen hatte, hat sie nie erfahren. So läuft das in Australien. Dort arbeitet der Facharzt in Ausbildung unter der Schirmherrschaft des Facharztes, dem als zuständigem Arzt die Anerkennung für einen medizinischen Erfolg zukommt. Wer die Operation tatsächlich durchgeführt hat, ist dabei völlig unwichtig.

Die anderen Mitglieder des Ärztestabes wußten jedoch Bescheid.

Nach dieser Operation behandelten mich die anderen Fachärzte mit großem Respekt. Von Zeit zu Zeit kam einer zu mir und fragte: „Sagen Sie, Carson, könnten Sie diesen Eingriff übernehmen?"

Lerneifrig und wißbegierig wie ich war, habe ich – soweit ich mich erinnern kann – nicht einen einzigen Fall abgelehnt. Dadurch war ich nicht gerade unterfordert; mein Arbeitspensum war riesig. Nach weniger als zwei Monaten seit unserer Ankunft in Australien hatte ich zwei, manchmal sogar drei Kraniotomien pro Tag – Schädeleingriffe, bei denen Blutgerinnsel entfernt und Aneurysmen behoben werden.

Man muß körperlich allerlei aushalten können, wenn man so viel operiert. Als Chirurg steht man oft stundenlang fast unbeweglich am Operationstisch. Langwierige Operationen machten mir nicht allzuviel aus, denn ich hatte von Dr. Long gelernt, wie man die anstrengenden Stunden übersteht, ohne der Erschöpfung nachzugeben.

Ich hatte Dr. Long genauestens beobachtet und war dankbar dafür, bei vielen seiner Eingriffe dabei gewesen zu sein. Meist hatte er Gehirntumoren entfernt. Ihm habe ich zu verdanken, daß ich in der Gehirnchirurgie so gut beschlagen bin. Die Neurochirurgen hier in Australien wußten davon nichts, aber sie sahen meine Erfolge und ließen mir mehr Freiheit, als man sie sonst einem durchschnittlichen „Auszubildenden" eingeräumt hätte.

Bald reihte sich in meinem Terminkalender eine Hirnoperation an die andere. Natürlich ist jeder Eingriff ein Fall für sich, weil jeder Patient anders ist; mit reiner Routine ist es nicht getan. Doch mit der Zeit wurde ich auf diesem Gebiet zum Spezialisten. Wenige Monate später wurde mir bewußt, daß ich Gott dafür zu danken hatte, daß er uns nach Australien geführt hatte.

In dem einen Jahr, das wir dort verbrachten, sammelte ich so viel Erfahrung, daß sich meine Fertigkeit entwickelte und festigte. Die Arbeit am Gehirn ging mir immer leichter von der Hand. Bald war mir klar, warum ich nach Australien hatte kommen müssen. Wo hätte ich sonst die Gelegenheit gehabt, so viele und so heikle Operationen kurz nach meiner Assistenzzeit durchzuführen?

Viele Fälle meiner Patienten waren schwierig, manche sogar spektakulär. Ich dankte Gott immer wieder für die Erfahrung und das Training, die ich dadurch erhielt. Der Chef der Feuerwehr von Perth litt an einem außerordentlich großen Gehirntumor, der sich über alle lebenswichtigen Blutgefäße im vorderen Teil der Schädelbasis ausgebreitet hatte. Der Mann mußte sich dreimal einer Operation unterziehen, ehe ich den Tumor restlos beseitigen konnte. Die lange Krankheitsdauer war nicht leicht für meinen Patienten, aber schließlich war er fast völlig wiederhergestellt.

❖

Ein anderes herausragendes Ereignis war die Geburt unseres ersten Sohnes, Murray Nedlands Carson, am 12. September 1983 (Nedlands war der Vorort, in dem wir wohnten). Und unversehens, wir hatten es kaum bemerkt, war mein Jahr um. Candy und ich packten unsere Siebensachen für die Heimreise. Was jetzt wohl auf uns zukommen würde? Wo sollte ich arbeiten?

Der Chefarzt der Chirurgie im Provident-Krankenhaus von Baltimore nahm kurz nach meiner Rückkehr Kontakt zu mir auf. „Ben, Sie wollen doch sicher nicht in Hopkins bleiben, oder?" fragte er. „Ihnen würde es bei uns hier viel besser gehen, glauben Sie mir." Das Provident-Krankenhaus bot medizinische Betreuung speziell für Schwarze an. „In Hopkins werden Sie Probleme haben, Patienten zu bekommen", fuhr er fort. „Hopkins ist doch über und über rassistisch! Sie verschwenden Ihr Talent, ich sag's Ihnen, und Karriere machen Sie dort sowieso nicht. Sie werden dort steckenbleiben – Ihr Leben lang."

Ich nickte. *Du hast vielleicht nicht ganz unrecht*, dachte ich und hörte mir alles an, was er zu sagen hatte. Die letzte Entscheidung lag jedoch bei mir. „Danke für Ihre Bemühungen", meinte ich schließlich. „Mir sind in Hopkins bisher noch keine Vorurteile begegnet, aber Sie könnten recht haben. Jedenfalls muß ich das selbst beurteilen." – „Das kann Ihnen eine Menge unangenehmer Erfahrungen und Ablehnung einbringen", erwiderte er. – „Vielleicht haben Sie recht", wiederholte ich. Ein bißchen fühlte ich mich schon geschmeichelt, daß er mich unbedingt in seine Klinik haben wollte. Und doch: Johns-Hopkins war der Platz, wo es mich hinzog. Mein Gegenüber am Telefon gab aber noch nicht auf. Er versuchte es mit einer anderen Taktik: „Ben, wir brauchen dringend jemanden mit Ihren Fähigkeiten hier bei uns. Überlegen Sie sich, wie sehr Sie Schwarzen helfen könnten."

„Ich schätze Ihr Interesse und dieses Angebot wirklich sehr", erklärte ich ihm. Und das war ehrlich. Ich wollte ihn nicht enttäuschen. Ich traute mich bloß nicht, ihm zu sagen, daß ich Menschen jeder Rasse und Hautfarbe helfen wollte – eben einfach den Leuten. Was ich erwiderte, war dann aber: „Lassen Sie mich noch ein Jahr abwarten und sehen, was passiert. Wenn es sich so ergibt, wie Sie sagen, werde ich auf Ihr Angebot zurückkommen." – Er hörte nie wieder etwas von mir.

❖

Ich weiß nicht, was ich erwartete, als ich von Australien in die Johns-Hopkins-Klinik zurückkehrte. Jedenfalls erlebte ich genau das Gegenteil von dem, was mir der Chefarzt des Provident-Krankenhauses vorhergesagt hatte: innerhalb weniger Wochen wurden mir zahlreiche Fälle übertragen. Schon bald hatte ich mehr Patienten, als ich behandeln konnte!

Nach meiner Rückkehr nach Baltimore im Sommer 1984 wurde bald offenbar, daß ich als Experte in der Chirurgie eingeschätzt wurde. Der Hauptgrund dafür – und das danke ich Jesus – war das eine Jahr in Australien, in dem ich mehr Erfahrungen sammeln konnte als andere Ärzte in einer lebenslangen medizinischen Praxis.

Wenige Monate später verließ der Chefarzt der pädiatrischen Neurochirurgie (= Kinderabteilung) die Klinik, um Vorsitzender der chirurgischen Abteilung an der Brown-Universität zu werden. Zu dieser Zeit hatte ich fast schon die gesamte Arbeit in der pädiatrischen Neurochirurgie übernommen. Dr. Long schlug mich dem Ärztestab als Nachfolger vor. Er erklärte, daß ich über eine breitgefächerte Erfahrung und unschätzbare Fähigkeiten verfüge, obwohl ich erst 33 Jahre alt sei. Dr. Long erzählte mir später, was er vor dem Kollegium gesagt hatte: „Ich bin überzeugt davon, daß Ben Carson der richtige Mann für diesen Posten ist." Kein einziges Stabsmitglied dieser „rassistischen Institution" hatte etwas dagegen einzuwenden.

Als Dr. Long mich von meiner Ernennung unterrichtete, war ich überglücklich. Tiefer Dank und auch Demut meinem Gott gegenüber bewegten mich. Tagelang wiederholte ich in Gedanken immer wieder: *Nicht zu fassen. Ich und Chefarzt!* Ich glaube, ich fühlte mich wie ein Kind, dem ein Traum erfüllt worden war. *Schaut her, hier stehe ich – und bin mit 33 Chefarzt der pädiatrischen Neurochirurgie! Daß mir so etwas passieren kann. Unglaublich!*

Viele Eltern brachten ihre schwerkranken Kinder in unsere Abteilung, oft nach einer langen, beschwerlichen Anreise. Wenn ich dann ins Zimmer kam, schaute mehr als einmal eine Mutter oder ein Vater zu mir auf und fragte: „Wann kommt Dr. Carson?" – „Er ist bereits hier", antwortete ich dann schmunzelnd. „Ich bin Dr. Carson." Es machte mir riesigen Spaß zu beobachten, wie die anderen daraufhin versuchten, ihre Überraschung zu verbergen. Ich weiß nicht, was erstaunlicher war: daß ich schwarz war oder noch so jung. Wahrscheinlich war es eine Mischung aus beidem.

Wenn wir uns dann bekannt gemacht hatten, setzte ich mich und sprach mit den Eltern über das Problem ihres Kindes. Gegen Ende der Konsultation war klar: Dieser Arzt wußte, wovon er sprach. Nie erfuhr ich Ablehnung, und keiner verließ ärgerlich die Klinik.

Als ich einmal ein kleines Mädchen operieren sollte, fragte mich deren Großmutter: „Dr. Carson, haben Sie jemals einen solchen Fall behandelt?“ – „Nein, eigentlich nicht“, antwortete ich, ohne eine Miene zu verziehen. „Aber ich kann einigermaßen gut lesen, besitze eine ganze Reihe medizinischer Fachbücher und nehme die meisten davon mit in den Operationssaal.“ Sie lachte verlegen, denn sie hatte gemerkt, wie unbedacht ihre Frage war. „Also wirklich“, fügte ich scherzhaft hinzu, „ich habe mindestens tausend derartiger Operationen hinter mir. Manchmal sind es 300 pro Woche.“

Ich lächelte sie freundlich an, denn ich wollte nicht, daß ihr die Situation peinlich war. Als sie an meinem Gesichtsausdruck und meiner Stimme erkannte, daß ich wirklich Spaß machte, lachte sie befreit auf. „Na“, meinte sie dann, „ich hoffe, wenn Sie wirklich der sind, der Sie zu sein scheinen, wird das für Sie wohl keine Schwierigkeit sein.“

Ihr Verhalten hat mich nicht verstimmt. Ich wußte, daß sie ihre Enkelin sehr liebte und sicher sein wollte, daß das Kind in guten Händen war. Vermutlich hatte sie sagen wollen: „Du siehst aus, als ob du noch nicht mal das Medizinstudium angefangen hast.“ Weil solche Unterhaltungen noch öfter vorkamen, war ich schließlich in meinen Antworten so geübt, daß ich mich richtig auf die verschiedenen Reaktionen freute.

Seltsamerweise hatte ich negative Erlebnisse eher mit dunkelhäutigen Patienten, besonders mit der älteren Generation. Sie konnten einfach nicht verstehen, daß ich Chefarzt der Neurochirurgie für Kinder war oder daß ich diese Position verdiente. Zuerst beäugten sie mich mißtrauisch in der Annahme, jemand habe mir diese Stellung als Aushängeschild für die Gleichberechtigung von Minderheiten vermacht. Dann, so mutmaßten sie weiter, wäre ich meinen Aufgaben sicher nicht gewachsen. Erst in unseren Konsultationsgesprächen verloren sich ihre Bedenken, und wenn schließlich ein Lächeln auf ihren Gesichtern erschien, zeugte das von ihrer Sympathie.

Komisch, daß mit weißen Patienten leichter umzugehen war – selbst mit denen, die sich eindeutig für etwas Besseres hielten. Ich konnte manchmal ihr Gehirn arbeiten sehen. Zuletzt kamen die meisten jedoch zu dem Schluß: *Dieser Kerl muß unglaublich gut sein, wenn er solch eine Stellung innehat.*

Heute habe ich solche Probleme kaum mehr, denn die meisten meiner Patienten wissen, wer ich bin und wie ich aussehe. Trotzdem fand ich diese Zeit sehr aufschlußreich. Heute ist es eher umgekehrt: Ich bin so bekannt, daß viele Leute sagen: „Ich lasse mich nur von Dr. Carson operieren. Ich will auf keinen Fall einen anderen." Folglich bleibt mein Operationsplan auf Monate im voraus ausgebucht.

Ich habe natürlich das Recht, Patienten abzulehnen – und davon muß ich oft Gebrauch machen. Es ist manchmal nötig, nein zu sagen, weil ich schlichtweg nicht alle Operationen durchführen kann. Ich halte es außerdem für sinnvoll und richtig, anderen Ärzten Fälle zu übertragen, wenn sie daran interessiert sind. Ich selbst hätte nie den Stand meiner Fähigkeiten erreicht, wären nicht andere Chirurgen bereit gewesen, mir schwierige und herausfordernde Operationen zu überlassen.

Etwa ein Jahr nach meiner „Beförderung" sah ich mich der größten chirurgischen Herausforderung meines Lebens gegenüber. Das kleine Mädchen hieß Maranda. Nie hätte ich gedacht, welche Auswirkung sie auf mein Berufsleben haben könnte. Das Ergebnis ihrer Krankengeschichte beeinflußte die Meinung der Ärzteschaft zu einer bisher sehr kontrovers diskutierten Operationsmethode.

14

MARANDA

„Ihr Krankenhaus war das einzige, das uns ein bißchen Hoffnung machte." Terry Franciscos Stimme zitterte leicht. „Wir haben so viele Ärzte aufgesucht und zahllose Kliniken abgeklappert, aber nach unverbindlichem Gerede sagten alle das gleiche: Wir können nichts, rein gar nichts für Ihre Tochter tun. Bitte, bitte helfen Sie uns!"

Es waren drei lange angstvolle Jahre für diese Familie gewesen. Als sich die negativen Prognosen häuften, wurde aus der Furcht Verzweiflung. Selbst völlig am Ende und das Kind dem Tode nahe, rief Frau Francisco schließlich Dr. John Freeman hier in der Hopkins-Klinik an.

1985, als ich die dunkelblonde Maranda Francisco kennenlernte, hätte ich nicht geahnt, daß sie mir medizinisch eine völlig neue Perspektive eröffnen sollte. Maranda wurde meine erste Hemisphärektomie-Patientin.

---

[1] Die „Hemisphärektomie" (operative Entfernung einer Großhirnhälfte) wurde erstmals vor 50 Jahren von Dr. Walter Dandy erprobt. Er war einer der ersten Neurochirurgen in Johns-Hopkins.

Dandys erste Hemisphärektomie geschah an einem Tumorpatienten, doch der Patient starb. In den dreißiger und vierziger Jahren übernahmen einige Chirurgen sein Verfahren, doch durch die Nebenwirkungen und die hohe Sterberate bei den Operationen kam die Hemisphärektomie bald nicht mehr in Betracht. In den späten fünfziger Jahren wurde sie erneut bei der mit Anfällen verbundenen „Hemiplegia infantilis" (einer Form der zerebralen Kinderlähmung) angewandt.

Erfahrene Chirurgen nutzen in der Diagnostik die Methode der Elektro-Enzephalographie. In zahlreichen Fällen konnte die anormale Gehirnstromtätigkeit auf ein einzelnes Gebiet des Gehirns zurückverfolgt werden. Obwohl die bisher durchgeführten Hemisphärektomien meist schlechte Resultate erzielt hatten, waren sich die Chirurgen nunmehr sicher, besser und mit weniger Nebeneffekten arbeiten zu können. Wenigstens 300 Eingriffe wurden vorgenommen; doch immer noch war die Sterblichkeit hoch. Viele Patienten verbluteten noch im Operationssaal. Andere bekamen einen Wasserkopf oder trugen sonstige schwere Nervenschäden davon und starben oder verloren jede Beherrschung über ihre Körperfunktionen.

In den vierziger Jahren entdeckte ein Arzt aus Montreal, Theodore Ras-

Maranda hatte, obwohl sie gesund zur Welt gekommen war, bereits mit 18 Monaten ihren ersten generalisierten (d. h. über den ganzen Körper ausgebreiteten) Anfall, eine Erscheinung der Epilepsie, die wir manchmal „elektrischer Sturm im Gehirn" nennen. Zwei Wochen später erlitt Maranda einen zweiten Anfall, und ihr Arzt verordnete krampflösende Medikamente.

Um ihren vierten Geburtstag herum wurden die Anfälle häufiger. Obendrein änderten sie sich und befielen plötzlich nur noch die rechte Körperseite. Maranda wurde während eines Anfalls nicht bewußtlos. Diese fokalen (d. h. nur in bestimmten Körperregionen auftretenden) Krampfanfälle hatten ihren Ursprung in der linken Gehirnhälfte.

Jeder Anfall schwächte Marandas rechte Seite so sehr, daß sie manchmal bis zu zwei Stunden danach nicht normal sprechen konnte. Als ich von ihrem Zustand erfuhr, hatte Maranda bis zu 100 Anfälle am Tag, oft in nur dreiminütigem Abstand. Ihre rechte Körperseite hatte sie nicht unter Kontrolle. Jeder Anfall begann im rechten Mundwinkel mit einem Zucken, das sich allmählich über die rechte Gesichtshälfte ausweitete. Die Zuckungen gingen über auf Arm und Bein, bis die ganze rechte Körperhälfte durchgeschüttelt und schließlich schlaff wurde. „Sie kann nicht mal Nahrung zu sich nehmen", berichtete ihre Mutter. Die Erstickungsgefahr war zu groß. Schließlich gaben die Eltern ihre Versuche auf und begannen,

---

mussen, jedoch Neues über die seltene Krankheit, die Maranda so schwer zu schaffen machte. Er erkannte, daß die Ursache in einer Hälfte des Gehirns zu suchen war, die hauptsächlich die entgegengesetzte Körperseite betraf (da die linke Körperhälfte vor allem von der rechten Gehirnhälfte gesteuert wird und umgekehrt). Es ist den Ärzten immer noch ein Rätsel, warum Entzündungen nur auf eine Hälfte des Gehirns begrenzt bleiben und sich nicht auf die andere ausbreiten. Rasmussen, der lange an die Wirksamkeit der Hemisphärektomie geglaubt hatte, wandte sie weiter an, auch als buchstäblich jeder andere damit aufgehört hatte.

1985, als ich mich das erste Mal mit Hemisphärektomie beschäftigte, führte Dr. Rasmussen weniger Operationen durch und hatte dabei einige Schwierigkeiten zu verzeichnen. Meiner Meinung nach waren zwei Umstände für die häufigen Mißerfolge ausschlaggebend: Zum einen ließen die Ärzte viele ungeeignete Patienten zu der Operation zu, die sich nicht regenerieren konnten. Zum anderen fehlte den Chirurgen Kompetenz oder die notwendigen Fähigkeiten. Wieder verwarf man die Hemisphärektomie. Experten hielten die Operationsmethode für schlimmer als die Krankheit selbst und folgerten daraus, es sei sinnvoller und menschlicher, solche Verfahren für alle Zeiten einzustellen.

Noch heute ist unbekannt, wodurch diese Krankheit verursacht wird. In Fachkreisen hält man generell einen Hirnschlag, Geburtsfehler, Tumor oder einen Virus für mögliche Ursachen.

das Kind mittels eines über die Nase in die Speiseröhre eingeführten Schlauches zu füttern.

Obwohl die Anfälle nur die rechte Körperseite betrafen, verlernte Maranda immer mehr, sowohl das Laufen wie auch das Reden, das Essen und jegliche Wissensaufnahme. Sie benötigte ununterbrochen Medikamente. Wie Don Colburn von der „Washington Post“ es in einem Sonderartikel formulierte, „lebte Maranda ihr Leben in den kurzen Intervallen zwischen zwei Anfällen“. Nur im Schlaf kamen die Anfälle nicht.

Als es immer schlimmer wurde, liefen Marandas Eltern von Arzt zu Arzt, von Spezialist zu Spezialist; sie erhielten zahlreiche, zum Teil recht unterschiedliche Diagnosen. Mehr als einer der Ärzte bezeichnete das Kind irrtümlicherweise als geistig zurückgebliebene Epileptikerin. Immer wieder betraten die Eltern hoffnungsvoll eine neue Praxis oder Klinik und verließen sie enttäuschter und verzweifelter als zuvor.

Kein Arzneimittel, keine Diät oder noch so ungewöhnliche Ernährungsweise blieb unversucht; auf den Rat eines Doktors hin verabreichten sie ihrer Tochter sogar zweimal täglich eine Tasse starken Kaffees. „Maranda mußte zeitweise 35 verschiedene Medikamente zugleich nehmen“, erzählte Terry. „Oft stand sie so schwer unter der Wirkung dieser Arzneien, daß sie mich nicht erkannte.“

Doch Luis und Terry Francisco weigerten sich, ihr einziges Kind aufzugeben. Sie stellten immer wieder Fragen und lasen alles, was sie zu diesem Thema finden konnten. Luis Francisco leitete einen Supermarkt und verdiente nur durchschnittlich. Doch das hielt ihn nicht davon ab, weiter nach Hilfe zu suchen. „Wenn es auf dieser Welt eine Stelle geben sollte, wo Maranda geholfen werden kann, werden wir sie ausfindig machen.“

Im Winter 1984 erfuhren Marandas Eltern, an welcher Krankheit ihre Tochter litt. Dr. Thomas Reilley, Arzt im Zentrum für Kinderepilepsie des Kinderkrankenhauses von Denver, vermutete nach einem Gespräch mit einem anderen Kinderneurologen eine „Rasmussensche Enzephalitis“, eine extrem seltene Hirnhautentzündung. Die Krankheit schreitet schleichend, aber stetig voran.

Reilley wußte: Wenn die Diagnose richtig war, blieb wenig Zeit. Die Rasmussensche führt unweigerlich zur völligen Lähmung einer Körperhälfte, zu geistigem Verfall und schließlich zum Tod. Eine Gehirnoperation bliebe die einzige Möglichkeit, Maranda zu retten. In Denver wurde sie durch Barbiturate (= Schlafmittel) in einen 17stündigen komaähnlichen Zustand versetzt; die Ärzte hofften, dadurch alle Gehirnfunktionen sowie die Anfälle lahmzulegen. Doch mit dem Erwachen war auch der erste Anfall sofort wieder da. Das zumindest zeigte deutlich, daß ihre Epilepsie nicht auf elektrische Störungen im Gehirn zurückzuführen war; es handelte sich eindeutig um einen fortschreitenden Verfall der Gehirnfunktionen. Das war ein weiterer Hinweis auf die Rasmussensche Krankheit.

Reilley bereitete die Untersuchung Marandas im Heilzentrum der Universität von Kalifornien, Los Angeles, vor. Das war die nächstgelegene Klinik, die in der Behandlung der Rasmussenschen Krankheit Erfahrung hatte. Eine Hirnbiopsie ergab eindeutige Beweise für diese Krankheit. Die Eltern Francisco erhielten dann aber den härtesten Schlag: „Der Fall ist inoperabel", wurde ihnen gesagt. „Wir können nichts für Sie tun."

Marandas Geschichte wäre zu Ende gewesen, hätte sie nicht so beharrliche Eltern gehabt. Terry Francisco ging jedem Hinweis, jedem noch so kleinen Ratschlag nach. Hatte sie von einem Spezialisten auf diesem Gebiet gehört, nahm sie Kontakt mit ihm auf. Konnte der nicht weiterhelfen, so fragte sie: „Kennen Sie irgend jemanden, der uns vielleicht helfen könnte?"

Schließlich schlug man ihr vor, sie solle doch zu Dr. John Freeman in Johns-Hopkins Verbindung aufnehmen. Er war ein anerkannter Spezialist, was derartige Anfälle betraf. Am Telefon schilderte Terry Francisco dem Chefarzt der Kinderneurologie alle Einzelheiten der Krankheit ihres Kindes. Kaum hatte sie geendet, hörte sie die erhofften und ermutigenden Worte: „Maranda scheint unsere Kandidatin für eine Hemisphärektomie zu sein", sagte Dr. Freeman. – „Sie meinen wirklich? Sie denken tatsächlich, Sie könnten etwas für sie tun?" fragte Terry ungläubig, aber freudig erregt.

Nach so vielen Enttäuschungen war sie zu vorsichtig, um ein Wort wie „heilen" zu verwenden. „Zumindest haben wir gute Aussichten", antwortete der Arzt. „Schicken Sie mir Marandas Krankheitsberichte, Computer-Tomographien und alles, was Sie sonst noch haben."

John Freeman war im Stanford-Universitätsklinikum tätig gewesen, bevor man von der „Hemisphärektomie" abkam. Obwohl er selbst nie eine durchgeführt hatte, wußte er von zwei erfolgreichen Operationen und hielt diese Methode für brauchbar.

Noch wagte Marandas Mutter kaum auf Hilfe zu hoffen; dennoch kopierte sie alle Unterlagen und schickte sie noch am selben Tag los. Als John Freeman das Material erhielt, studierte er es sorgfältig und kam damit zu mir. „Ben, ich hätte gerne, daß du dir das mal anschaust." Er gab mir die Berichte, ließ mir Zeit, sie zu überfliegen, und meinte dann: „Es gibt eine Methode für eine Hemisphärektomie, von der du sicher noch nie gehört hast ..."

„Ich habe davon gehört", unterbrach ich ihn, „aber noch nie eine durchgeführt." Mir war erst kurz zuvor unter Stößen von anderem Material ein medizinischer Text in die Hände gefallen, in dem auch etwas über Hemisphärektomie stand. Allerdings machte dieser Bericht keine Hoffnung. „Ich glaube, daß eine Hemisphärektomie dieses Kind retten könnte." Dr. Freeman sah mich an.

„Du hast tatsächlich Vertrauen zu dieser Methode?" – „Ja." Er schaute mich an. „Glaubst du, dieses Kind operieren zu können?" Während ich meine Antwort abwog, erklärte mir John die Überlegungen und Tatsachen, die hinter seiner Überzeugung standen, daß ein solcher chirurgischer Eingriff ohne katastrophale Nebenwirkungen durchgeführt werden könnte.

„Hört sich eigentlich vernünftig an", antwortete ich ihm. Allmählich packte mich die Aufregung. Das war eine Herausforderung. Doch ich wollte auf keinen Fall ohne gründliche Vorbereitung in ein mir bislang noch fremdes Gebiet vordringen – und John Freeman hätte das sicher auch nicht unterstützt. „Laß mir noch etwas Zeit. Ich möchte zuvor noch einiges darüber lesen, erst dann kann ich dir eine definitive Antwort geben."

Am selben Tag fing ich damit an, Artikel und Zeitschriften durchzuforsten, die bis ins einzelne beschrieben, welche Schwierigkeiten die hohe Komplikations- und Sterberate bei dieser Operation verursachten. Dann ging ich die Operationsmethode in Gedanken immer wieder durch und befaßte mich mit Marandas Untersuchungs- und Krankheitsberichten. Schließlich konnte ich sagen: „John, ich bin nicht sicher, aber ich glaube, es ist durchführbar. Ich muß mir es noch einmal durch den Kopf gehen lassen."

John und ich diskutierten und studierten weiterhin die Aufzeichnungen; irgendwann rief er die Franciscos an. Wir sprachen mit Frau Francisco und erklärten ihr, daß eine Hemisphärektomie in Betracht käme. Wir konnten keine Versprechungen machen; aber sie war sehr verständnisvoll. „Bringen Sie Maranda vorbei, damit wir eine Entscheidung treffen können."

Ich schaute voller Erwartung auf diese Begegnung und freute mich, als die Eltern das Kind einige Wochen später nach Hopkins zu weiteren Untersuchungen brachten. Ich erinnere mich, wie hübsch ich das Mädchen fand. Mein Herz war schwer, wenn ich an das Leid dachte, das dieses Kind bereits durchmachen mußte. Maranda war vier Jahre alt und kam aus Denver. Sie hatte die Angewohnheit, zu sagen: „Ich komme von Denverado."

Nach ausführlichen Untersuchungen, langen Diskussionen mit John Freeman und anderen, die ich zur Beratung heranzog, gab ich schließlich meine Entscheidung bekannt. Marandas Vater war aus beruflichen Gründen wieder nach Hause geflogen, also setzte ich mich mit Terry Francisco zusammen. „Ich will die Operation versuchen“, erklärte ich ihr. „Aber ich möchte, daß Sie wissen, daß ich noch nie einen solchen Eingriff vorgenommen habe. Sie müssen verstehen, ...“ – „Dr. Carson, alles egal, tun Sie's. Jeder andere hat Maranda aufgegeben.“ – „Es ist eine sehr riskante Operation. Maranda kann noch im Operationssaal sterben.“

Es waren nur Worte, aber mir war klar, welche Wirkung sie auf Marandas Mutter haben mußten. Und doch brannte es mir auf der Seele, ihr die möglicherweise negativen Folgen nicht zu verschweigen. „Sie kann eine ernste Behinderung davontragen, auch einen schweren Gehirnschaden.“ Meine Stimme blieb ruhig, denn ich wollte der Frau keine Angst machen. Aber genausowenig durfte ich sie in falscher Sicherheit wiegen.

Frau Francisco schaute mich fest an. „Und was passiert, wenn wir der Operation nicht zustimmen?“ – „Die Krankheit wird schlimmer, bis Maranda schließlich stirbt.“ – „Dann ist die Auswahl nicht besonders groß, was? Wenn es irgendwo eine Chance gibt – sei sie noch so winzig ...“ Ihr ernster Gesichtsausdruck zeigte, was sie durchmachte, um zu einer Entscheidung zu kommen. „O ja, bitte operieren Sie.“

In der Zeit vor der Operation versuchten Terry und Luis ihrem Kind zu erklären, was geschehen würde. Sie nahmen sich viel Zeit dafür. Terry zeigte ihrer Tochter an einer Puppe, wo ihr Kopf operiert werden sollte, und zeichnete die Stelle sogar mit Linien ein. „Du wirst am Ende ziemlich kurze Haare haben.“ Maranda kicherte. Der Gedanke gefiel ihr.

Terry war sicher, ihre Tochter würde mit ihren vier Jahren genug verstehen und fragte sie: „Schatz, wenn du dir irgend etwas Bestimmtes nach der Operation wünschst, dann sag es mir.“ Marandas braune Augen schauten ihre Mutter groß an. „Keine Anfälle mehr.“ Terry standen die Tränen in den Augen, als sie ihre Tochter umarmte. Sie hielt sie so fest, als würde sie ihr Kind nie wieder hergeben. „Genau das wünschen sich Papa und Mama auch.“

Am Abend vor der Operation schaute ich im Spielzimmer vorbei. Herr und Frau Francisco saßen am Rand der Spielgrube, ein Platz, den Kinder besonders lieben. Eine kleine Giraffe auf Rädern stand mitten im Raum. Lastwagen und Autos waren über den Boden verstreut. Jemand hatte Plüschtiere an der Wand aufgereiht. Frau Francisco begrüßte mich ruhig und fröhlich. Ich war überrascht, sie so entspannt und gefaßt zu sehen. Ihre Gelassenheit ermutigte mich; sie war bereit, alles so hinzunehmen, wie es kommen würde. Maranda war mit ihren Spielsachen beschäftigt.

Obwohl ich die Eltern bereits bei ihrer Einwilligung auf die möglichen Komplikationen bei der Operation aufmerksam gemacht hatte, wollte ich sichergehen, daß auch alles geklärt war. Ich setzte mich also zu ihnen und beschrieb sorgfältig jede Phase des Eingriffs.

„Sie sind sicher schon in den Vorgang eingeweiht worden, denn Sie haben ja bereits mit dem Kinderneurologen gesprochen. Wir rechnen mit einer Operationsdauer von fünf Stunden. Die Wahrscheinlichkeit ist gegeben, daß Maranda verblutet und bei der Operation stirbt. Es kann auch sein, daß sie Lähmungen davonträgt und nie wieder sprechen kann. Blutungen, Infektionen oder sonstige neurologische Komplikationen können auftreten. Auf der anderen Seite kann sich Marandas Gehirn auch wieder regenerieren – dann wären die Anfälle für immer vorbei. Wir haben keine Kristallkugel, das ist das Problem. Wir können den Ausgang der Operation nicht voraussehen."

„Danke für Ihre Mühe", antwortete Frau Francisco. „Wir verstehen das." – „Eine Sache aber wissen wir ganz sicher", fügte ich hinzu. „Ich möchte, daß Sie sich im klaren darüber sind: Wenn wir nichts für Maranda unternehmen, wird sich ihr Zustand verschlimmern, bis Sie Ihre Tochter in eine Anstalt geben müssen. Und dann wird sie sterben."

Frau Francisco nickte; sie war zu bewegt, um sprechen zu können. Sie hatte aber völlig begriffen, was ich ihr vermitteln wollte. „Das Risiko eines unschönen Operationsausganges ist groß", fuhr ich fort. „Ihre linke Gehirnhälfte ist beschädigt – das ist der dominierende Teil ihres Gehirns." (Bei den meisten Rechtshändern steuert die linke Hemisphäre die Sprachfähigkeit und Motorik der rechten Körperhälfte.)

„Bitte denken Sie daran", betonte ich und machte dann eine Pause, um meine Worte auf das Ehepaar wirken zu lassen, „das Risiko ist sehr hoch, daß Maranda, sollte sie den Eingriff überleben, nicht mehr sprechen kann oder auf Dauer rechts gelähmt bleiben wird. Ich möchte, daß Sie diese Gefahr kennen." – „Dr. Carson, darüber sind wir uns im klaren", antwortete Luis. „Was auch geschieht, soll so geschehen. Das ist unsere einzige Chance, Dr. Carson. Maranda könnte bereits tot sein."

Ich war aufgestanden und im Begriff zu gehen, als ich mich noch einmal umdrehte. „Ich habe noch eine Hausaufgabe für Sie beide. Jeder Patient und jeder Angehörige bekommt sie von mir vor einer Operation." – „Bitte, herzlich gerne!" meinte Terry. „Was Sie uns auch auftragen", sagte Luis. – „Beten Sie. Ich bin überzeugt, daß das hilft." – „O ja, ja!" Terry lächelte.

Ich beauftrage alle Eltern damit, weil ich selber daran glaube. Bis jetzt hat mir noch nie jemand widersprochen. Während ich religiöse Diskussionen mit Patienten oder Angehörigen vermeide, erinnere ich sie doch gerne an Gottes liebende Gegenwart. Ich denke, die wenigen Worte, die ich darüber verliere, reichen aus.

Ich war aufgeregt und etwas besorgt, als ich an diesem Abend nach Hause ging. Meine Gedanken drehten sich um die Operation und das Katastrophenpotential. Ich hatte mich mit Dr. Long darüber unterhalten, der schon eine Hemisphärektomie durchgeführt hatte. Schritt für Schritt hatte ich das Verfahren mit ihm erörtert. Erst viel später fiel mir auf, daß ich ihn nicht gefragt hatte, ob diese eine Operation erfolgreich verlaufen war.

So vieles konnte bei Maranda schiefgehen. Jahre zuvor aber war ich schon zu der Überzeugung gekommen, daß der Herr mich nie in etwas hineinziehen würde, aus dem er mich nicht wieder herausholen könnte. Also machte ich mir keine übermäßigen Sorgen. Ich arbeite nach dem Grundsatz: Wenn jemand ohne unser Eingreifen sterben würde, haben wir mit unserem Versuch nichts zu verlieren. Bei Maranda war garantiert nichts mehr zu verlieren. Wenn die Hemisphärektomie nicht durchgeführt würde, war ihr Tod unausweichlich. Für dieses hübsche kleine Mädchen war die Operation die einzige Chance.

Schließlich betete ich: „Gott, wenn Maranda stirbt, dann können wir es nicht ändern. Aber wir wissen, daß wir unser Bestes getan haben." Mit diesem Gedanken schlief ich ein.

15

CHANCE UND VERLUST

Ich stand kurz davor, einem fast vergessenen Operationsverfahren zu neuem Durchbruch zu verhelfen. Zu einer bahnbrechenden Arbeit fehlte nur eines – der Erfolg! Chirurgen hatten bisher nur wenige Fälle mit völliger Wiederherstellung verzeichnen können, so daß man Hemisphärektomie als sinnvolle chirurgische Alternative kaum noch gelten ließ.

Ich würde mein Bestes geben. Und ich begann die Operation in der Gewißheit, daß sich Marandas Zustand ohne den Eingriff verschlimmern und schließlich zum Tode führen würde. Darüber hinaus hatte ich alles getan, um mich auf diese Operation vorzubereiten. Nun wollte ich das Ergebnis Gott überlassen.

Ich bat Dr. Neville Knuckey, einen unserer Oberassistenzärzte, mir zu assistieren. Ich hatte ihn während meines Jahres in Australien kennengelernt. Neville war im Rahmen eines Austausches hierhergekommen, und ich hielt ihn für außerordentlich tüchtig.

Gleich von Anfang an hatten wir Schwierigkeiten bei der Operation. Statt der erwarteten fünf Stunden standen wir genau doppelt so lange am Operationstisch. Wir mußten ununterbrochen Blut zuführen. Marandas Gehirn war so entzündet, daß es bei jeder Berührung mit dem Operationsbesteck sofort zu bluten anfing. Die Operation war nicht nur sehr zeitaufwendig, sondern auch eine der schwersten, die ich je durchgeführt habe.

Das Drama begann mit einem unscheinbaren Schnitt in die Kopfhaut. Der assistierende Chirurg hielt das Absaugrohr, während ich kleine Blutgefäße verödete. Mit Stahlklemmen wurde der Schnitt auseinandergezogen und offengehalten. Der Operationsraum war kühl und still. Dann schnitt ich tiefer, durchtrennte eine zweite Schicht. Wieder wurden kleine Blutgefäße verätzt und das Blut abgesaugt.

Ich bohrte sechs Löcher, jedes in der Größe eines Hemdenknopfes in Marandas Schädeldecke. Die Löcher bildeten einen Halbkreis, der vor ihrem linken Ohr begann, sich über ihre Schläfe nach oben zog und hinter demselben Ohr endete. Jede Höhlung wurde mit gereinigtem Bienenwachs gefüllt, um die Vibration der

Säge abzufangen. Dann schnitt ich mit einer luftbetriebenen Säge an den Löchern entlang und hob die linke Seite von Marandas Schädel nach oben, um die äußeren Schichten ihres Hirns freizulegen.

Ihr Gehirn war geschwollen und ungewöhnlich hart, was die Arbeit erschwerte. Der Anästhesist injizierte einen Stoff, der die Schwellung abklingen ließ. Dann führte Neville einen dünnen Katheter in das Hirninnere ein, durch den überschüssige Flüssigkeit ablaufen sollte. Langsam und sehr vorsichtig entfernte ich Zentimeter für Zentimeter der entzündeten linken Hirnhälfte.

Die winzigen Operationsbestecke bewegten sich millimetergenau zwischen Gewebe und lebenswichtigen Blutgefäßen, ständig darauf bedacht, keinen der anderen Teile von Marandas Gehirn zu berühren oder gar zu beschädigen. Die großen Schlagadern an der Hirnbasis bluteten stark, als ich nach der feinen Trennlinie zwischen Gehirn und Blutgefäßen suchte. Es ist nicht einfach, in die komplizierte Welt des Gehirns einzugreifen. Und es war Schwerarbeit, Marandas Großhirnhälfte behutsam von den Arterien abzulösen, durch die ihr Leben pulsierte.

Maranda verlor über fünf Liter Blut während der Operation. Sie erhielt fast das Doppelte ihrer eigenen Blutmenge durch Blutkonserven zugeführt. Während der ganzen Zeit im Operationssaal hielten Krankenschwestern die Eltern Marandas auf dem laufenden. Vor meinem inneren Auge sah ich sie draußen sorgenvoll warten. Wenn meine Gedanken dann zu Gott wanderten, dankte ich ihm für die Weisheit, die er mir schenkte, und dafür, daß er meine Hände führte.

Schließlich waren wir fertig. Marandas Schädel wurde sorgfältig zusammengesetzt und mit festen Nähten versehen. Dann endlich konnten Neville und ich uns aufrichten. Die Operationsschwester nahm mir das letzte Besteck aus der Hand. Ich gönnte mir den Luxus, meine Schultern zu dehnen und meinen Kopf kreisen zu lassen. Neville und ich wußten wie auch all unsere Mitarbeiter, daß wir erfolgreich gewesen waren: die linke Hemisphäre von Marandas Gehirn war entfernt. Wir hatten das „Unmögliche“ vollbracht. *Und was passiert jetzt?* fragte ich mich.

Keiner wußte, ob die Anfälle damit endgültig aus der Welt geschafft waren. Keiner wußte, ob Maranda jemals wieder laufen oder sprechen würde. Uns blieb nur eines: abwarten. Neville und ich traten einen Schritt zurück, als die Schwestern das sterile Operationstuch entfernten und der Anästhesist alle Kabel von den Apparaten nahm, die Marandas Funktionen aufgezeichnet hatten. Die Sauerstoffzufuhr wurde gestoppt, und Maranda begann wieder selbst zu atmen.

Ich beobachtete sie aufmerksam und hoffte, eine bewußte Bewegung zu entdecken. Es kam keine. Sie regte sich zwar etwas, als sie zur Besinnung kam, reagierte aber nicht, als die Schwester ihren Namen rief. Sie schlug nicht einmal die Augen auf. Es ist ziemlich früh, dachte ich und warf Neville einen Seitenblick zu. Sie wird in Kürze aufwachen. Würde sie aber auch merken, was um sie herum vorging? Es ließ sich nicht mit Sicherheit sagen.

Die Franciscos hatten mehr als zehn Stunden im Aufenthaltsraum zugebracht, der für Familienangehörige von Operationspatienten zur Verfügung steht. Sie hatten jeden Vorschlag abgewehrt, für eine kurze Pause oder eine Tasse Tee nach draußen zu gehen oder einen Spaziergang zu machen. Die ganze Zeit über hatten sie gewartet, gebetet und gehofft. Später erzählte mir eine Krankenschwester, daß das Ehepaar Francisco mit der Zeit immer stiller geworden war. Ihre angespannten und besorgten Gesichter sagten alles.

Ich folgte Marandas Transportliege. Sie sah so winzig und verletzlich unter dem blaßgrünen Leintuch aus. Der Pfleger schob sie den Gang entlang zur Intensivstation der Kinderabteilung. Maranda hing am Tropf, die Flasche baumelte über ihrem Bett. Ihre Augenlider waren von der zehnstündigen Narkose angeschwollen; die starken Blutdruckschwankungen hatten das Lymphsystem angegriffen und Schwellungen verursacht. Auch der Sauerstoffschlauch, der zehn Stunden lang in ihrem Hals geblieben war, hatte Spuren hinterlassen: Marandas Lippen hatten sich entzündet und waren wie aufgeblasen. Ihr kleines Gesicht war entstellt.

Den Eltern war das Quietschen des Krankenbettes auf dem Flur nicht entgangen, sie kamen uns entgegengerannt. „Warten Sie!“ rief Terry leise. Mit rotgeränderten Augen trat die Mutter an das Bett, beugte sich zu ihrer Tochter hinunter und gab ihr einen Kuß. Marandas Lider zitterten, dann schlug sie die Augen für einen Moment auf. „Ich hab euch so lieb, Mami und Papi“, sagte sie.

Terry brach in Freudentränen aus, und Luis wischte sich mit dem Handrücken über die verdächtig glitzernden Augen. „Sie hat was gesagt!“ flüsterte eine Krankenschwester, außer sich vor Erstaunen. „Sie hat geredet!“ Und ich? Ich stand nur da, verwundert und bewegt, als ich dieses unglaubliche Geschehen auf mich wirken ließ.

Wir alle hatten auf eine Besserung bei Maranda gehofft. Aber keiner hätte zu denken gewagt, daß sie so schnell wieder wohlauf sein könnte. Im stillen dankte ich Gott, daß er diesem liebenswerten kleinen Mädchen das Leben erneut geschenkt hatte. Als mir die Bedeutung ihrer Reaktion plötzlich bewußt wurde, stockte mir für einen Augenblick der Atem. Maranda hatte nicht nur die Augen geöffnet. Sie hatte ihre Eltern erkannt. Und sie redete, hörte, dachte und reagierte!

Wir hatten die linke Hälfte ihres Gehirns vollständig entfernt, das Zentrum der Sprachfähigkeit. Und nun redete Maranda! Sie bewegte sich etwas unruhig auf dem sehr schmalen Transportbett hin und her, streckte ihr rechtes Bein aus, bewegte ihren rechten Arm – alles auf der Seite des Körpers, die von der herausoperierten Gehirnhälfte gesteuert worden war!

Die wunderbare Neuigkeit sprach sich wie ein Lauffeuer herum, und binnen kürzester Zeit war die Belegschaft der gesamten Station um Maranda versammelt, um sich mit eigenen Augen zu überzeugen. „Unglaublich!" – „Ist das nicht großartig?" Ich hörte sogar eine Frau sagen: „Gelobt sei Gott!"

❖

Mit diesem umwerfenden Operationserfolg begann für Maranda und ihre Eltern ein neues Leben. Ich selber hatte jedoch nicht geahnt, daß sich die Medien so dafür interessieren könnten. Es mochte ein Durchbruch in der Chirurgie sein; daß er gerade mir beschieden war, hielt ich für nicht so bedeutsam. Hätte ich keinen Erfolg gehabt, wäre er vielleicht bald einem anderen Neurochirurgen zuteil geworden. Nun aber schien alles um mich herum diesen Vorfall für ein Ereignis von öffentlichem Interesse zu halten.

Reporter schwirrten plötzlich heran, das Telefon lief heiß, Fotografien und Stellungnahmen wurden angefordert. Don Colburn von der Washington Post interviewte mich und schrieb einen langen und bemerkenswert akkuraten Artikel, in dem er den Operationsverlauf detailliert schilderte und das Familienleben wie auch die Fortschritte Marandas darstellte. Das „Abendmagazin" im Fernsehen brachte eine zweiteilige Sendung über Hemisphärektomien.

Maranda bekam zwar hinterher eine Infektion, die aber mit Antibiotika schnell wieder behoben war. Sie machte weiterhin außergewöhnlich gute Fortschritte. Maranda Franciscos sehnlichster Wunsch ist in Erfüllung gegangen: seit der Operation im August 1985 hatte sie keinen Anfall mehr. Allerdings fehlt den Fingern ihrer rechten Hand die Feinmotorik. Außerdem hinkt sie leicht; aber Maranda hatte bereits vor der Operation einen leichten Gehfehler. Jetzt bekommt sie Unterricht im Steptanz.

Maranda wurde zu einer Fernsehshow eingeladen. Die Produzenten wollten mich auch dabei haben, aber ich lehnte aus verschiedenen Gründen ab. Erstens ist es mir wichtig, welches Bild ich nach außen hin abgebe. Ich möchte kein spektakulärer Fernsehdoktor werden. Zweitens bin ich mir bewußt, welche unterschwelligen Auswirkungen es auf den eigenen Charakter haben kann, wenn man in den Medien um Rat gefragt und als Persönlichkeit bewundert wird. Wenn einem oft genug gesagt wird, wie großartig man ist, glaubt man es bald selbst – auch wenn man sich noch so dagegen wehrt.

Drittens hatte ich meine mündlichen Prüfungen noch vor mir. Dabei hat der Kandidat vor einem Gremium von Neurochirurgen zu erscheinen. Einen ganzen Tag lang wird er dann mit allen denkbaren Fragen konfrontiert. Mein gesunder Menschenverstand sagte mir, daß ein Examinand, der sich gern im Fernsehen produziert, nicht allzu wohlwollend beurteilt werden würde. Ich hätte durch einen Auftritt in einer Show eindeutig mehr zu verlieren als zu gewinnen, also lehnte ich ab.

Viertens wollte ich niemandem Anlaß geben, mich zu beneiden. Es wird viel zu schnell geredet. Und auf Sätze wie: „O, das ist der Mann, der sich für den besten Arzt aller Zeiten hält", konnte ich getrost verzichten. Anderen guten Ärzten ist das durch zu häufige Darstellung in den Medien schon passiert.

Da Dr. John Freeman an der Operation beteiligt war, sprach ich mit ihm über einen Auftritt in der Öffentlichkeit. John ist älter, bereits Professor und ein Mensch, vor dem ich große Achtung habe. „John, dir kann niemand etwas anhaben, und es beeinträchtigt deine Arbeit auch nicht, wenn ein anderer Arzt schlecht über dich denkt. Du hast überall einen guten Ruf und bist respektiert. Warum trittst du nicht in dieser Fernsehsendung auf?"

John brach nicht gerade in Begeisterung aus, aber er verstand meine Gründe. „In Ordnung, Ben", willigte er schließlich ein und erklärte den Zuschauern der Fernsehshow, wie eine Hemisphärektomie vor sich geht. Diese Einladung war meine erste und letzte Begegnung mit bestimmten Arten der Medienbranche. Jedesmal, wenn ich deshalb angegangen werde, überlege ich mir die Angelegenheit sehr sorgfältig, bevor ich mich entscheide, ob es sich wirklich lohnt. „Welchem Zweck dient Ihr Interview?" ist meine erste und wichtigste Frage. Wenn der Hauptgrund darin besteht, mich bekannt zu machen oder die Zuschauer zu unterhalten, erkläre ich ganz entschieden, daß ich damit nichts zu tun haben will.

❖

Das Phänomen, das Maranda ein Leben ohne die linke Gehirnhälfte ermöglicht, wird „Plastizität" genannt. Man weiß heute, daß die zwei Großhirnhälften nicht so radikal voneinander getrennt sind, wie man früher annahm. Beide haben zwar spezielle Funktionen: die eine Seite beherbergt das Sprachzentrum, während die andere hauptsächlich für künstlerische Fähigkeiten zuständig ist. Im Großhirn eines Kindes findet man jedoch beträchtliche Überschneidungen. „Plastizität“ bedeutet, daß Funktionen, die vorher von bestimmten, nun nicht mehr existenten Gehirnzellen ausgeführt wurden, von anderen übernommen werden. Bisher ist nicht bekannt, wie diese Aufgabenübertragung vor sich geht.

Meine Theorie (und andere Fachleute teilen meine Meinung) ist folgende: Bei der Geburt sind Gehirnzellen vorhanden, die – vergleichbar mit einem Joker – noch nicht auf eine spezielle Funktion festgelegt sind; ich sage dazu: Sie sind noch nicht volljährig. Werden die bereits ausgebildeten Gehirnzellen beschädigt, so können die „Joker-Zellen“ sich verändern, indem sie die zerstörten Gehirnzellen ersetzen und deren Aufgabe übernehmen. Mit zunehmendem Lebensalter werden jedoch auch diese Zellen mit differenzierten Funktionen belegt, so daß immer weniger „Aushilfszellen“ übrigbleiben. Im Alter von 10 oder 12 Jahren haben sie die Fähigkeit zur Veränderung verloren und sind auf eine bestimmte Aufgabe festgelegt. Deshalb gilt „Plastizität“ nur bei Kindern.

Für mich ist aber nicht nur das Alter meiner Patienten ausschlaggebend; ich ziehe auch den Zeitpunkt in Betracht, an dem die Krankheit ausbrach. Wegen unvermindert starker Anfälle habe ich beispielsweise eine Hemisphärektomie an der 21 Jahre alten Christina Hutchins durchgeführt. Mit sieben Jahren hatte Christina ihre ersten Anfälle, die sich allmählich ausgeweitet hatten. Ich nahm an – und meine Theorie bestätigte sich –, daß im langsam voranschreitenden Krankheitsverlauf die Funktionen der zerstörten Gehirnzellen auf andere Teile des Gehirns übertragen worden waren. Obwohl sie älter war als alle meine Patienten, entfernten wir ihr eine Großhirnhälfte. Christina geht heute wieder in die Schule und hat einen Notendurchschnitt von 1,5.

21 von meinen 22 Hemisphärektomie-Patienten waren Mädchen. Dafür habe ich keine Erklärung. Theoretisch sind Frauen nicht anfälliger für Tumoren als Männer. Ich halte diesen Umstand für zufällig und denke, daß sich das einseitige Verhältnis mit der Zeit ausgleichen wird. Carol James, meine Assistentin und rechte Hand, hat dafür eine einleuchtende Erklärung: „Der Grund dafür ist, daß Frauen eben nur eine Hälfte ihres Gehirns brauchen, um so gut wie Männer denken zu können. Deshalb können Sie diese Operation an so vielen Frauen durchführen.“

❖

Schätzungsweise 95 Prozent meiner Hemisphärektomie-Patienten haben keine Anfälle mehr. Die restlichen 5 Prozent haben gelegentlich noch Krämpfe. Über 95 Prozent haben nach der Operation geistige Fortschritte gemacht, weil sie weder durch ständige Anfälle geschwächt werden noch von Medikamenten abhängig sind. In 100 Prozent der Fälle sind die Eltern erleichtert und mit dem Ausgang der Operation zufrieden. Für uns vom Team ist das die beste Belohnung, wenn wir sehen, wie die Eltern sich freuen.

Die Hemisphärektomie gewinnt in der Chirurgie einen immer größeren Stellenwert. Andere Kliniken beginnen nun auch damit. Mir ist bekannt, daß bis Ende 1988 die Chirurgen an der Universität von Kalifornien, Los Angeles, wenigstens sechs solcher Eingriffe vorgenommen hatten. Soweit ich weiß, habe ich mehr Hemisphärektomien durchgeführt als irgendein anderer praktizierender Chirurg. (Dr. Rasmussen lebt noch, ist aber nicht mehr in der Medizin tätig).

Ein wesentlicher Grund für unsere hohe Erfolgsquote in Hopkins ist die einzigartige Zusammenarbeit zwischen der pädiatrischen Neurologie und der Neurochirurgie. Im Gegensatz zu dem, was ich in Australien beobachtet habe, sind wir nicht von einem „medizinischen Superstar" abhängig. Während meines Jahres in Australien lernte ich einige Fachärzte kennen, die nicht daran interessiert waren, die ihnen untergebenen Ärzte zu fördern. Sie gaben ihnen keine Erfolgschancen. Folglich fehlte bei den „einfachen" Ärzten manchmal der Arbeitseifer. Auch die Zusammenarbeit auf der Intensivstation unserer Kinderabteilung kann ich nicht genug loben.

Dieses Zusammengehörigkeitsbewußtsein durchdringt unser gesamtes Arbeitsprogramm und schließt auch das Verwaltungspersonal mit ein. Wir sind Freunde und arbeiten gut zusammen, wir sind mit Leib und Seele bei der Sache; und jeder von uns weiß vom anderen, auch von dessen Schwierigkeiten. Wir sind ein Team – und Ben Carson ist nur ein Teil davon.

❖

Bei allen Hemisphärektomien, die ich durchgeführt habe, hatte ich nur einen Todesfall. Seitdem haben sich wieder etwa 30 Patienten diesem Eingriff unterzogen. Meine jüngste Patientin war die drei Monate alte Keri Joyce. Ihre Operation war zunächst reine Routinearbeit, doch dann ließ sich eine Blutung nicht stillen, weil Keri zu wenig Blutplättchen hatte (die zur Gerinnung notwendig sind). Ihre gesunde Großhirnhemisphäre wurde dadurch beeinträchtigt.

Als diese Schwierigkeit überwunden war, erholte sie sich und hatte keine Anfälle mehr.

Meine schmerzlichste Erfahrung hatte ich mit Jennifer (das ist ein Deckname). Wir operierten sie zum ersten Mal, als sie fünf Monate alt war. Jennifer litt an schwersten Anfällen, und ihre Mutter war völlig am Ende. Die Krämpfe hatten bereits Tage nach der Geburt eingesetzt.

Nachdem die EEGs, Computertomographien und Kernspin-Resonanz-Tomogramme ausgewertet waren, stellten wir fest, daß die abnormen Erregungen verstärkt dem hinteren Teil der rechten Hemisphäre entsprangen. Ich studierte alles sorgfältig und beschloß, nur den rückseitigen Teil herauszunehmen. Die Operation schien gelungen. Baby Jennifer erholte sich schnell, und die Anfälle traten wesentlich seltener auf. Sie begann, auf Stimmen zu reagieren und war etwas aufgeweckter. Eine Zeitlang jedenfalls.

Dann begannen die Anfälle von neuem. Am 2. Juli 1987 operierte ich sie ein zweites Mal und entnahm den Rest der rechten Hemisphäre. Der Eingriff verlief problemlos. Jennifer wachte danach auf und konnte sich normal bewegen. Insgesamt hatten wir nur acht Stunden am Operationstisch gestanden, weniger als bei den anderen Patienten. Wahrscheinlich aber lag es an ihrem Lebensalter von nur elf Monaten, daß die Operation alles von mir forderte. Als ich den Operationssaal verließ, war ich völlig erschöpft – und das ist in der Regel nicht so bei mir.

Kurz darauf fuhr ich von der Klinik nach Hause. 35 Minuten brauchte ich normalerweise für eine Strecke. Drei Kilometer vor dem Ziel meldete sich mein Piepser. Obwohl der Ruf zehn andere Fälle betreffen konnte, wußte ich sofort, daß es um Jennifer ging. „O, nein“ stöhnte ich, „nicht dieses Kind!“

Da unser Haus so nahe war, beeilte ich mich, dorthin zu kommen, stürmte ins Haus und rief im Krankenhaus an. Die Oberschwester berichtete mir aufgeregt: „Kurz nachdem Sie fort waren, hatte Jennifer einen Herzstillstand. Sie wird jetzt wiederbelebt.“ Im Hinausrennen rief ich Candy eine Erklärung zu, sprang ins Auto und schaffte den 35-Minuten-Weg in 20 Minuten.

Als ich ankam, war das Team noch mit Wiederbelebungsversuchen beschäftigt. Gemeinsam versuchten wir nun alles, um Jennifer zurückzuholen. Gott, bitte, laß sie nicht sterben! Nach anderthalb Stunden sah ich hinüber zu der Schwester, die mir gegenüberstand. Ihre Augen sprachen aus, was wir alle wußten: Sie wird nicht wieder aufwachen. Diese Worte brachte ich nur mit Überwindung heraus.

Es kostete mich viel Willenskraft, um über den Tod dieses Kindes nicht in Tränen auszubrechen. Ich drehte mich um und hastete in das Zimmer, in dem Jennifers Eltern warteten. Sie schauten mich ängstlich an. „Es tut mir so leid ..." brachte ich mühsam heraus, weiter kam ich nicht.

Zum ersten Mal fing ich als Erwachsener in der Öffentlichkeit an zu weinen. Ich fühlte mit, was den Eltern dieser schreckliche Verlust bedeutete. Sie hatten eine Berg-und-Tal-Fahrt der Gefühle durchmachen müssen: Sorge, Vertrauen, Verzweiflung, Hoffnung und Kummer hatten in den elf Monaten von Jennifers Leben ständig gewechselt. „Sie hatte solch einen kämpferischen Geist, einen echten Lebenswillen", hörte ich mich selbst sagen. „Ich weiß nicht, warum sie es nicht geschafft hat." Unser Team hatte beste Arbeit geleistet, aber manchmal ergeben sich Umstände, die medizinisch weder absehbar noch zu beheben sind.

Der Kummer, der sich auf den Gesichtern von Jennifers Eltern abzeichnete, war mehr, als ich ertragen konnte. Jennifer war ein Einzelkind. Ihre Mutter hatte selbst erhebliche Schwierigkeiten mit ihrer Gesundheit und wurde im „Nationalen Gesundheitsinstitut" in Bethesda behandelt. Sie hatte erst die eigenen Probleme und nun den Tod des Kindes zu bewältigen. Ist das nicht den Prüfungen Hiobs in der Bibel vergleichbar?

Beide weinten, und wir versuchten, uns gegenseitig zu trösten. Dr. Patty Vining, eine an der Operation beteiligte Kinderneurologin, betrat den Raum. Sie war genauso mitgenommen wie ich. Wir bemühten uns gemeinsam um das Ehepaar und waren doch selbst tief erschüttert. Ich kann mich nicht erinnern, jemals zuvor einen so bitteren Verlust gespürt zu haben. Der Schmerz saß so tief, als ob alle, die ich liebte, auf einmal gestorben wären.

Das Ehepaar war verstört, aber nicht untröstlich. Ich bewunderte ihren Mut, mit dem sie ihr Leben nach Jennifers Tod wieder aufnahmen. Sie hatten die Risiken der Operation gekannt; aber sie hatten auch gewußt, daß die Hemisphärektomie die einzige Möglichkeit war, ihre Tochter zu retten.

Beide waren intelligent und stellten viele Fragen. Sie baten auch um Einblick in die Aufzeichnungen, was wir ihnen gewährten. Mehr als einmal sprachen sie mit dem Anästhesisten. Nachdem ich mich noch etliche Male mit ihnen getroffen hatte, sagten sie mir, sie seien dankbar und zufrieden, daß wir alles uns Mögliche für ihr kleines Mädchen getan hatten.

Wir haben nie herausgefunden, warum Jennifer starb. Die Operation war gut verlaufen. Nichts in der Autopsie wies auf eine Komplikation hin. Ihr Tod bleibt – wie manch anderer – ein Rätsel.

❖

Die nächsten Tage lebte ich wie unter einer Wolke – ich „funktionierte“ zwar weiter, aber Trauer und Niedergeschlagenheit machten mir schwer zu schaffen. Auch heute noch berührt mich Jennifers Tod, wenn ich daran denke; ich spüre regelmäßig einen Kloß im Hals.

Das Bitterste für einen Chirurgen ist, wenn er den Eltern eines behandelten Kindes eine schlechte Nachricht überbringen muß. Seit ich selbst Vater bin, fällt mir das noch schwerer; denn nun habe ich eine Vorstellung davon, wie sehr Eltern durch die Krankheit ihres Kindes mitgenommen werden. Das macht mir die Situation fast unerträglich. Wenn das Ergebnis negativ ist, kann ich das weder durch Worte noch durch Handlungen ändern.

Ich weiß, wie ich empfinden würde, wenn einer meiner Söhne einen Hirntumor hätte. Ich hätte das Gefühl, irgendwo allein mitten im Ozean herumzuschwimmen und langsam nach unten gezogen zu werden. Und keiner da, der mich retten könnte! Es gibt eine Angst, die man nicht in Worten ausdrücken oder mit dem Verstand erfassen kann. Viele Eltern kommen in solcher Verzweiflung nach Hopkins.

Über Jennifers Tod bin ich nie völlig hinweggekommen. Wahrscheinlich werde ich jedesmal, wenn ein Patient stirbt, eine Narbe davontragen, so wie die durch den Tod eines Angehörigen gerissene Wunde nie ganz verheilt.

Ich arbeitete unter meiner Trauerwolke weiter und dachte daran, daß es noch zahllose Menschen gibt, die Hilfe nötig haben. Ihnen gegenüber war es unfair, mich durch einen Mißerfolg aus der Bahn werfen zu lassen. Wenn ich heute über meine Reaktion nachdenke, wird mir klar, daß ich mich für den Ausgang jeder Operation verantwortlich weiß. Vielleicht geht es allen Ärzten so, denen ihre Patienten am Herzen liegen.

Mitunter hat mich der Gedanke gequält: *Wenn ich nicht operiert hätte, wäre das nicht passiert. Oder wenn ein anderer den Eingriff vorgenommen hätte, wäre das Ergebnis vielleicht besser gewesen.* Doch bald sah ich ein, daß solches Denken sinnlos ist und mich nur unnötig quälte, ohne daß etwas dabei herauskam.

Ich bin mir bewußt, daß ich in solchen Fällen verstandesmäßig handeln muß. Manchmal beruhigt mich der Gedanke, daß der Patient ohne Operation auf jeden Fall gestorben wäre. Wir haben uns zumindest angestrengt, ihn am Leben zu erhalten. Wenn ich auf meine und die Arbeit der anderen Ärzte in der Hopkins-Klinik zurückblicke, sage ich mir, daß Tausende nicht mehr leben würden, hätten wir nicht operiert.

Manche Leute werden mit Niederlagen leichter fertig als andere.

Vielleicht liegt meine etwas mühsame Verarbeitung eines Mißerfolgs daran, daß ich durch ein starkes Leistungsdenken geprägt bin. Ich lege an mich selbst einen hohen Maßstab und will mein Bestes geben. Candy gegenüber habe ich wiederholt geäußert: „Ich schätze, der Herr kennt mich genau, und deshalb sorgt er dafür, daß mir so etwas nicht allzu häufig passiert."

Trotz meines Kummers wegen Jennifer und der Zeit, die ich brauchte, um mich gefühlsmäßig zu regenerieren, halte ich nichts von kühler Distanz zwischen Arzt und Patient. Ich arbeite mit und an Menschen, die von Gott geschaffen sind. Es sind Menschen in Not, die Hilfe brauchen. Ich kann mir nicht vorstellen, am Gehirn eines Kindes zu arbeiten, sein Leben in meinen Händen zu halten und dabei unbeteiligt zu bleiben. Kindern fühle ich mich besonders verbunden, denn sie sind hilflos und hatten noch keine Möglichkeit, ein Leben in Gesundheit zu führen.

16

HARTNÄCKIGKEIT SIEGT

Beth Usher fiel 1985 als kleines Mädchen von sechs Jahren von der Schaukel. Es war kein harter Aufprall, und niemand machte sich weiter Gedanken deswegen. Kurz danach jedoch hatte sie ihren ersten leichten Anfall. Die Eltern erinnerten sich an Beths Schaukelerlebnis und meinten, damit die Ursache gefunden zu haben. Was sollte es sonst sein? Schließlich war Beth immer ein gesundes Kind!

Ein Anfall ist nichts Schönes. Eltern, die das noch nie zuvor erlebt haben, bekommen meist große Angst. Die Ärzte, mit denen sie sich in Verbindung setzten, beruhigten sie jedoch. Beth sah weder krank aus, noch verhielt sie sich so. „Das passiert schnell mal nach einem Schlag auf den Kopf. Die Anfälle hören bald wieder auf."

Die Anfälle hörten aber nicht auf. Einen Monat später hatte Beth den zweiten. Ihre Eltern fingen an, sich Sorgen zu machen. Der Hausarzt verabreichte krampflösende Medikamente, und Beths Eltern beruhigten sich wieder. Jetzt würde alles in Ordnung sein. Wenige Tage später hatte Beth ihren nächsten Schüttelkrampf. Die Medikamente halfen nicht. Trotz ärztlicher Behandlung traten die Anfälle immer häufiger auf.

Beths Vater, Brian Usher, war stellvertretender Trainer der Footballmannschaft an der Universität von Connecticut. Beths Mutter, Kathy Usher, engagierte sich in dem Club der Sportabteilung, der die Finanzen aufzubringen und Sponsoren zu finden hatte. Brian and Kathy bemühten sich neben ihrer zeitaufwendigen Berufsarbeit um medizinische Informationen; sie fragten zahllose Fachleute, sprachen mit Betroffenen und Spezialisten, waren ständig auf Achse und fest entschlossen, einen Weg zu finden, auf dem die Anfälle ihrer Tochter behoben werden könnten. Doch so sehr sie sich auch einsetzten – die Anfälle kamen in immer kürzeren Abständen.

Kathy Usher blieb trotz Rückschlägen hartnäckig auf der Suche. Eines Tages entdeckte sie in einer Bibliothek einen Artikel über die Hemisphärektomien, die wir in Johns-Hopkins durchführten. Am selben Tag noch hängte sie sich ans Telefon und sprach mit Dr. John Freeman. „Ich hätte gern ein paar Informationen über die Hemisphärektomie", begann sie. Minuten später wußte Dr. Freeman alles über Beth und ihre traurige Geschichte.

John gab ihnen für Juli 1986 einen Termin, und sie brachten Beth nach Baltimore. An diesem Tag begegnete ich der Familie Usher zum ersten Mal; wir hatten ein langes Gespräch über Beth. John und ich untersuchten sie und befaßten uns mit ihrer medizinischen Vergangenheit. Zu dieser Zeit ging es Beth relativ gut. Die Anfälle kamen seltener, „nur" bis zu zehn pro Woche. Das kleine, hübsche Mädchen strahlte Lebendigkeit aus.

Wie alle Eltern meiner Patienten unterrichtete ich auch die Ushers über die Folgen, die im schlimmsten Fall nach einer Operation auftreten könnten. Meiner Meinung nach kann man besser entscheiden, wenn alle Tatsachen bekannt sind. Kathy Usher hörte sich alles an, meinte dann aber kopfschüttelnd: „Wieso sollen wir Beth so etwas zumuten? Es geht ihr jetzt schon viel besser als früher."

John Freeman und ich konnten ihre Abneigung gegen den Eingriff nur zu gut verstehen. Wir drängten nicht auf eine Entscheidung – sie war schwer genug. Allein der Gedanke tat weh, ein quicklebendiges, fröhliches Kind in solch eine Radikalkur zu nehmen. Schließlich war Beth noch immer wohlauf und sah gesund aus, das machte ihre Lage so ungewöhnlich.

Wenn ein Kind todkrank ist und entsprechend aussieht, fällt es Eltern erfahrungsgemäß leichter, zu einer zustimmenden Entscheidung zu kommen. Meist ist dann der Gedanke ausschlaggebend: Das Risiko ist zwar groß, wenn aber nicht operiert wird, stirbt sie garantiert. Mit der Operation hat sie wenigstens noch eine Chance.

Für Beths Eltern stand jedoch fest: Sie macht sich. Es geht ihr immer besser. Wir riskieren es lieber nicht. Und damit ließen auch wir es bewenden.

Familie Usher kehrte hoffnungsvoll, doch auch unschlüssig und besorgt nach Connecticut zurück. Die Wochen vergingen, und Beths Anfälle häuften sich wieder. Nach einer Weile konnte sie einen Teil ihres Körpers nicht mehr bewegen.

Im Oktober 1986 erschienen sie wieder in Hopkins, um weitere Tests an Beth durchführen zu lassen. In der relativ kurzen Zeit von drei Monaten hatte sich ihr Zustand enorm verschlechtert. Sie sprach nur noch undeutlich. Wir wollten durch die Untersuchungen auch herausfinden, ob Beths Sprachzentrum auf die gesunde Hirnhälfte verlagert worden war. Dazu wurde die erkrankte Hemisphäre narkotisiert. Unglücklicherweise weitete sich die Narkose auf das gesamte Hirn aus, so daß keine Ergebnisse meßbar waren. Wir konnten also nicht sagen, ob Beth durch die Operation ihrer Sprachfähigkeit beraubt würde.

Seit unserem ersten Gespräch mit Beths Eltern waren John und ich überzeugt, daß eine Hemisphärektomie die einzige Alternative für Beth war. Auch ihre Eltern waren, nachdem sich Beths Zustand verschlimmert hatte, eher für eine Operation. Von da an drängten wir die Eltern nicht nur, sich für den Eingriff zu entscheiden, sondern einer von uns sagte sogar: „Je schneller, desto besser für Beth."

Die armen Ushers waren hin- und hergerissen – und ich verstand ihre Not. Jetzt hatten sie Beth wenigstens noch; sie lebte, auch wenn ihre kleine Persönlichkeit deutlich verfiel. Würde sie aber operiert und der Eingriff bliebe ohne Erfolg, dann konnte sie ins Koma fallen, völlig oder teilweise gelähmt sein – oder sogar sterben.

„Gehen Sie nach Hause und überdenken Sie alles noch einmal", schlug ich vor. „Sie müssen sicher sein, was Sie wollen." – „Bald ist Erntedankfest", ermutigte auch John sie. „Genießen Sie das Fest. Lassen Sie Beth auch Weihnachten noch zu Hause erleben. Aber", fügte er bittend hinzu, „lassen Sie danach nicht alles endlos so weiterlaufen. Bitte."

Beth sollte in einem Krippenspiel ihrer Schule mitspielen. Ihre Rolle bedeutete ihr sehr viel. Kaum hatte sie jedoch ihren Part gewissenhaft zu Ende gebracht, als sie noch auf der Bühne einen Anfall bekam. Beth ging es sehr schlecht. Ihre Eltern waren entsetzt. Am selben Tag beschloß die Familie, der Hemisphärektomie zuzustimmen.

Ende Januar 1987 brachten die Ushers Beth nach Johns-Hopkins. Sie waren angespannt, machten aber deutlich, daß sie sich zur Operation entschlossen hätten. Wir gingen noch einmal jede Einzelheit durch. Wieder zählte ich alle Risiken auf – daß Beth sterben oder Lähmungen zurückbehalten könnte. Auf ihren Gesichtern war der innere Kampf abzulesen, den der mögliche Verlust der Tochter bedeutete. Ich fühlte so sehr mit ihnen.

„Wir müssen einfach zustimmen", sagte Brian Usher schließlich. „Wir sind uns im klaren darüber, daß es Beths letzte und einzige Chance ist." Also setzten wir das Datum der Operation fest. Am vereinbarten Tag wurde Beth in den Operationssaal geschoben und für den Eingriff vorbereitet. Ihre Eltern warteten im Vorraum, hoffend und betend.

Die Operation verlief problemlos. Danach ließ sich Beth jedoch nur sehr schwer wecken und blieb apathisch. Darüber wunderte ich mich und ließ in derselben Nacht eine Computertomographie durchführen. Dabei zeigte sich ihr Hirnstamm geschwollen, was nicht unnormal ist. Ich versicherte also den Eltern: „Beth wird sich in den nächsten Tagen erholen, die Schwellung muß nur noch abklingen."

Noch während ich die Ushers zu beruhigen versuchte, zeigte mir der Blick in ihre Augen, daß sie mir nicht glaubten. Ich konnte ihnen das nicht übelnehmen. Sie dachten, ich würde routinemäßig die alten, abgedroschenen Sätze abspulen, die Eltern beruhigen sollen. Hätten sie mich besser gekannt, wäre ihnen klar gewesen, daß ich immer ehrlich auf die Menschen zugehe. Ich war sicher, daß es Beth bald besser gehen würde.

Kathy and Brian Usher fühlten sich bereits schuldig, ihre Tochter einer so drastischen chirurgischen Maßnahme ausgesetzt zu haben. Sie hinterfragten ihre Entscheidung und stellten sich immer wieder die verzweifelte Frage: „Was wäre wenn..?" Mit diesen Fragen quälten sie sich herum, ja, sie gingen sogar bis an den Tag von Beths Unfall zurück: „Wenn ich damals doch nur mit ihr hinausgegangen wäre..." – „Nichts wäre passiert, hätten wir ihr verboten, allein auf der Schaukel zu sitzen ...", und schließlich: „Hätten wir nur dieser Operation nicht zugestimmt! Beth hätte zwar ständig abgebaut, vielleicht wäre sie auch gestorben – aber wir hätten sie wenigstens noch ein oder zwei Jahre gehabt! Jetzt sehen wir sie nie wieder ..."

Stundenlang standen beide am Bett ihrer Tochter auf der Intensivstation und blickten wie gebannt auf ihr regloses Gesichtchen, ihren sich hebenden und senkenden Brustkorb. Das Brummen des Sauerstoffgerätes dröhnte in ihren Ohren. „Beth, Beth, kleiner Schatz." Wenn sie schließlich gingen, dann wie zum endgültigen Abschied mit einem traurigen Blick auf die geliebte Tochter.

Ich fühlte mich schrecklich elend. Sie sagten zwar kein einziges vorwurfsvolles Wort und klagten niemanden an. Doch mit den Jahren bekommt man als Arzt eine Antenne für unausgesprochene Gefühle. Und das, was verzweifelte Verwandte durchmachen, ist uns auch nicht unbekannt. Ich litt mit ihnen um die kleine Beth, konnte aber nicht mehr für sie tun. Meine ganze Hilfe bestand darin, Beth am Leben zu erhalten und darauf zu warten, daß ihr Gehirn heilen würde.

John und ich blieben jedoch optimistisch, und wir versuchten alles, um auch die Eltern zu überzeugen: „Sie wacht wieder auf, ganz sicher. Beth hat so wie alle Kinder mit einem schweren Hirntrauma einen geschwollenen Hirnstamm. Manchmal liegen sie tagelang, manchmal auch Wochen oder Monate im Koma, aber sie werden wieder gesund."

Sie wollten uns glauben, und ich bemerkte, wie sie an unseren

Lippen hingen und jedes Trostwort von Dr. Freeman, mir oder den Krankenschwestern in sich aufsogen. Und doch, denke ich, sie glaubten uns nicht.

Obwohl John und ich es durchaus ernst meinten, konnten wir nicht hundertprozentig sagen, daß Beth am Ende nicht doch ganz einschlafen würde. Wir hatten nie zuvor eine solche Situation erlebt. Aber wir hatten keine andere Erklärung für Beths Zustand als die, daß ihr Gehirnstamm verletzt war. Es ging ihr nicht so schlecht, als daß sie nicht wieder zu Bewußtsein hätte kommen können. Doch die Tage vergingen, und Beth wachte nicht auf. Zwei Wochen lang lag sie im Koma.

Jeden Tag untersuchte ich Beth und nahm mir alle Aufzeichnungen gründlich vor. Und mit jedem Tag fiel mir der Gang zu ihren Eltern im Wartezimmer schwerer. Die Verzweiflung sprach aus ihren Augen. Jedesmal kam ich mit der gleichen Botschaft: „Noch keine Veränderung." Aber ich glaubte an das „Noch" trotz aller gegenteiligen Umstände.

Die Ärzte- und Pflegerschaft unterstützte uns nach Kräften. Sie ermutigten die Ushers, wo sie nur konnten. Auch ich bekam guten Zuspruch, als ich mir langsam selber Sorgen machte. Ärzte wie Schwestern kamen auf mich zu und meinten: „Das wird schon wieder, Ben, nur keine Angst."

Es beruhigt ungemein, wenn andere Menschen so mit einem fühlen. Sie kannten mich und schlossen aufgrund meiner Schweigsamkeit auf die Schwere der Last. Trotz optimistischer Worte war diese Zeit sehr hart für uns alle, die wir mit Beth Usher zu tun hatten.

Schließlich ging es Beth ein wenig besser, sie mußte wenigstens nicht mehr künstlich beatmet werden. Aber sie wachte nicht aus dem Koma auf. Wir verlegten sie von der Intensivstation auf eine „normale" Station.

Die Ushers verbrachten jede freie Minute bei ihr, sprachen mit ihr oder zeigten Videos. Beth hatte vor dem Klinikaufenthalt am liebsten die Fernsehsendung „Mr. Rogers' Neighbourhood" gesehen, also ließen sie Videos von dieser Sendung laufen. Als Fred Rogers von Beth erfuhr, kam er sogar persönlich an ihr Bett, hielt ihre Hand und redete mit ihr – aber sie regte sich nicht.

Eines Nachts lag ihr Vater auf einem Feldbett im selben Zimmer, unfähig zu schlafen. Es war gegen 2.00 Uhr morgens.

„Daddy, meine Nase juckt."

„Was?!" Mit einem Satz war er auf den Beinen.

„Meine Nase juckt."

„Beth redet! Sie REDET!"

Brian Usher stürmte nach draußen in die Vorhalle, zu aufgeregt, um daran zu denken, daß er nur Unterhosen trug. Ich denke nicht, daß das irgend jemanden kümmerte.

„Ihre Nase juckt!" schrie er der nächstbesten Nachtschwester zu. Das diensthabende Personal stürzte ihm nach in das Zimmer. Beth lag still da, ein Lächeln auf dem Gesicht.

„Sie juckt wirklich. Ziemlich arg sogar."

Diese Worte waren der Anfang von Beths Genesung. Danach ging es ständig aufwärts. [1]

❖

Jede meiner Hemisphärektomien ist eine Geschichte für sich. Ich denke da auch an die 13jährige Denise Baca aus Neu-Mexiko. Denise kam zu uns im „status epilepticus"; das bedeutet, sie hatte ununterbrochen Anfälle. Sie mußte an ein Beatmungsgerät angeschlossen werden, weil sie seit zwei Monaten in epileptischem Zustand war und ihre Atmung nicht mehr vom Körper selbst gesteuert wurde. Man mußte einen Luftröhrenschnitt bei ihr vornehmen; nun war sie auf einer Seite gelähmt und hatte seit Monaten kein Wort mehr von sich gegeben.

Einige Jahre zuvor war Denise noch ein absolut gesundes Kind gewesen. Als die Anfälle begannen, hatten ihre Eltern sie in nahezu jeder Klinik von Neu Mexiko untersuchen lassen. Schließlich hatten sie auch Kliniken außerhalb ihres Staates aufgesucht. Alle Spezialisten vermuteten die Ursache der Krankheit im Brocaschen Sprachzentrum und dem Teil der Hirnrinde, der die Motorik des Körpers steuert – beides wichtigste Teile ihrer dominanten Hirnhemisphäre. „Da kann man nichts machen", teilte man den Eltern schließlich mit.

Das wären die letzten Worte zu Denises Krankheit gewesen, hätte nicht eine Freundin der Familie einen Artikel über Maranda Francisco gelesen. Sofort rief sie bei den Bacas an, und Denises Mutter meldete sich umgehend bei uns in Johns-Hopkins. „Bringen Sie Denise her, dann können wir feststellen, was los ist." Es war

---

[1] 1988 berichteten mir Beths Eltern, daß ihre Tochter weitere Fortschritte gemacht hat. Sie war zu diesem Zeitpunkt die Beste ihrer Klasse in Mathematik. Beth zieht ihr linkes Bein leicht nach. Wie viele andere meiner Hemisphärektomie-Patienten ist ihr Gesichtsfeld auf einer Seite leicht eingeschränkt. Aus irgendeinem Grund überträgt sich die Sehzone nicht auf die andere Hirnhälfte. Bei jedem meiner Patienten trat nach der Operation leichtes Hinken auf.

nicht leicht, sie von Neu Mexiko nach Baltimore zu transportieren. Denise war an ein Beatmungsgerät angeschlossen, was ein spezielles Transportsystem erforderte. Aber es gelang.

Nach der Untersuchung gab es in Hopkins erst einmal eine Kontroverse darüber, ob eine Hemisphärektomie angebracht sei oder nicht. Einige Neurologen zweifelten ernsthaft an unserem Verstand, daß wir einen solchen Eingriff überhaupt in Betracht ziehen konnten. Ihre Gründe waren plausibel. Erstens: Denise war zu alt. Zweitens: Die Anfälle entstammten einem Gebiet des Gehirns, das die Operation riskant, wenn nicht unmöglich machte. Drittens: Der Allgemeinzustand war medizinisch sehr schlecht. Die Anfälle hatten den Körper geschwächt, und in der Lunge hatte sich Flüssigkeit angesammelt. Einer unserer Kritiker prophezeite sehr konkret: „Sie wird höchstwahrscheinlich nicht infolge der Hemisphärektomie sterben, aber ihres schwachen medizinischen Zustandes wegen, und zwar noch im Operationssaal!" Er wollte nicht etwa dazwischenfunken, sondern äußerte seine Bedenken aus tiefer, ernsthafter Sorge.

Die Ärzte Freeman, Vining und Carson waren anderer Meinung. Als diejenigen, die mit allen Hemisphärektomien auf Johns-Hopkins zu tun hatten, konnten wir auf Erfahrungswerte zurückgreifen. Wir wußten mehr über Hemisphärektomien als jeder andere. Wenn irgend jemand Denises Chancen einschätzen konnte, dann wir. Und unsere Überlegung war diese: Ohne Operation würde sie in jedem Fall sehr bald sterben. Aber trotz ihrer medizinisch bedenklichen Situation war sie noch immer operationsfähig. Und wer als „Kandidat" für eine Hemisphärektomie in Frage kam, das sollte doch von denen entschieden werden, die die Operation durchführten!

Wir diskutierten uns mit unserem Kritiker durch mehrere Konferenzen; wir stützten unsere Argumente auf Tatsachen und Erfahrungen aus früheren Fällen. An einigen Tagen luden wir jeden aus der Ärzteschaft in unseren Konferenzraum ein, der unserer Meinung nach irgendein Interesse an Denises Fall haben könnte. Wieder legten wir all unsere Gründe und Überlegungen offen dar. Doch die Fronten verhärteten sich.

Aufgrund des Konflikts verzögerten wir die Operation. Normalerweise hätten wir sie sofort in Angriff genommen, doch wir trafen auf so viel Widerstand, daß wir ganz besonders vorsichtig vorgingen. Die starken Bedenken sollten ernstgenommen und angehört werden – doch das letzte Wort behielten wir uns vor.

Einer unserer schärfsten Kritiker ging so weit, einen Brief an den Vorsitzenden der Neurochirurgie zu schreiben. Eine Durchschrift davon erhielt jeweils der Vorsitzende der Allgemeinen Chirurgie, der Präsident der Klinik und andere wichtige Personen. Der Neurologe brachte darin zum Ausdruck, daß seiner Meinung nach Johns-Hopkins unter keinen Umständen diese Operation zulassen könne. Danach folgten bis ins kleinste seine Gründe.

Vielleicht mußte Denises Kankheitsbild solche hohen Wellen aufwerfen. Kommt ein prekärer Fall zur Diskussion, ist es fast unmöglich, persönliche Gefühle aus dem Spiel zu lassen. Da ich an die Aufrichtigkeit unseres Kritikers glaubte und voraussetzte, daß ihm daran lag, Hopkins nicht in irgendwelche absonderlichen und waghalsigen Experimente verwickelt zu sehen, nahm ich seine Angriffe nie persönlich. Während ich mich jedoch auf Distanz halten konnte, engagierten sich einige unserer Mitarbeiter und Freunde intensiv – und persönlich.

Trotz aller Gegenargumente waren wir drei fest davon überzeugt, daß die einzige Chance für Denise in einer Operation bestünde. Der Eingriff war uns nicht verboten worden; es hatte keine Weisung von höherer Stelle gegeben. Das hieß: wir hatten die freie Entscheidung. Und doch zögerten wir nun. Wir wollten die Angelegenheit nicht noch weiter aufbauschen. Ein „eigenwilliges" Handeln unsererseits hätte die Auseinandersetzung noch zugespitzt und schließlich das gesamte Klinikpersonal mit hineingezogen.

Tagelang betete ich darum. Ich bat Gott, uns bei der Lösung dieses Problems zu helfen. Auf den Fahrten zur Arbeit und nach Hause überlegte ich hin und her. Während meiner Runden in den Krankenzimmern nutzte ich jede Pause, um zu beten, und wenn ich abends vor meinem Bett kniete, galt Denise mein erster Gedanke. Bei alledem konnte ich mir nicht im geringsten vorstellen, wie die Sache weitergehen sollte.

Dann löste sich alles wie von selbst. Unser Gegenspieler verließ das Krankenhaus und besuchte eine fünftägige Konferenz in Übersee. Während seiner Abwesenheit entschieden wir uns, die Operation durchzuführen. Das war die Gelegenheit! Nun würde es keine Protestschreie geben. Ich erklärte Frau Baca wie zuvor schon anderen: „Wenn wir nichts unternehmen, stirbt Denise. Operieren wir, kann sie trotzdem sterben – aber wir geben ihr immerhin eine Chance." – „Sie soll die Chance haben", antwortete ihre Mutter tapfer. Man konnte mit beiden Eltern reden, sie waren die ganze Zeit über anwesend und wußten, worum es ging. Denises Zustand verschlechterte sich zusehends – es war ein Wettlauf gegen die Zeit.

Nach der Hemisphärektomie lag Denise einige Tage im Koma, wachte dann aber auf. Die Anfälle waren vorbei. Als sie nach Hause entlassen wurde, begann sie zu sprechen. Nur wenige

Wochen später ging sie wieder zur Schule und hat seither erstaunliche Fortschritte gemacht.

❖

Ich hatte und habe nichts gegen den Kollegen, der die Kontroverse ausgelöst hat. Er hielt die Operation für falsch. Außerdem war es sein Recht, Einspruch zu erheben. Er sorgte sich um das Wohl des Patienten wie auch um den Ruf der Klinik.

Zwei Dinge lernte ich aus dieser Begebenheit: Erstens wurde mir deutlich, daß mein Herr Jesus mich nicht in eine Lage bringt, aus der er mich nicht auch wieder herausholen könnte. Zweitens zeigte mir Denises Fall, daß jemand, der seine Fähigkeiten und sein Arbeitsgebiet in- und auswendig kennt, so leicht nicht von Kritik aus der Bahn geworfen oder in schlechten Ruf geraten kann. Es kommt nicht darauf an, welche Position, welchen Bekanntheitsgrad oder wieviel Macht der Kritiker hat. Ich hegte wirklich selbst während der härtesten Debatte keinen Zweifel daran, daß wir Denise operieren würden.

Zu dieser Zeit ahnte ich nicht, daß die kommenden Monate wesentlich umstrittenere Operationen für mich bereithielten. Ich glaube, daß Gott die Angelegenheit um Denise dazu benutzt hat, mich vorzubereiten auf das, was noch kommen sollte.

17

DREI BESONDERE KINDER

Der Arzt knipste sein Penlight aus und erhob sich von der Bettkante der kleinen Bo-Bo Valentine. „Meinen Sie nicht auch, es bleibt uns nichts anderes übrig, als die Kleine aufzugeben?“ fragte er und wies dabei auf die Vierjährige.

Es war Montagmorgen, ich machte Visite. Als ich an Bo-Bos Bett kam, wurde mir ihr Zustand beschrieben: „Die einzige Reaktion, die sie noch zeigt, ist eine Verengung der Pupillen bei Lichteinfall“, berichtete der behandelnde Stationsarzt. Außerdem konnte er durch die Untersuchung der Augen feststellen, daß sich in ihrem Kopf Druck aufgestaut hatte. Bo-Bo war durch Barbiturate in ein Koma versetzt worden; durch kontrollierte Hyperventilation, eine Überatmung, hatte man versucht, den Druck in ihrem Kopf abzubauen. Doch ohne Erfolg.

Die kleine Bo-Bo war blindlings auf die Straße gelaufen und von einem Lastwagen erfaßt worden. Leider widerfahren derartige Verkehrsunfälle immer noch viel zu vielen Kindern. Bo-Bo hatte das ganze Wochenende im Koma auf der Intensivstation gelegen, mit einem Monitor in ihrem Gehirn, der den intrakraniellen (= innerhalb des Schädels) Druck messen sollte. Ihr Blutdruck sank, und Stück um Stück verlor sie, was ihr noch an bewußten Bewegungen und körpereigenen Reflexen geblieben war.

Bevor ich dem Stationsarzt antwortete, beugte ich mich über Bo-Bo und hob ihre Augenlider hoch. Ihre Pupillen waren geweitet und starr. „Hatten Sie nicht gesagt, ihre Pupillen würden noch reagieren?“ wandte ich mich erschrocken an meinen Kollegen. „Natürlich“, erwiderte er. „Sie haben sich noch verengt, kurz bevor Sie hereinkamen!“ – „Wollen Sie damit sagen, daß das eben passiert ist? Haben sich ihre Pupillen eben erst geweitet?“ – „Das muß wirklich gerade jetzt eingetreten sein!“

„Vier plus Notfall!“ rief ich laut, aber ruhig. „Wir müssen sie sofort in den Operationssaal bringen.“ Ich drehte mich nach der Krankenschwester um, die hinter mir stand. „Sagen Sie im Operationssaal Bescheid. Wir sind unterwegs.“ – „Vier plus Notfall!“ rief sie um einiges lauter als ich und rannte den Korridor entlang. Solch ein äußerster Notfall kommt zwar selten vor, bringt dann aber alles auf die Beine. Die Operationsmannschaft macht einen Raum frei und bereitet alle Apparate und Instrumente vor. Es wird mit gewissenhafter Sorgfalt und schnell gearbeitet. Fragen oder Erklärungen sind nicht nötig.

Zwei Ärzte packten Bo-Bos Bett und gingen, nein, rannten damit den Gang entlang. Zum Glück hatte die Operation an dem regulär vorgesehenen Patienten noch nicht begonnen, so daß wir diesen Fall vorziehen konnten. Auf dem Weg zum Operationssaal kam mir ein anderer Neurochirurg entgegen, ein Mann, vor dessen Erfahrung mit traumatischen Unfällen ich großen Respekt habe.

Während das Team alle Vorbereitungen traf, erklärte ich ihm kurz, was geschehen war und was ich vorhatte. „Lassen Sie's bleiben", meinte er schon im Weitergehen. „Sie verschwenden nur Ihre Zeit." Seine Äußerung verblüffte mich, aber ich hatte keine Zeit, mir Gedanken darüber zu machen.

Bo-Bo Valentine war noch am Leben, vermutlich zwar nicht mehr lange, aber immer noch. Wir hatten eine Chance – eine winzige nur –, ihr Leben zu retten. Und die mußten wir nutzen. Ich beschloß, auf alle Fälle zu operieren.

Bo-Bo lag auf einer weichen Unterlage, die den Operationstisch bedeckte. Ein grünes Tuch war über ihr ausgebreitet. Innerhalb weniger Minuten hatten die Schwestern und Anästhesisten Bo-Bo so weit vorbereitet, daß ich anfangen konnte.

Ich begann mit der Kraniektomie, der Entfernung eines Schädelteils. Zuerst eröffnete ich den Hinterkopf und entnahm den vorderen Teil des Schädels. Der Schädelknochen wurde in eine sterile Lösung gelegt. Dann schnitt ich die Hirnhaut auf – die Dura mater. Zwischen den beiden Großhirnhemisphären bildet die Dura mater ein festes Blatt, die Hirnsichel. Eine Durchtrennung der Hirnsichel (= Falx) sollte beiden Hirnhälften einen Druckausgleich ermöglichen. Ich nähte also fremde Hirnhaut (eines Spenders) an der Stelle über ihr Gehirn, an der das Stirnbein entfernt worden war. Danach schloß ich den Einschnitt in der Kopfhaut. Die Operation dauerte etwa zwei Stunden.

Bo-Bo lag auch die nächsten Tage im Koma. Die Eltern saßen lange am Bett ihres Kindes – ein herzzerreißendes Bild. Ich zitterte und hoffte mit ihnen, versuchte sie aufzumuntern und Hoffnung zu vermitteln. Versprechen, daß Bo-Bo gesund werden würde, konnte ich nicht. Eines Morgens bemerkte ich bei einem Rundgang, daß ihre Pupillen ein wenig reagierten. Ein hoffnungsvoller Gedanke schoß mir durch den Kopf: Vielleicht geschieht endlich etwas Positives!

Nach zwei weiteren Tagen bewegte sich Bo-Bo ein bißchen in ihrem Bett. Manchmal streckte sie ihre Beine aus oder drehte sich, als wollte sie es sich bequemer machen. Eine Woche verging, und sie wurde immer aufmerksamer gegenüber äußeren Reizen oder Geräuschen. Als wir sicher sein konnten, daß sie genesen würde, kam sie noch einmal zur Operation und erhielt ihr Stirnbein zurück, das ich zuvor entnommen hatte. Sechs Wochen später war Bo-Bo wieder die quirlige, spitzbübische und süße Vierjährige, die sie vorher gewesen war.

Auch in diesem Fall war ich froh, nicht auf die Meinung eines anderen gehört zu haben.

❖

Seit diesem Eingriff habe ich nur noch ein einziges Mal eine Kraniektomie vorgenommen, d. h. einen Schädelteil entfernt. Und wieder traf ich auf Widerstand.

Im Sommer 1988 hatten wir einen ähnlichen Fall. Charles (Name geändert), zehn Jahre alt, war vor ein Auto gelaufen. Es stand sehr schlecht um ihn. Als mir die Oberschwester sagte, daß sich Charles' Pupillen geweitet hatten und starr blieben, hieß das für uns, sofort etwas zu unternehmen. An diesem Tag war ohnehin schon viel los in der Klinik; ich mußte den dienstältesten Stationsarzt zu Charles' Mutter schicken, um ihr mitzuteilen, daß wir ihren Sohn unverzüglich zu operieren hatten. Um ihm das Leben zu retten, würden wir in einem letzten Versuch einen Teil seines Schädels entfernen. „Womöglich hilft auch das nicht", fügte der Arzt vorsichtshalber hinzu, „aber Dr. Carson meint, es sei einen Versuch wert."

Mit einer solch plötzlichen Entscheidung hatte die arme Mutter nicht gerechnet. Sie war erschrocken und fassungslos. „Kommt nicht in Frage!" schrie sie außer sich. „Das lasse ich nicht zu. Mit meinem Jungen werden Sie das nicht machen! Er soll in Frieden sterben. Ich lasse Sie doch nicht an meinem Kind herumspielen!" – „Aber nur so haben wir eine Chance ..." Doch die Mutter schüttelte nur immerzu den Kopf. „Eine Chance? Ich will mehr als nur eine Möglichkeit. Lassen sie ihn einschlafen."

Ihre Reaktion war verständlich und nicht unvernünftig. Bis zu diesem Zeitpunkt hatte Charles keinerlei Reflexe mehr gezeigt. Drei Tage zuvor hatten wir der Mutter mit Bedauern gesagt, daß Charles' Zustand so ernst sei, daß er wahrscheinlich nicht überleben würde. Wir hatten sie gebeten, sich mit diesem Gedanken vertraut zu machen. Da plötzlich stand ein Mann vor ihrer Tür, der ihr die Zustimmung zu einem radikalen Eingriff abnötigte. Und das ohne Garantie für eine Besserung!

Nachdem der Stationsarzt diese Unterhaltung wiedergegeben hatte, machte ich mich selber auf den Weg zu Charles' Mutter. Ich erklärte ihr ausführlich, was wir planten, und daß nicht die Rede davon sein könne, wir wollten ihren Sohn in Stücke schneiden. Doch immer noch zögerte sie.

„Wir hatten einen ähnlichen Fall schon früher", startete ich einen neuen Versuch. „Darf ich Ihnen von der süßen kleinen Bo-Bo erzählen?" Am Ende meines Berichts meinte ich: „Sehen Sie, ich kann den Ausgang der Operation nicht vorhersagen. Vielleicht verläuft sie nicht so, wie wir es hoffen. Aber wir können auf keinen Fall in einer Situation wie dieser aufgeben, wo doch noch ein Hoffnungsschimmer da ist. Es mag nur eine winzige Chance sein, aber wir können sie nicht einfach ungenutzt lassen, oder? Es kann geschehen, daß Charles stirbt, aber ohne Operation wird das sowieso passieren."

Endlich schien sie verstanden zu haben, worum es ging. „Sie meinen also, Charles hätte noch eine Chance? Er könnte vielleicht doch noch ... leben?" – „Eine Chance, ja, wenn wir operieren. Ohne Operation gibt es keine Aussicht auf Besserung." – „In diesem Fall", sie atmete schwer, „möchte ich natürlich, daß Sie es versuchen. Ich befürchtete nur, Sie würden ihn aufschneiden, obwohl es überhaupt nichts mehr bringen kann ..." Ich betonte noch einmal, daß dieser Eingriff unsere letzte Möglichkeit ist. Sie unterschrieb schließlich, und der Junge wurde unmittelbar danach in den Operationssaal gebracht.

Wie bei Bo-Bo mußte ein Teil des Schädels entfernt, die Verbindung zwischen den Hirnhälften durchtrennt, das geschwollene Gehirn mit Spender-Hirnhaut bedeckt und schließlich die Kopfhaut wieder zusammengenäht werden. Wie erwartet, wachte Charles nicht aus dem Koma auf. Eine Woche lang geschah gar nichts.

Mehr als einer unserer Mitarbeiter sagte während dieser Zeit zu mir ähnliches wie: „Das Spiel ist aus. Wir verschwenden unsere Zeit." Jemand brachte Charles' Fall in unserer „Großen Runde" in der Neurochirurgie zur Sprache. Die „Große Runde" ist eine wöchentlich stattfindende Konferenz, zu der alle Neurochirurgen und Stationsärzte geladen sind, um sich über schwerwiegende Fälle auszutauschen. Da ich zu einer wichtigen Operation eingeteilt war, konnte ich nicht anwesend sein, erfuhr aber später durch einige Kollegen, was vor sich gegangen war.

„Wie denken Sie darüber?" fragte der betreffende Arzt einen Assistenzarzt. „Schlägt er da nicht über die Stränge?" Ein anderer machte sich Luft: „Es war einfach unsinnig, diese Operation durchzuführen.“ Seine Äußerung fand Zustimmung. Einer der anwesenden Neurochirurgen, der die Situation des Jungen kannte, ließ sich vernehmen: „Solche Fälle gehen nie gut aus.“ Wieder ein anderer meinte zu wissen: „Der Patient hat bis jetzt keine Besserung erfahren, und es wird auch keine geben. Meiner Meinung nach ist eine Kraniektomie völlig unzulässig.“

Ob sie ihre Meinung so lautstark in die Runde geworfen hätten, wenn ich dabei gewesen wäre? Ich bin mir nicht sicher. Und doch entsprachen diese Worte der persönlichen Überzeugung. Schließlich waren sieben Tage vergangen, und nichts hatte sich getan – da waren skeptische Bemerkungen verständlich.

Vielleicht habe ich einen Dickkopf – oder ich war mir völlig sicher, daß es für den Jungen immer noch Hoffnung gab. Jedenfalls wollte ich nicht die Flinte ins Korn werfen.

Am achten Tag bemerkte eine Krankenschwester, wie Charles' Augenlider zu flattern begannen. Die Geschichte von Bo-Bo wiederholte sich. Bald formte Charles die ersten Worte, und noch ehe ein Monat um war, konnten wir ihn in eine Rehabilitationsklinik einweisen. Er hat seither große Fortschritte gemacht. Auf lange Sicht hin wird er wieder gesund werden.

Bo-Bo wird keine Anfälle bekommen, bei Charles aber könnten sie wieder auftreten. Er war schlimmer zugerichtet, war älter und erholte sich nicht so schnell wie Bo-Bo. Sechs Monate nach seinem Unfall (das letzte Mal, daß ich die Familie traf), war Charles noch nicht wieder ganz auf dem Posten, aber doch sehr rege, er sprach und lief und ist dabei, eine Persönlichkeit zu werden. Vor allem aber ist Charles' Mutter glücklich und dankbar, daß ihr Sohn lebt.

❖

Ein anderer Fall, den ich wohl nie vergessen werde, drehte sich um die in Detroit geborene Danielle. Als ich sie das erste Mal sah, war sie fünf Monate alt. Sie war mit einem Tumor am Kopf zur Welt gekommen, der seither ständig gewachsen war. Zum Zeitpunkt unserer Begegnung hatte sich der Tumor bereits aus dem Schädel vorgewölbt und war nun fast von der gleichen Größe wie ihr Kopf. Die Krebsgeschwulst hatte ihre Kopfhaut angegriffen, und überall lief Eiter heraus.

Freunde hatten der Mutter geraten: „Steck das arme Ding in eine Anstalt und laß es dort sterben.“ – „Nein!“ war ihre energische Antwort. „Das ist mein Kind. Mein Fleisch und Blut.“ Danielles Mutter hatte die schwere Aufgabe übernommen, ihre Kleine zu pflegen. Zwei- bis dreimal am Tag wechselte sie Danielles Kleidung und versuchte, die Wunden sauberzuhalten. Sie rief bei mir an, nachdem sie einen Artikel in einer Frauenzeitschrift gelesen hatte, der über meine nicht alltäglichen Operationen berichtete.

Carol James, meine Assistentin, nahm ihren Anruf entgegen. „Ben", machte mich Carol aufmerksam, „ich glaube, dieser Fall wird dich interessieren." Nachdem ich mir Einzelheiten angehört hatte, stimmte ich zu. „Bitte die Mutter, mir die Krankheitsberichte und alle Aufnahmen zu senden."

Kaum eine Woche danach hielt ich alles in der Hand und studierte es sorgfältig. Mir war sofort klar, daß Danielles Zustand ziemlich aussichtslos war. Das Gehirn war abnorm, der Tumor hatte sich ausgebreitet, und es gab kaum eine Möglichkeit, die Hautlücke wieder zu schließen. Ich setzte mich mit meinem Freund Craig Dufresne in Verbindung, einem hervorragenden Spezialisten der plastischen Chirurgie. Gemeinsam versuchten wir einen Weg zu finden, wie der Tumor entfernt und der Schädel wieder geschlossen werden konnte. Wir holten außerdem den Rat von Dr. Peter Phillips ein, einem unserer pädiatrischen Neuro-Onkologen, dessen Spezialgebiet Gehirntumoren bei Kindern sind.

Gemeinsam arbeiteten wir schließlich eine Methode aus, mit der der Tumor ausgemerzt werden konnte. Darauf wollte Dr. Dufresne Muskel- und Hautlappen von Danielles Rücken nehmen, um damit ihre Kopfhaut zu ersetzen. Sobald das verheilt war, sollten die Doktoren Peter Phillips und Lewis Strauss mit einem Chemotherapie-Programm gegen alle noch vorhandenen bösartigen Zellen angehen.

Wir nahmen an, daß dieser schwere Fall einen riesigen Aufwand an Arbeit und Zeit kosten würde. Genau das traf ein. Die operative Entfernung des Tumors und das Aufnähen der Muskellappen dauerte 19 Stunden. Der Zeitaufwand war uns gleichgültig – der Erfolg nicht.

Dr. Dufresne und ich teilten uns die Operationsmühe redlich. Ich brauchte fast die Hälfte der gesamten Zeit, um den Tumor herauszuschneiden. Dufresne verbrachte die nächsten neun Stunden damit, Danielles Schädel mit Muskelhautlappen zu bedecken. Er schaffte es tatsächlich, die Haut lückenlos zusammenzunähen. Etwa nachdem die Prozedur zur Hälfte geschafft war, meinte ich zu Dufresne: „Ich denke, uns wird am Ende keiner den Kopf abreißen, was meinst du?" Er nickte, und ich spürte, daß er so zuversichtlich war wie ich.

Die Operation war erfolgreich. Wie wir vorausgeplant hatten, mußte Danielle in den folgenden Wochen wieder zur Operation.

Die Hautlappen an ihrem Kopf wurden verlegt, um die Spannung an den Nähten zu verringern und die Blutzirkulation an der Eingriffsstelle zu verbessern. Anfänglich ging es Danielle gut; sie reagierte wie ein gesundes Kind. Ich sah, wie sich die Eltern über die Bewegungen ihres Kindes freuten, die andere Eltern (glücklicherweise!) für selbstverständlich ansehen.

Danielles winzige Hand konnte einen Finger von Mutti festhalten, danach ein zaghaftes Lächeln. Doch dann lief Danielles Entwicklung in die falsche Richtung. Zuerst trat ein Atemproblem auf, dem Magen-Darm-Störungen folgten. Kaum hatten wir das im Griff, da meldeten sich die Nieren. Was wir nicht wußten, war die Frage, ob und inwieweit diese Störungen mit dem Tumor zusammenhingen. Ärzte und Schwestern der Kinderintensivstation arbeiteten pausenlos, um Danielles Lungen und Nieren intakt zu halten. Alle waren wir in Danielles Leidensgeschichte verwickelt.

Schließlich war getan, was getan werden konnte, aber Danielle starb. Die Autopsie ergab, daß sich überall, in ihrer Lunge, in Nieren und im Magen-Darm-Trakt, Metastasen gebildet hatten. Unsere Operation wegen des Hirntumors war zu spät unternommen worden. Wäre Danielle einen Monat früher zu uns gekommen, bevor der Tumor metastasiert hatte, wäre sie vielleicht zu retten gewesen.

Danielles Eltern und Großeltern waren vorübergehend von Michigan nach Baltimore übergesiedelt, um in ihrer Nähe zu sein. Während der Wochen voller Anspannung, Warten und Hoffen waren sie unglaublich aufopferungsvoll gewesen und hatten uns, wo sie konnten, Verständnis und Ermutigung für unsere Arbeit entgegengebracht.

Als Danielle starb, konnte ich über die Reife ihrer Eltern nur staunen. „Wir möchten Ihnen sagen, daß wir nichts von dem anzweifeln, was Sie hier in Hopkins für unsere Danielle unternommen haben", versicherten sie uns. „Wir sind sehr dankbar, daß Sie bereit waren, eine Aufgabe zu übernehmen, bei der jeder andere schon aufgegeben hatte", erklärten die Großeltern. Besonders gern erinnere ich mich an die Worte von Danielles Mutter. Mit kaum vernehmbarer Stimme machte sie mir in ihrem Kummer dennoch Mut: „Wir wissen, daß Sie ein Mann Gottes sind und daß der Herr alles in seiner Hand hält. Wir glauben auch, daß alles Menschenmögliche getan wurde, um unsere Tochter zu retten. Trotz dieses Endes werden wir immer dankbar sein für das, was uns hier zuteil wurde."

Danielles Geschichte ist wichtig, weil sie deutlich macht, daß nicht all unsere Operationen erfolgreich sind. Leider. An meinen Fingern kann ich die Fälle abzählen, die schlecht ausgingen.

18

DAS WUNDER

25 bis 30 Personen hatten sich in Craig Warnicks Krankenzimmer hineingedrängt und vereinten sich gerade zu einer Gebetsgemeinschaft, als ich den Raum betrat. Als Craig operiert werden sollte, hatten sie zum Beten aufgerufen, wobei einzelne zu einer bestimmten Zeit Gott um ein Wunder zu Craigs Genesung anflehten. Es war nicht nur erstaunlich, daß so viele Leute in ein Zimmer paßten – noch bemerkenswerter war, daß alle gekommen waren, um mit und für Craig zu beten.

Ich blieb einige Minuten und betete auch. Beim Hinausgehen begleitete mich Craigs Ehefrau, Susan, bis zur Tür. Sie lächelte. „Denke an das, was dir deine Mutter immer gesagt hat." – „Das vergesse ich nicht", erwiderte ich, der Worte meiner Mutter eingedenk. Ich hatte sie kürzlich einmal gegenüber Susan zitiert: „Bennie, wenn du den Herrn um etwas bittest und glaubst, daß er es tut, dann wird er es tun."

„Du solltest aber auch daran denken", meinte ich zu Susan. „Ich glaube daran", entgegnete sie. „Wirklich." Obwohl sie es nicht laut sagte, konnte ich auf ihrem Gesicht das Vertrauen auf den Erfolg der Operation lesen. Während ich nun den Flur entlangging, dachte ich an Susan und Craig und an all das, was in ihrem Leben passiert war. Sie hatten beide schon viel durchgemacht. Und noch immer war offenbar kein Ende abzusehen.

Susan Warnick ist eine ausgezeichnete Krankenschwester in unserer Neurochirurgie für Kinder. Ihr Mann leidet an einer Krankheit mit der Bezeichnung „Hippel-Lindau-Syndrom" (VHL). Bei dieser seltenen Erkrankung entwickeln sich immer wieder Tumoren im Gehirn sowie an der Netzhaut der Augen. Die Krankheit ist erblich. Craigs Vater hatte innerhalb weniger Jahre vier Gehirntumoren gehabt.

Craigs Martyrium begann 1974 auf der High School, als ihm sein Arzt eröffnete, er habe einen Hirntumor. Kaum jemand kannte VHL, und so rechnete auch keiner der Ärzte, die Craig aufsuchte, mit weiteren Tumoren. Ich war Craig noch nicht begegnet. Der Tumor wurde operativ entfernt.

Die vielen schmerzhaften Stationen seiner letzten 13 Jahre zogen an meinem inneren Auge vorüber, während ich den Gang entlangwanderte. Dann gingen meine Gedanken zu Susan. Sie hatte auf ihre Art genausoviel durchgemacht wie Craig. Ihre Hingabe an Craigs Pflege war bewundernswert; sie sorgte liebevoll dafür, daß er alles hatte, was er brauchte. Gott hatte Craig die perfekte Partnerin geschenkt.

Susan hatte einmal erwähnt, daß sie und Craig von Anfang an wußten, daß ihre Beziehung etwas Besonderes war. Sie sahen in ihrer Liebe zueinander ein Geschenk des Himmels. Kennengelernt hatten sie sich auf der High School, als Susan 14 war. Craig ist zwei Jahre älter. Keiner von beiden hat je einen anderen als Ehepartner in Betracht gezogen. Beide wurden Christen noch auf der High School. Seitdem sind sie im Glauben gewachsen und beteiligen sich aktiv am Gemeindeleben ihrer Kirche.

Craig war 22, als sie den Namen der seltenen Krankheit erfuhren, die ihr gemeinsames Leben bestimmen sollte – einschließlich der Wahrscheinlichkeit ständig wiederkehrender Tumoren. Zu diesem Zeitpunkt hatte Craig bereits eine Lungenoperation hinter sich, ferner die Entfernung der Nebenniere, zwei Hirntumor-Rückschnitte und mehrere Tumoren an der Netzhaut. Trotz der körperlichen Beeinträchtigung hatte es Craig durchgesetzt, zwischen seinen Krankenhausaufenthalten das College zu besuchen. Nach seiner ersten Operation bekam Craig Gleichgewichtsstörungen und Schluckbeschwerden, beides Folgen des Tumors. Diese Symptome verschwanden nie mehr ganz.

1978 begann Craig häufig über Kopfschmerzen zu klagen und zu erbrechen. Beide Symptome traten in alarmierender Regelmäßigkeit auf. Bevor sich Craig den Untersuchungen unterzog, war ihm und Susan klar, daß sich ein neuer Tumor gebildet haben mußte. Doch Craigs Arzt verscheuchte ihre Bedenken; es könne kein weiterer Tumor sein. Die Untersuchungen bewiesen das Gegenteil. Der Termin für den zweiten Eingriff wurde festgesetzt.

Am Abend vor der Operation ließ der Neurochirurg aus Baltimore Craigs Mutter gegenüber durchblicken: „Ich denke nicht, daß ich den Tumor entfernen kann, ohne ihn zum Krüppel zu machen." Obwohl sie die ungeschminkte Wahrheit jeder Schönfärberei vorzogen, war diese Äußerung doch niederschmetternd – der Arzt ließ wenig Raum zur Hoffnung.

Das letzte, was dieser Arzt zu Susan am 19. April 1978 sagte, dem Abend vor Craigs zweiter Operation, war: „Morgen nach dem Eingriff wird er auf der Intensivstation liegen. Klar?" Der Arzt war bereits im Weggehen, als er sich noch einmal umdrehte: „Wir hoffen, er überlebt es." Dieser Augenblick war einer der wenigen, an denen Susan gegen Zweifel an Craigs Heilung ankämpfen mußte.

Craig überstand die Operation, allerdings mit einer langen Liste von Komplikationen und Nachwirkungen; so sah er alles doppelt und konnte nicht mehr schlucken. Sein Gleichgewicht war so sehr gestört, daß er nicht einmal aufrecht sitzen konnte. Craig war in trauriger körperlicher Verfassung, war depressiv und nahe daran aufzugeben. Susan jedoch gab noch lange nicht auf und ließ auch ihn nicht so einfach die Segel streichen. „Du wirst gesund!" wiederholte sie ständig.

Einige Monate später wurde Craig in die Rehabilitationsklinik überwiesen. Daß er dort überhaupt aufgenommen wurde, war ein Wunder. In den folgenden zwei Jahren erhielt Craig eine der besten Therapien, die es gab. Und er machte enorme Fortschritte. Susan, Craig und ihre Familien dankten Gott für jedes Zeichen der Besserung. Eine Besserung reichte ihnen jedoch nicht. „Vater im Himmel", beteten beide, „mache Craig ganz gesund." Craigs Genesung kostete viel Kraft, ging nur sehr langsam voran und blieb nicht ohne Rückschläge. Er verlor 37 kg. Der stämmige junge Mann von 1,80 m war nur noch Haut und Knochen.

Craigs Zustand besserte sich – aber er hatte noch einen langen Weg vor sich. Allmählich lernte er wieder selbständig zu essen. Wegen seiner Schluckbeschwerden benötigte er bis zu eineinhalb Stunden für eine Mahlzeit. Er konnte nicht laufen, mußte also im Rollstuhl sitzen. Und doch führte er auch während dieser Zeit seine Studien am College mit bemerkenswerter Entschlossenheit fort.

Der Glaube der beiden war erstaunlich. Susan übertraf alles. „Craig wird wieder laufen", erzählte sie den Leuten. „Er wird wieder laufen können." Nach zwei Jahren physiotherapeutischer Behandlung schritt Craig, gehalten von einem Laufkran, mit Susan auf den Altar zu, und er und Susan wurden am 7. Juni 1980 Mann und Frau. Die Zeitung „Sun" von Baltimore machte eine riesige Geschichte aus ihrer Beziehung. Sie habe Craig aus den Klauen des Todes geholt. Craig warf sich in seinen Unterrichtsstoff und schloß das College schließlich im Januar 1981 ab. Er fand Arbeit in einer Verwaltungsstelle des Bundesstaates, wo er eine für Behinderte vorgesehene Stelle bekam.

Doch leider ging es nicht so glatt weiter. Ende 1981 hatten sich Tumoren in Craigs adrenalinproduzierenden Drüsen (Nebennieren) gebildet. Sie wurden operativ entfernt. Die Medikamente, die er danach bekam, wird er bis ans Ende seines Lebens einnehmen müssen.

Kurz danach lernte Susan Dr. Neil Miller kennen, einen Augenarzt von Johns-Hopkins, der ihr mitteilte: „Wenigstens haben wir jetzt einen Namen für Craigs Krankheit. Sie heißt Von-Hippel-Lindau-Syndrom oder kürzer: VHL." Er lächelte und gab ihr einen Artikel über die Erkrankung. „Sie heißt nach dem Mann, der sie entdeckt hat."

Während Susan zu lesen begann, erklärte ihr Dr. Miller, daß nur ein Mensch unter 50.000 an VHL erkrankt. Charakteristisch sind Tumoren in Lunge, Niere, im Herzen, in der Milz, an Leber und Bauchspeicheldrüse. In diesem Moment begriff Susan die ganze Tragweite des Leidens, das Craigs Leben bestimmen würde. Sie hielt im Lesen inne, schaute auf und traf Dr. Millers Blick. Beide hatten Tränen in den Augen.

Sie sagte später: „Seine Tränen trösteten mich mehr als alles, was er hätte sagen können. Ich war unsagbar beeindruckt davon, daß es Ärzte gab, die solch ein Mitgefühl mit ihren Patienten hatten. Daß er sich seiner Tränen nicht schämte, war mir ein Beweis für sein Verständnis. Er sorgte sich um uns."

Susan wußte nun über die Krankheit Bescheid. Was sie zu erwarten hatte, war ihr klar: noch mehr Tumoren. „Diese Krankheit heilt nie völlig aus. Die jetzige Operation ist also nicht die letzte gewesen." Sie sagte es mehr zu sich selbst als zu Dr. Miller. „Das heißt, wir müssen damit leben lernen, stimmt's?" Wieder füllten Tränen seine Augen. Er nickte, als er mit rauher Stimme antwortete: „Wenigstens wissen Sie jetzt, womit Sie es zu tun haben."

Susan beschloß, Craig vorerst nichts davon zu sagen. Craig war ein eher ruhiger Typ und zu dieser Zeit psychisch schwer angeschlagen. Susan sagte sich, daß die Aussichtslosigkeit seiner Lage ihn nur noch mehr entmutigen würde. Also behielt sie die Information für sich. Sie gab sich aber nicht damit zufrieden, sondern wollte mehr darüber erfahren. Während der nächsten 18 Monate las, studierte, durchforschte sie alle Informationen und schrieb an jeden, der ihrer Meinung nach Auskunft erteilen konnte. Susan behauptet, eine der größten VHL-Bibliotheken der Welt zu besitzen. Ich glaube ihr das!

Sie telefonierte quer durch die Vereinigten Staaten und fand schließlich die Institutionen heraus, bei denen VHL auf dem Forschungsprogramm stand. In der Zwischenzeit war Susan Expertin auf dem Gebiet dieser Krankheit geworden, und sie hält sich weiterhin auf dem laufenden über medizinische Entwicklungen.

VHL ist mit einer Form der Blindheit verwandt. Weil VHL dominant vererbt wird, erkranken bis zu 50 Prozent der Nachkommen einer befallenen Person daran. Craigs Schwester, heute 40 Jahre, hatte in ihren zwanziger Jahren einen Tumor. Es scheint ihr einziger gewesen zu sein.

Als Susan Craig schließlich von VHL erzählte, sagte er ruhig: „Ich wußte, daß die Sache ernster sein mußte. Die Tumoren traten ja immer wieder auf."

Etwa zu dieser Zeit erinnerte sich Susan daran, wie sehr ihr Dr. Millers Mitgefühl geholfen hatte, mit der schlimmen Nachricht fertig zu werden. Sie dachte nach über dieses Erlebnis und kam zu dem Schluß, daß Krankenschwestern ihren Patienten entscheidend helfen könnten, wenn sie ihnen Mitgefühl entgegenbrächten. Sie entschloß sich, Krankenschwester zu werden. Nach ihrem Abschluß 1984 bewarb sich Susan um eine Stelle in der pädiatrischen Neurologie in Johns-Hopkins und wurde angenommen. Dort arbeitet sie seither und ist, was niemanden überrascht, eine ausgezeichnete Schwester.

Im September 1986 erkannte Susan bei Craig erneut Anzeichen eines Gehirntumors. An diesem Punkt betrat ich die Bühne: Susan bat mich, Craig zu betreuen. Ich stimmte zu, und wir schickten Craig zu einer Computertomographie. Die CT's zeigten insgesamt drei Tumoren. Die Vorbereitungen liefen an, und ich entfernte die Tumoren.

Glücklicherweise gab es keine Komplikationen. Craig hatte danach jedoch Hormonstörungen, die sich erst nach einigen Wochen wieder ausglichen. Wenig später hatte sich ein weiterer Tumor in Craigs Mittelhirn gebildet, der in sich eine Zyste trug.

Ein begabter Oberarzt, Art Wong, assistierte mir. Die Operation war äußerst knifflig; wir mußten den „Corpus callosum", den Balken, der die zwei Hirnhemisphären verbindet, durchtrennen, damit wir Zugriff zum Mittelhirn bekamen, wo der Tumor saß. Der Eingriff verlief problemlos. Craig erholte sich gut danach. Sie beteten darum, daß diese Operation die letzte sein möge, obwohl sie wußten, daß die Statistik dagegen sprach. Craig erholte sich langsam, aber sichtbar.

1988 kam die befürchtete Nachricht: Bei Craig war wieder ein Tumor gewachsen, diesmal im Hirnstamm, an einer Stelle, die als inoperabel gilt. Doch irgend jemand mußte es versuchen. Craig und Susan baten mich darum.

„Es tut mir wirklich leid", ich mußte ablehnen. „Ich kann Craig beim besten Willen nicht in meinem Operationsplan unterbringen." Susan wußte, daß ich bis über die Ohren mit Patienten eingedeckt war. Obwohl überzeugt davon, die richtige Entscheidung getroffen zu haben, war ich bedrückt. „Ich würde euch empfehlen, hier in Johns-Hopkins einen Neurochirurgen zu nehmen, der sich auf Blutgefäße spezialisiert hat", erklärte ich ihnen, „denn der Tumor ist vaskulär."

„Wir hätten wirklich gerne dich als Chirurgen." Craigs ruhige Stimme war fest. „Wenn es irgendwie machbar ist ...", bestätigte Susan. „Wir wissen, wie beschäftigt du bist, und verstehen natürlich, wenn ..." Nach einer langwierigen Diskussion, bei der ich meine ganze Überzeugungskunst aufbot, ließ sich Craig zu einem anderen Chirurgen überweisen. Dieser Mann wollte eine neuartige Methode ausprobieren, das „Gamma-Messer". Nachdem er jedoch mit dem Initiator dieser Therapie, einem Schweden, Rücksprache genommen hatte, hielt er diese Methode doch für ungeeignet bei einem Tumor wie im Fall Craigs. Die Möglichkeiten mußten noch einmal durchdacht werden.

In der Zwischenzeit ging es mit Craig steil bergab. Er konnte nicht mehr schlucken, sein Gesicht fühlte sich fast taub an, und starke Schmerzen tobten in seinem Kopf. Am 19. Juni 1988 mußte Craig über die Notaufnahme in die Klinik eingewiesen werden.

Susan rief mich an. Während ich zuhörte, wurde mir klar, daß ich nicht danebenstehen und zusehen konnte, wie Craig verfiel. Ich mußte etwas tun. Die kurze Pause am Telefon gab mir Zeit, meine persönlichen Empfindungen von meinem Fachverständnis zu trennen und mich zu entscheiden. Ich hörte mich selbst sagen: „In Ordnung; ich werfe jemanden aus dem Operationsplan. Wir werden uns Craig vornehmen." Er bekam einen Termin für den nächsten Tag, den 20. Juni, 18.00 Uhr.

Beide waren bewegt. Ich glaube kaum, jemals zwei gelöstere Menschen gesehen zu haben. Es schien, als ob allein schon das Wissen, daß ich die Operation durchführen würde, sie ruhiger machte. „Es liegt in Gottes Händen", sagte ich zu ihnen. „Aber wir glauben, daß du deine Hände von Gott gebrauchen läßt", erwiderte Craig.

Ich hatte der Operation zugestimmt, mußte also Craig und Susan zuvor auch erklären, daß der Tumor und die Zyste höchstwahrscheinlich im Hirnstamm saßen. „Mit Sicherheit kann ich das erst sagen, wenn Craig auf dem Operationstisch liegt und ich nachschauen kann. Und wenn er wirklich im Hirnstamm liegt ..."

Es fiel mir schwer, laut zu sagen, daß ich dann nichts machen konnte. „Verstehen wir", sagte Craig beruhigend. Susan nickte. Sie begriffen, was auf sie zukommen konnte. „Aber", fügte ich hinzu, „jeden Teil des Tumors, der nicht im Hirnstamm sitzt, hole ich raus." – „Es wird gut ausgehen", sagte Susan schließlich. Und sie meinte, was sie sagte. Es war merkwürdig, daß die Frau eines Patienten mich ermutigte – da war auf einmal ich der Empfangende. Mein Ja zur Operation war zwar gefallen, aber doch wußte ich noch immer nicht, wie ich vorgehen sollte.

Ich hatte Gedanken geäußert und beriet mich mit anderen Neurochirurgen. Keiner konnte mir in diesem speziellen Fall weiterhelfen. „Ich werde Craigs Gehirn öffnen und mir alles mal anschauen", war schließlich das einzige, was ich den Warnicks sagen konnte. Versprechen konnte ich nichts. Außerdem brauchten sie anscheinend keine Zusicherung – sie waren wesentlich zuversichtlicher als ich.

Es war am späten Nachmittag vor dieser Operation, als ich in Craigs Zimmer kam und die betenden Leute antraf.

Die Operation war sehr schwierig. Der Tumor hatte so viele abnorme Blutgefäße ausgebildet, daß ich ein Mikroskop benötigte, um zur tatsächlichen Krebsgeschwulst vorzudringen. Ich untersuchte jeden Winkel des Hirnstammes, konnte aber nichts finden. Ich sah lediglich, daß der Hirnstamm übel angeschwollen war. *Der Tumor muß da mitten drin sein*, dachte ich. Also stach ich Nadeln in den Hirnstamm.

Dieser Teil des Gehirns gilt als unberührbar, weil er unzählige wichtige Nervenfasern enthält, so daß die leichteste Irritation unvorhersehbare Folgen haben kann. Ich hatte den Verdacht, daß sich im Tumor eine Zyste befinden könnte. Träfe das zu und würde die Zyste angestochen und etwas Flüssigkeit abgesaugt, dann sänke der Druck in Craigs Gehirn.

Ich fand keine Zyste. Statt dessen verursachten die Einstiche eine fürchterliche Blutung. Ich hatte nichts anderes bewirkt, hatte nichts herausholen können. Nach acht Stunden, etwa gegen halb drei Uhr morgens, vernähten wir alle Schnitte und schickten Craig zurück auf die Intensivstation. Er hatte so viel durchgemacht, daß ich damit rechnete, er sei total erledigt.

Ich staunte nicht schlecht, als ich am nächsten Morgen sein Zimmer betrat. Craig benahm sich wie kurz vor der Operation, als hätte er bestens geschlafen! Er lag zwar flach, strahlte aber übers ganze Gesicht, bewegte sich und machte sogar Scherze. Als ich den freudigen Schreck überwunden hatte, erklärte ich Susan und ihm, daß der Tumor im Zentrum der Brücke saß, also in einem Teil des Hirnstammes.

„Ich würde mich schon an die Brücke heranwagen, aber letzte Nacht war mir das unmöglich. Ich hatte schon acht Stunden damit zugebracht und war müde. Wenn ich mich aber auf unerforschtes Gebiet begebe, möchte ich gern meine Gedanken beieinander haben und über meine Kräfte voll verfügen. Etwas so Entscheidendes kann ich einfach nicht mitten in der Nacht ausprobieren."

„Tu es aber bitte", war Craigs einzige Reaktion. „Wir haben ja keine andere Wahl, oder?" wollte Susan wissen. „Es steht zumindest fünfzig zu fünfzig, daß Craig auf dem Operationstisch stirbt." Es fiel mir nicht leicht, aber ich mußte ihnen die Wahrheit sagen – vor allem die schwere. „Überlebt er, so kann er schwere Nervenschäden davontragen, oder er bleibt gelähmt."

„Verstehen wir", versicherte Susan. „Mach' trotzdem weiter. Wir beten um ein Wunder. Und wir glauben fest, daß Gott es durch dich geschehen läßt." – „Was haben wir zu verlieren?" fügte Craig hinzu. „Die Alternative ist auf jeden Fall der Friedhof." Wir setzten die Operation für einige Tage später an. Ich wußte, daß Craig und Susan überzeugte Christen waren, aber mehr als je zuvor mußte sich ihr Glaube in dieser Situation bewähren. Immer wieder betonten sie: „Wir warten auf ein Wunder und glauben, daß wir es erleben. Wir beten darum, daß Gott uns ein Wunder schenkt."

Ein Pfleger schob Craigs Rollstuhl in den Operationssaal; der entscheidende Moment war gekommen. Craig lag mit dem Gesicht nach unten; sein Kopf ruhte sicher und fest in einem Gestell. Wieder wurde die Kopfhaut rasiert und gesäubert. Die Schwester legte ein steriles Tuch über Craig, so daß nur die Operationsstelle freiblieb. Dann ging es los.

Wir hatten alle Hände voll zu tun. Es dauerte lange, bis ich an die Seite des Hirnstammes kam. „Ich werde jetzt ein kleines Loch in den Hirnstamm schneiden", murmelte ich zur Erklärung. Mit einem zweipoligen Instrument (einem kleinen elektrischen Koagulator, einem Gerinnungswerkzeug) öffnete ich den Hirnstamm. Es begann heftig zu bluten. Meine Assistentin ließ ununterbrochen Blut absaugen, damit die Operationsstelle frei blieb. Dabei fragte ich mich verzweifelt: *Was mache ich jetzt nur?* Im stillen betete ich inbrünstig: *O Gott, hilf mir, zeige mir, was ich tun soll.*

Ich bete vor jeder Operation. Dieses Mal sprach ich während der ganzen Operation mit Gott. Immer wieder dachte ich: *Herr, das ist jetzt deine Sache. Du bist dran. Du mußt hier eingreifen!* Ich hatte keinen blassen Schimmer, was ich tun sollte. Mein Blick ging nach oben, für einen Augenblick nur, während ich zu Gott schrie: Craig wird sterben, wenn du mir nicht zeigst, was ich tun soll!

In der nächsten Sekunde wurde mein intuitives Wissen wie durch eine Eingebung gelenkt. „Den Laser bitte." Es schien die logischste Sache der Welt zu sein. Mit dem Laser konnte ich das Loch vorsichtig vertiefen. Gleichzeitig wurden einige der Blutgefäße verödet, die unaufhörlich geblutet hatten. Schließlich war da ein winziges Loch mit minimaler Blutung, durch das ich weiter vordringen konnte.

Plötzlich stieß ich auf einen Fremdkörper und versuchte, ein Stück davon herauszuziehen. Es war wahrscheinlich Gewebe eines Tumors, aber es saß fest. Ich zog vorsichtig daran, aber nichts rührte sich. Wieder zögerte ich; denn ich wollte nicht zu forsch an die Sache herangehen. Das Loch konnte ich nicht vergrößern, weil ich genau am Hirnstamm arbeitete. Die Anästhesisten überprüften regelmäßig die Monitore, auf denen die Aktivität des Gehirns angezeigt wurde.

„Keine evozierten Potentiale mehr", sagte plötzlich einer. Die evozierten Potentiale[1] waren tot – genauso, wie ein EKG nichts mehr anzeigt, wenn das Herz zu schlagen aufhört. Das Aussetzen der Hirnströme bedeutete, daß eine Seite von Craigs Gehirn nicht mehr aktiv war – ein Zeichen für einen schweren Hirnschaden. Das Gehirn arbeitet mit elektrischen Strömen, und auf dieser Seite des Hirnstammes war nun keine Aktivität mehr; die andere Seite blieb zum Glück unbeschadet.

„Wir sind jetzt so nahe dran. Wir machen weiter", sagte ich fest und verdrängte krampfhaft den Gedanken an mögliche Folgeschäden. Gott, ich kann jetzt nicht einfach aufgeben. Bitte führe meine Hände. Ich blieb also an dem winzigen Loch im Hirnstamm. Meine Finger schoben, rüttelten und zogen mit der größten Vorsicht an diesem Ding herum. Endlich schien sich die Geschwulst zu lockern. Ich zog noch ein wenig daran, und mit einem Plop kam plötzlich alles heraus.

Sofort schrumpfte der Hirnstamm so weit zurück, wie es einmal seiner normalen Größe entsprochen haben mochte. Während mir die Entfernung des Tumors gelungen war, hatte Craig jedoch Schaden gelitten. Ich bemühte mich zwar, nicht daran zu denken, aber ich wußte nur zu gut: sollte Craig je überleben (was höchst unwahrscheinlich war), dann nur als totales Wrack. Auf jeden Fall läge er auf unbestimmte Zeit im Koma und sehr wahrscheinlich wäre er gelähmt. Und doch hatte ich die Operation zu Ende geführt; irgendwie war ich mir sicher, es sei richtig so gewesen.

Weitere vier Stunden vergingen, bis wir alles zusammengeflickt hatten. Ich fühlte mich entsetzlich. Laut sagte ich: „Wir haben unser Bestes getan, ich danke Ihnen." Sicher, ich hatte mein Bestes gegeben – aber das tröstete mich nicht.

❖

---

[1] Die beim EEG meßbaren Ströme zeigen die spontane hirnelektrische Aktivität, die grundsätzlich ohne äußere Reize vorhanden ist. „Evozierte Potentiale" sind dagegen alle Hirnströme, die durch Reizeinwirkung auf das Nervensystem entstehen. Die Messung dieser elektrischen Aktivität des Gehirns ermöglicht Prognosen über Verletzungen und Tumoren des Hirnstamms.

Wie es weiterging, erzählt nun Susan, die über Craigs Geschichte und ihre Erfahrung bei der ersten Operation 1988 – die ich zuvor beschrieben habe –, einen Bericht auf Band gesprochen hat.

SUSAN WARNICK:
Viele Freunde und Verwandte waren an diesem Abend in die Klinik gekommen, um mit mir die Zeit während der Operation zu verbringen. Ich war von Herzen dankbar für ihre Anwesenheit. Wenn wir nicht miteinander redeten, las ich in meiner Bibel. Ich wollte Gott fest vertrauen und meine Zweifel loswerden. Doch sie blieben, hartnäckig und nagend. Ich begriff nicht, was mit mir geschah und warum ich plötzlich so aufgelöst war. Ich hatte Gott bisher immer vertraut und war so sicher gewesen, daß wir ein Wunder erleben würden. Jahrelang hatte ich Craig bei jedem Anzeichen einer Besserung ermutigt, aufgemöbelt. Ich hatte ihm zeigen können, daß ich immer bei ihm war und daß wir alles gemeinsam überstehen würden, weil Gott unser Leben in der Hand hielt. Ich war so stark gewesen. Und nun ...

In dieser Nacht konnte mich nichts und niemand aus meiner Niedergeschlagenheit herausreißen. Ich erinnere mich, wie ich zu einigen Leuten im Zimmer sagte: „Es ist das erste Mal in meinem Leben, daß ich so etwas sage, daß ich mich so fühle. Ich bin völlig am Ende. Vielleicht will Gott, daß ich begreife: Genug ist genug. Vielleicht können Craig und ich nicht mehr damit umgehen, vielleicht ist es uns zu schwer geworden ... vielleicht ist es am besten, wenn jetzt Schluß ist." Natürlich versuchten sie mich zu trösten, aber es half nichts. Ich konnte nur warten und mich sorgen.

Irgendwann in der Nacht schaute ich auf und sah Dr. Carson in den Warteraum kommen, in dem ich mit meiner Familie saß. Er sagte etwas zu der Lage des Tumors, dem Hirnschaden, und erklärte: „Wie schon gesagt, war die Wahrscheinlichkeit groß, daß die Operation diesen Verlauf nehmen würde. Bestenfalls hat Craig nur noch einige Monate zu leben."

Man sagt von Dr. Carson, daß er nicht aus der Ruhe zu bringen sei und keine Gefühle zeige, wenn er mit Angehörigen seiner Patienten spricht. Er hat eine weiche, freundliche Stimme, so leise, daß man sich mitunter anstrengen muß, ihn zu verstehen. Immer aber ist er ausgeglichen.

Jeder Muskel in mir war gespannt, wurde steif, als ich dem zuhörte, was zu Craigs Todesurteil wurde. Je mehr Dr. Carson erklärte, desto verstörter wurde ich. Ich konnte nicht weinen, fing aber am ganzen Körper an zu zittern. Ich merkte das und wollte mich beherrschen, aber je mehr ich mich zur Ruhe zwang, desto verkrampfter wurde ich. *Craig wird sterben* ... Immer wieder hallte dieser Satz in mir nach. Dr. Carson hatte tatsächlich gesagt, wenn er zu einer Operation bereit wäre, würde er versuchen, den Tumor zu entfernen. Er hatte aber auch deutlich gemacht, daß Craig mit ziemlicher Sicherheit auf einer Körperseite gelähmt bleiben würde. „... und es ist möglich, daß er stirbt."

Minutenlang hörte und sah ich nichts um mich herum. Craig würde sterben – nichts anderes zählte mehr. Dr. Carson stand vor mir, versuchte mich zu trösten; doch ich wußte, niemand konnte die Worte sagen, die mir allein Trost bringen konnten. Während der 14 Jahre, die ich dieses tückische VHL nun schon studierte, war es mir in mein Hirn eingehämmert worden, daß, sollte Craig einen Tumor in der Brücke haben, er sterben mußte. Ich wußte, was los war. Ich kannte mich aus zur Genüge. Mein Craig. Ich würde ihn verlieren. Craig würde sterben.

„Der Tumor saß im Zentrum der Brücke", wiederholte Dr. Carson. In diesem Moment schaute ich auf und sah ihn zum erstenmal in dieser Nacht bewußt: Dr. Benjamin Carson, ein menschliches Wesen. Er war ausgelaugt, und ich konnte die Müdigkeit in seinen Augen sehen. Aber es war mehr als das.

So sieht er aber normalerweise nicht aus, dachte ich. *Irgend etwas ist anders.* Dann wußte ich: Er ist entmutigt. Geschlagen. Erledigt. Plötzlich wurde mir bewußt, daß ich so sehr mit mir und meiner Trauer beschäftigt war, daß ich überhaupt nicht daran gedacht hatte, wie es wohl in Dr. Carson aussehen mochte. Hier stand ein Mann, der seine Gefühle gut verbarg, jedoch nicht so gut, daß man es nicht merken konnte. Ich dachte: *Dieser Mann operiert Hirnhälften heraus. Ihm gelingen Eingriffe, an die sich sonst keiner heranwagt.* Und doch konnte ich Traurigkeit in seinen Augen lesen; Trauer und Verzweiflung.

Im selben Augenblick vergaß ich meinen Schmerz und empfand Mitgefühl mit dem Arzt. Er hatte sich so angestrengt, und nun war er verstört und am Ende. Er schwieg, wandte sich um und ging langsam den Gang hinunter. Während ich ihn beobachtete, konnte ich mich in ihn hineinversetzen. Dann stand ich auf, rannte ihm hinterher und erreichte ihn schließlich. „Mach dir keine Vorwürfe, Ben", sagte ich und nahm ihn in den Arm.

Im Wartezimmer erhielt ich dann von zwei Schwestern die Erlaubnis, die Nacht in einem leeren Krankenzimmer zu verbringen. Ich lag auf dem Bett und starrte an die Decke. Wütend war ich, unsagbar wütend. Ich kann mich nicht erinnern, jemals innerlich so stark bewegt gewesen zu sein.

„Gott", flüsterte ich ins Halbdunkel hinein, „wir haben schon so viel durchmachen müssen. Und immer haben wir etwas Positives darin gesehen, auch wenn es Zeiten gab, die für mich hart waren, besonders in unseren ersten gemeinsamen Jahren; doch das hier ist das Schlimmste. Ich bin so enttäuscht von dir, Gott. Du läßt Craig einfach sterben – und tust nichts dagegen! Wenn du ihn zur Ruhe legen wolltest, warum hast du das dann nicht schon früher getan? Als er seinen ersten Tumor hatte, zum Beispiel? Wenn du wirklich Liebe bist, wie kannst du dann einen Menschen wie Craig so leiden lassen, nur um ihn dann am Ende doch sterben zu lassen?

Nichts hat jetzt noch Bedeutung für mich. Du willst mich also mit meinen 30 Jahren zur Witwe machen. Craig und ich werden nie ein Kind haben." Ich kannte andere Frauen, die ihre Männer verloren hatten. Sie hatten erzählt, daß ihnen ihre Kinder nach dem Tod des Mannes Sinn und Ziel gegeben hatten. „Sie haben wenigstens Kinder! Und was habe ich?" Es tat so unheimlich weh, ich wollte am liebsten sterben.

Kurz darauf ging ich ins Badezimmer und sah mein Gesicht im Spiegel. Ich erkannte das verzerrte Bild nicht, das mir da entgegenstarrte. Ich zuckte zusammen und betrachtete die Fremde vor mir. Im Bett fühlte ich mich dann elender als zuvor. Mein Leben schien ein einziger Fehlgriff zu sein. Sinnlos! Unnütz! Das bin ich. Die ganze Anstrengung, die ganze Pflege – für nichts und wieder nichts. Wie soll ich ohne Craig weiterleben? Wie kannst du erwarten, ich würde es ohne ihn schaffen?

Der ganze Schmerz brach aus mir heraus. Ich klagte Gott an, der es so geführt hatte, daß Craig mein Lebensinhalt geworden war. Nun nahm er ihn weg. Ich heulte, schrie und ließ meine ganze Wut heraus. Erschöpft und leer, hatte ich schließlich nichts mehr zu sagen. In diesem stillen Augenblick sprach Gott zu mir. Ich hörte zwar keine Stimme, und doch vernahm ich einzelne Worte: *Craig ist nicht dein, daß du fordern könntest, ihn zu behalten. Er gehört nicht dir, Susan. Er ist mein.*

Allmählich drang diese Wahrheit in mein Bewußtsein, und ich erkannte plötzlich, wie dumm ich gewesen war. Craig und ich hatten unser Leben damals auf der High School Jesus Christus übergeben. Wir beide gehörten Gott, und ich hatte kein Recht, mich jetzt mit aller Kraft an Craig zu klammern. Erst wenige Tage zuvor hatte ich eine Andacht im Radio gehört. Der Sprecher hatte von Abraham erzählt, der mit seinem Sohn Isaak den Berg hinaufgestiegen war, bereit, ihn zu opfern – den einzigen Sohn und meistgeliebten Menschen. [1]

---

[1] Siehe 1. Mose (Genesis) Kapitel 22.

Diese Geschichte fiel mir plötzlich wieder ein, und ich bekannte: Ja, Gott. Craig ist mein Isaak. Und wie Abraham will ich ihn dir anbieten, zurückgeben. Ich legte mich auf das saubere Krankenhausbett, und plötzlich überkam mich tiefer Friede. Ich schlief ein.

BEN CARSON:
Am Nachmittag nach der zweiten Hirnstamm-Operation hielt ich Visite und kam auch in Craigs Krankenzimmer. Ich traute meinen Augen nicht – er saß aufrecht in seinem Bett! Ich starrte ihn mehrere Sekunden lang bewegungslos an und bat dann, um meine Überraschung zu verbergen: „Beweg' mal deinen rechten Arm!" Er streckte ihn von sich. „Jetzt den linken." Wieder völlig normale Reaktionen. Ich ließ ihn seine Füße bewegen und was mir sonst noch einfiel. Alles war normal. Ich konnte mir überhaupt nicht erklären, wie das möglich war. Craig hatte noch Probleme beim Schlucken, aber alles andere schien völlig in Ordnung zu sein.

„Du, ich glaube, da hatte Gott seine Hand im Spiel", sagte ich. „Und ich glaube, Gott hat alles in seiner Hand!" lächelte er zurück. Am nächsten Morgen konnten wir den Beatmungsschlauch entfernen. „Holst du jetzt alles raus aus mir, was noch Wert hat?" Craig lachte. Er machte seine Späße. „Das war ein Wunder, Craig", sagte ich. „Weiß ich." Sein Gesicht glühte.

Ich war daheim bei meiner Familie, als eines Abends, etwa sechs Wochen nach diesem Erlebnis, das Telefon klingelte. Sobald Susan meine Stimme erkannte – sie hielt es gar nicht für nötig, ihren Namen zu nennen –, schrie sie ins Telefon: „Dr. Carson! Du wirst nicht glauben! Craig hat einen ganzen Teller Spaghetti und Fleischklopse dazu gegessen! Alles hat er verputzt. Er hat schlucken können! Das war vor etwa einer halben Stunde, und er fühlt sich prächtig."

Wir redeten ein Weilchen miteinander. Es tat so gut zu wissen, daß ich mit ihnen eine der außergewöhnlichsten Situationen ihres Lebens geteilt hatte. Durch das Gespräch wurde mir wieder bewußt, wie schnell wir doch etwas für selbstverständlich halten – so etwa die Fähigkeit zu schlucken. Menschen wie Craig und Susan aber verstehen, wie durchdacht und wunderbar das alles eingerichtet ist.

---

[2] Welcher Zukunft geht Craig entgegen? Wir erwarten, daß er wieder voll funktionsfähig sein wird. So lange ich ihn kenne, war er jedoch immer neurologisch leicht beeinträchtigt. Er leidet häufig unter Muskelzucken, und das Schlucken bereitet ihm noch immer Schwierigkeiten. Das ist sicher eine Folge der schwierigen zweiten Operation, bei der er fast ums Leben gekommen wäre. Leider wird Craig wohl weitere Tumoren bekommen. Doch die Wahrscheinlichkeit, daß wieder einer im Hirnstamm wächst, ist gering. Zur Zeit konzentriert er sich auf sein Magisterexamen in christlicher Seelsorge.

19

Die Trennung der Zwillinge

„Ich wollte sie und mich umbringen", bekannte Theresa Binder. Im Januar 1987, in der Mitte ihrer achtmonatigen Schwangerschaft, bekam die 20jährige Mutter die Schreckensnachricht zu hören, sie würde Siamesische Zwillinge gebären.

„O, mein Gott!" schrie sie. „Das kann nicht wahr sein! Ich habe keine Zwillinge, sondern trage ein krankes, gräßliches Monster in mir!" Sie weinte drei Tage lang ununterbrochen. In ihrem Schock grübelte die werdende Mutter über jede nur denkbare Möglichkeit, wie die Geburt der Zwillinge zu verhindern sei.

Theresas erster Gedanke war, den ungeborenen Zwillingen und sich selber durch eine Überdosis an Schlaftabletten das Leben zu nehmen. „Ich konnte einfach nicht so weiterleben, und diese Möglichkeit schien zunächst die einzige Lösung für sie und mich zu sein." Als Theresa dann aber unmittelbar davorstand, diesen Plan auszuführen, konnte sie es nicht über sich bringen, die Tabletten zu schlucken. Ihre Überlegungen streiften die Grenze zum Absurden; denn in ihrer Not zog sie alles und jedes in Erwägung, was ihr aus diesem Alptraum heraushelfen könnte. Sie hatte an Flucht gedacht

---

[1] Siamesische Zwillinge kommen einmal pro 70.000 bis 100.000 Geburten vor; Zwillinge, die am Hinterkopf miteinander verbunden sind, nur ein auf 2 bis 2,5 Millionen Geburten. Der Name stammt von Siam, der Geburtsstadt von Chang und Eng (1811–1874), die von P. T. Barnum in Amerika und Europa zur Schau gestellt wurden.

Die meisten Siamesischen Zwillinge sterben bei der Geburt oder kurz danach. Soweit uns bekannt ist, sind bisher etwa 50 operative Trennungen versucht worden. Aus weniger als 10 Operationen sind beide Kinder völlig normal hervorgegangen. Das Gelingen hängt neben der Fähigkeit der Chirurgen hauptsächlich davon ab, wie viele und welche Teile die Kinder gemeinsam haben. Am Hinterkopf zusammengewachsene Kinder wie die Binder-Zwillinge waren noch nie zuvor getrennt worden, ohne daß eines davon Schaden genommen hat.

Erfolgreiche Operationen gab es bei Zwillingen, die an der Hüfte oder am Brustkorb zusammengewachsen waren. Immer aber bleibt die operative Trennung ein äußerst gewagter und schwieriger Eingriff, bei dem die Überlebenschance selten höher als fünfzig zu fünfzig steht.

oder an den Sprung aus dem Fenster eines Hochhauses. Was sie auch in Erwägung zog, sie wiederholte sich ständig: „Ich will einfach nicht mehr leben."

Eines Morgens wurde Theresa plötzlich bewußt, daß sie zwar sich umbringen konnte – und das wäre schon schlimm genug –, daß ihr Selbstmord aber gleichzeitig Mord an zwei Lebewesen bedeutete, die ein Recht auf Leben hatten. Theresa Binder kam allmählich zur Ruhe. Sie wußte, sie müßte durchstehen, was auf sie zukam. Andere Eltern hatten das geschafft. Jetzt war es an ihr.

Nur wenige Monate zuvor waren Theresa und ihr 36 Jahre alter Ehemann, Josef, durch die Aussicht auf ein Baby völlig aus dem Häuschen. Schon in den ersten Monaten ihrer Schwangerschaft hatte ihr der Arzt eröffnet, sie würde Zwillinge haben. „Ich war überglücklich", erinnert sie sich, „und dankte Gott für dieses wunderbare zweifache Geschenk."

In froher Erwartung kaufte das in Ulm, Deutschland, wohnende Paar gleich alle Kleider doppelt, dazu ein Zwillingsbettchen und einen Zwillingskinderwagen. Ungeduldig warteten sie auf die Geburt. Die Zwillinge, Patrick und Benjamin, kamen durch einen Kaiserschnitt am 2. Februar 1987 zur Welt. Zusammen wogen sie 4025 Gramm und waren am Hinterkopf zusammengewachsen.

Sofort nach der Geburt wurden die beiden in ein Kinderkrankenhaus verlegt, so daß Theresa sie erst drei Tage später zu Gesicht bekam. Als sie schließlich ihre Babys sah, war Josef an ihrer Seite, um ihr beizustehen und sie notfalls aus dem Raum zu bringen. Theresa starrte auf die zusammengewachsenen Kinder.

Worte wie Monster waren plötzlich wie weggewischt; sie sah nur noch zwei winzige Jungen – ihre Jungen –, und die Bitterkeit in ihrem Herzen schmolz dahin. Tränen flossen über ihre Wangen. Ihr Mann schloß sie in die Arme, und dann streichelten sie ihre Söhne. „Ihr gehört zu uns", sagte Theresa zu den beiden, „und ich habe euch schon jetzt sehr lieb."

Die Mutterliebe hielt stand, auch während der schweren und zeitweise verzweiflungsvollen Tage. Theresas Fürsorge für ihre hilflosen Jungen wuchs.

Die Eltern mußten lernen, wie man die beiden Kinder halten konnte. Weil die Gesichter voneinander abgewandt waren, mußte Theresa die Säuglinge an ein Kissen lehnen und in jeder Hand eine Milchflasche halten, wenn sie fütterte. Obwohl die Zwillinge keine lebenswichtigen Organe gemeinsam hatten, war doch ein Teil des Schädels, des Gewebes und der Haut sowie eine wichtige Hauptvene, die das Blut vom Gehirn zum Herzen zurückführt, für beide nur einmal vorhanden.

Fünf Wochen nach der Geburt konnten die Binders ihre Söhne mit nach Hause nehmen. „Es gab keine Minute, in der wir sie nicht geliebt hätten", sagte Josef. „Sie waren schließlich unsere Söhne." Durch die Verwachsung an den Köpfen konnten sich die Jungen nicht wie andere Kinder frei bewegen; trotzdem waren sie von Anfang an zwei eigenständige Persönlichkeiten. Schlief einer, so konnte es vorkommen, daß der andere weinte.

Die Binders lebten in der Hoffnung, daß ihre pausbäckigen Blondschöpfe eines Tages getrennt werden würden. Als sie über die Zukunft von Patrick und Benjamin nachdachten, wurde klar, daß die beiden in diesem Zustand nie sitzen, krabbeln, sich umdrehen oder laufen könnten. Die zwei Kinder wären dazu verurteilt, ihr Leben lang auf dem Rücken im Bett zu liegen. Keine guten Aussichten für quicklebendige Kleinkinder.

„Ich habe mit einem Traum gelebt, der mir Kraft gab", erzählte mir Theresa bei unserer ersten Begegnung, „dem Traum, daß wir eines Tages einen Arzt finden würden, der ein Wunder vollbringen könnte." Nacht für Nacht befaßten sich Theresas Gedanken mit dem Wunschbild, ihre Söhne einzeln drücken und halten zu können, mit den beiden einzeln spielen zu können und sie in verschiedene Bettchen zu legen.

Viele solcher Nächte verbrachte sie schlaflos und weinend, immer mit der bedrückenden Frage, ob es jemals Wirklichkeit werden würde. Niemand hatte bisher Siamesische Zwillinge, die am Hinterkopf zusammengewachsen waren, erfolgreich trennen können; erfolgreich in dem Sinne, daß beide überlebten.

„Aber ich habe die Hoffnung nicht aufgegeben. Ich konnte es nicht. Das waren meine Kinder, und sie waren das Wichtigste in meinem Leben", erklärte sie mir. „Ich wußte, ich würde für sie kämpfen, so lange ich lebte."

Kinderärzte in Deutschland nahmen Kontakt zu uns in Hopkins auf und fragten, ob das Chirurgenteam einen Plan ausarbeiten könne, um die Binder-Zwillinge zu trennen und ihnen ein normales Leben zu ermöglichen. So kam ich ins Spiel. Nachdem ich die vorliegenden Informationen gründlich studiert hatte, stimmte ich der Operation unter Vorbehalt zu. Es geschah zögernd, denn ich

---

[2] Am 6. März 1982 hatten Alex Haller und ein 21köpfiges Team von Johns-Hopkins erfolgreich die Zwillingstöchter von Carol und Charles Selvaggio aus Salisbury, Massachusetts, getrennt. Die Operation dauerte 10 Stunden. Emily und Francesca Selvaggio waren vom Brustkorb bis zum Bauch zusammengewachsen und teilten sich sowohl die Nabelschnur als auch Haut, Muskeln und Rippenknorpel. Das größte Problem für Hallers Team bestand in den Stauungen der Eingeweide.

war mir bewußt, daß es die risikoreichste und größte Herausforderung war, der ich je gegenüberstand. Aber ich wußte auch, daß eine gelungene Operation den beiden Jungen die Chance gab – ihre einzige Chance! –, ein normales, gesundes Leben zu führen. Meine Entscheidung war nur einem Mosaikstein vergleichbar, denn dieses Unternehmen konnte keine Ein-Mann-Leistung sein.

Dr. Mark Rogers, der Direktor der pädiatrischen Intensivstation in Hopkins, koordinierte die große Aktion. Wir suchten sieben Anästhesisten der Pädiatrie, fünf Neurochirurgen, zwei Herzchirurgen, fünf plastische Chirurgen und – genauso wichtig – zahlreiche Schwestern und Assistenten, insgesamt siebzig. Für uns alle war eine fünfmonatige Ausbildung und Vorbereitung auf diese einmalige Operation vorgesehen.

Craig Dufresne, Mark Rogers, David Nichols und ich wollten im Mai 1987 nach Deutschland fliegen. Während unseres viertägigen Aufenthaltes dort sollte Dufresne aufblasbare Silikonballone unter die Kopfhaut der Babys bringen. Dadurch würde sich die Haut allmählich ausweiten, so daß genug Gewebe vorhanden wäre, wenn nach der Trennung die riesige Operationswunde geschlossen werden müßte.

Die operative Trennung an sich sollte ich vornehmen, danach war Donlin Long für den einen, ich für den anderen Jungen zuständig. Unsere Erfolgschancen wurden gesichert durch das qualifizierteste Team von Johns-Hopkins, dem Bruce Reitz, Direktor der Herzchirurgie, Craig Dufresne, Assistenz-Professor der plastischen Chirurgie, David Nichols, pädiatrische Anästhesie, Donlin Long, Vorsitzender der Neurochirurgie und Mark Rogers als Koordinator und Verbindungsmann nach außen angehörten.

Da ich bislang nur Röntgenaufnahmen der Kinder zu Gesicht bekommen hatte, war ich als Teilnehmer der nach Deutschland fliegenden Mannschaft ausgewählt worden. Dort konnte ich mir selbst ein Bild von dem neurologischen Zustand der Zwillinge machen und damit die letzte Entscheidung treffen, ob die Operation überhaupt durchführbar war oder nicht.

Dann, zwei Wochen vor unserem Abflug, passierte es: Diebe brachen in unser Haus ein. Neben Dingen wie Elektrogeräten verschwand auch unser Safe, der jedoch nicht geöffnet werden konnte. Der kleine Safe, nicht viel größer als eine Schuhschachtel, enthielt alle wichtigen Dokumente und Papiere – und unsere Reisepässe.

Ich war mir zwar im klaren darüber, daß es schwer werden würde, innerhalb von zwei Wochen neue Pässe zu bekommen – aber daß es unmöglich war, wußte ich nicht. Auf meine telefonische Anfrage beim Paßamt teilte man mir höflich-sachlich mit: „Tut mir leid, Dr. Carson, aber in so kurzer Zeit ist das nicht möglich." Daraufhin erkundigte ich mich bei der Polizei. „Wie stehen meine Chancen, die Papiere zurückzubekommen, speziell die Pässe, meine ich?" – „Machen Sie sich keine Hoffnung", schnauzte der Beamte. „So etwas ist noch nie zurückgekommen. Landet im Müll oder wird verbrannt."

Ziemlich mutlos hing ich den Hörer ein. „Herr, irgendwie mußt du mir einen Paß beschaffen, wenn du mich bei dieser Operation dabeihaben willst", betete ich. Dann versuchte ich, nicht mehr an den Paß zu denken. Ich hatte ohnehin genug anderes zu tun – ich vergaß die ganze Sache.

Zwei Tage später meldete sich derselbe Polizeibeamte in meinem Büro in der Klinik. „Sie werden es nicht glauben, aber wir haben ihre Dokumente. Und ihren Reisepaß." – „O, das glaube ich gerne", lächelte ich in den Hörer hinein. Mit Verwunderung berichtete er mir, daß ein Kriminalbeamter sich durch einige Müllhaufen durchgewühlt hatte. Dabei war er auf eine Plastiktüte gestoßen, in der ein Papier mit meinem Namen steckte. Er suchte weiter und fand schließlich alles andere, jedes einzelne gestohlene Dokument.

Durch diesen Fund konnte ein ausgedehnter Verbrecherring zwischen Baltimore und Washington D. C. ausgehoben und unser gestohlenes Eigentum samt Diebesgut aus anderen Häusern sichergestellt werden.

Unser Team verbrachte fünf Monate in spannender Planung. Jeder mögliche Zwischenfall, jede eventuell auftretende Komplikation wurde in Betracht gezogen und bearbeitet. Die Vorbereitungen erforderten auch den Anschluß der Apparatur eines großen Operationssaales an ein Notstromaggregat für den Fall eines Stromausfalles. Der Operationssaal wurde mit je zwei Exemplaren jedes notwendigen Gerätes ausgestattet – Monitore zur Überprüfung der Narkose, Herz-Lungen-Maschinen. Der Operationstisch war so konstruiert, daß man ihn nach dem entscheidenden Schnitt trennen und in zwei separat bewegliche Tische verwandeln konnte.

Gegen Ende der fünfmonatigen Vorbereitungszeit war alles so präzise durchorganisiert, daß wir manchmal das Gefühl hatten, einen Militäreinsatz zu planen. Wir setzten sogar fest, wo jeder Mitarbeiter im Operationssaal zu stehen hatte. Eine zehnseitige „Regieanweisung" führte jeden Schritt der Operation detailliert auf. Wir diskutierten endlos über die fünf je dreistündigen Proben, die wir an lebensgroßen Puppen durchführten, die am Kopf mit Pattex zusammengeklebt worden waren.

Von Anfang an jedoch hielten wir fest an dem Grundsatz, nicht zu operieren, wenn wir keine faire Chance zur Trennung der Kinder hätten, ohne deren Nervenfunktionen zu beeinträchtigen. Weder Donlin Long noch ich konnten genau feststellen, ob kritisches Hirngewebe wie das Sehzentrum bei beiden Kindern völlig separat ausgebildet war. Glücklicherweise hatten sie nur einen wichtigen Blutleiter gemeinsam, den Sinus sagittalis superior (oberer Längsblutleiter), der das venöse Blut zum Herzen transportiert.

❖

Die Operation an den sieben Monate alten Zwillingen begann am Samstag, dem 5. September 1987 um 7.15 Uhr. Wir wählten diesen Tag, weil es im Krankenhaus weniger hektisch zuging, das Personal aber voll verfügbar war. (Normale Terminoperationen werden nicht auf das Wochenende gelegt.)

Mark Rogers hatte den Eltern geraten, während der Operation in ihrem Hotelzimmer zu bleiben und sich dort auszuruhen. Natürlich waren sie viel zu aufgeregt, um sich hinlegen zu können; einer von ihnen saß immer in der Nähe des Telefons. Während der folgenden 22 Stunden hielt einer der Ärzte die Binders per Telefon auf dem laufenden. Er rief sie jedesmal an, wenn die Operation in ein neues Stadium eingetreten war.

Die Herzchirurgen Reitz und Cameron führten nach der Narkotisierung der Zwillinge haarfeine Katheter in die Hauptvenen und -arterien ein, um Veränderungen und Vorgänge während des Eingriffs auf dem Bildschirm verfolgen zu können. Die Köpfe der beiden Kinder waren so in Position gebracht worden, daß sie nicht wegrutschen konnten oder übermäßiger Spannung ausgesetzt waren. Wir schnitten also die Kopfhaut auf und entfernten das verknöcherte Gewebe, das die beiden Schädel verband; es wurde sorgfältig aufbewahrt, damit es später bei der Rekonstruktion der beiden Schädel verwendet werden konnte.

Als nächstes öffneten wir die Dura, die Hirnhaut. Das war nicht einfach; wegen vieler Windungen der Hirnhaut und abnormer Arterienbildung zwischen den beiden Gehirnen mußte sehr langsam vorgegangen werden. Bevor wir uns an die Sinus venosi heranwagen konnten, mußten alle anderen Verbindungen zwischen den Hirnen der Babys durchtrennt sein.

Wir isolierten den oberen Teil des Blutleiters sowie den unteren Teil an der Stelle, an der alle Sinusse zusammenfließen. Unglücklicherweise war diese Stelle viel größer als normal. Als wir unterhalb davon zu schneiden begannen, blutete es plötzlich sehr stark. Wir konnten die Blutung einigermaßen unter Kontrolle halten, indem wir Muskelteile in die offenen Stellen verpflanzten.

Die Situation zwang uns, vorzeitig die Unterkühlungsphase einzuleiten. In der Planung hatten wir sie auf drei bis fünf Minuten festgesetzt, damit die Gefäßstrukturen getrennt und sofort bei beiden Jungen gleichzeitig wieder rekonstruiert werden konnten. Jedes der Kinder war an einen Herz-Lungen-Bypass-Apparat angeschlossen. Wir pumpten nun ihr Blut durch diese Anlage, um es von 35 auf 20 Grad Celsius abzukühlen. Die tiefe Temperatur bringt Stoffwechselvorgänge fast zum Stillstand und erlaubte uns in diesem Fall, die Herzschläge und den Blutfluß für etwa eine Stunde anzuhalten, ohne daß das Gehirn geschädigt wurde. Der Blutfluß mußte so lange unterbrochen werden, bis wir separate Venen erstellt hatten. Während dieser Zeit waren die Binderzwillinge in einem Zustand, der dem Scheintod ähnelt.

Wir hatten vermutet, daß nach einer Stunde das Gewebe die normalerweise vom Blut zugeführten Stoffe dringend benötigte, sonst könnten irreparable Schäden entstehen. Das bedeutete, daß wir nach der Unterkühlung schnell vorgehen mußten. (Diese Technik kann nur bei Kleinkindern unter 18 Monaten angewandt werden, solange das Gehirn in der Entwicklungsphase steckt und damit flexibel genug ist, sich von dem Kälteschock zu erholen.)

Kurz vor 23.30 Uhr, 20 Minuten nachdem wir die Körpertemperatur gesenkt hatten, kam der kritische Moment. Beide Schädel lagen offen vor mir, und ich bereitete mich darauf vor, die dünne blaue Hauptvene am Hinterkopf der Zwillinge, die das Blut aus dem Gehirn ableitete, zu durchtrennen. Sie war die letzte Verbindung zwischen den beiden Jungen. Kaum war das geschafft, scho-

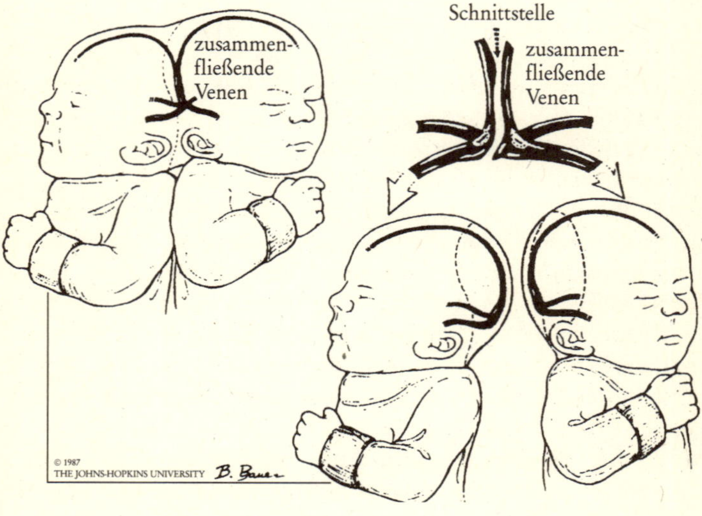

ben wir den zweiteiligen Tisch auseinander, und nun war Long mit dem einen und ich mit dem anderen Kind beschäftigt. Zum ersten Mal in ihrem jungen Leben waren Patrick und Benjamin unabhängig voneinander.

Doch die Freiheit brachte sofort auch ein tödliches Hindernis mit sich: Bevor wir den Blutfluß wieder in Gang bringen konnten, mußten Long und ich aus Teilen des Herzbeutels eine neue Sagittalvene formen, die wir zuvor entfernt hatten. Wir arbeiteten wie eine Einheit.

Die große Stoppuhr an der Wand wurde gestartet. Wir hatten nur eine einzige Stunde, um unsere Arbeit zu Ende zu bringen und das Blut wieder fließen zu lassen. Es war ein Wettlauf gegen die Zeit. Ich bat die Assistenten und Schwestern dringend: „Bitte keine Zeitangaben!" Es hätte uns nur zusätzlich unter Druck gesetzt. Wir arbeiteten ohnehin schon so schnell, wie wir konnten.

Ich hatte die Anweisung gegeben: „Wenn die Stunde um ist, stellen Sie einfach die Pumpen an. Verbluten die beiden, dann verbluten sie eben, aber wir wissen, wir haben unser Bestes getan." Das hört sich herzlos an, aber ich dachte ganz anders. Ich wollte keinen Gehirnschaden riskieren. Glücklicherweise waren Long und auch ich ans Arbeiten unter Zeitdruck gewöhnt, und wir blieben voll konzentriert bei der Sache.

Ich hatte ein merkwürdiges Gefühl in diesem Abschnitt der Operation. Die kleinen Körper waren so kalt, man arbeitete wie an Leichen. Irgendwie waren die Zwillinge ja auch tot. Unbewußt fragte ich mich, ob sie je wieder aufwachen würden.

❖

In den Planungssitzungen hatte ich kalkuliert, es würde etwa drei bis fünf Minuten dauern, die Blutleiter zu durchtrennen. Dann hätten wir 50–55 Minuten Zeit, die Sinusse zu rekonstruieren, bevor das Blut wieder fließen würde. „O nein", murmelte ich schwer atmend. Es gab Schwierigkeiten. Es würde viel mehr Zeit als geplant erfordern, um den riesigen Zusammenfluß der Sinusse, das Confluens sinuum, wieder funktionstüchtig zu machen.

Das Confluens sinuum oder die Torcula ist die gefürchtetste Stelle für einen Neurochirurgen, weil das Blut an dieser Stelle unter solchem Druck durch die Venen fließt, daß bereits ein winziges Loch in der Gefäßwand ein Baby in weniger als einer Minute verbluten lassen würde.

Nach dem Kältestillstand dauerte es 20 Minuten, bis wir das ganze vaskulare Gewebe voneinander getrennt hatten. Das hieß:

wir hatten mehr als dreimal so lange gebraucht als geplant. Diese Situation war nicht vorauszusehen gewesen, denn der Druck in dieser Gefäßerweiterung war so hoch, daß das Kontrastmittel während des Angiogramms (Gefäßdarstellung durch Röntgenaufnahme) sofort wieder ausgespült worden war.

Es blieben uns also nur noch 40 Minuten. Glücklicherweise hatten die Chirurgen für Herz und Gefäße über unsere Schulter hinweg die Lage der Sinusse erkannt, als ich sie durchschnitt. Aus einer Herzbeutelgefäßwand hatten sie Stücke herausgelöst, die wir nun zur Vervollständigung des Sinus einsetzen konnten. Obwohl nur geschätzt werden konnte, war es den beiden erfahrenen Männern gelungen, die exakt richtige Größe und den passenden Durchmesser zu treffen, so daß sich die Stücke perfekt einfügten. Wir nähten sie entlang der betroffenen Stellen an.

Etwa um die 45. Minute wurde mir klar, daß wir uns dem entscheidenden kritischen Punkt näherten. Ohne umherschauen zu müssen, spürte ich, wie sich die Spannung steigerte. Es war, als dächten alle das gleiche: Werden wir rechtzeitig fertig? Long war mit seinem Baby zuerst fertig. Die Arbeit an meinem Jungen beendete ich wenige Sekunden, bevor das Blut wieder zu fließen begann. Knapp, aber am Ziel!

Eine plötzliche Stille lag über dem Operationssaal. Nur das rhythmische Brummen der Herz-Lungen-Maschine war zu hören. „Geschafft", sagte jemand hinter mir. Ich nickte und atmete geräuschvoll aus, denn mir war bewußt geworden, daß ich während dieser letzten kritischen Momente die Luft angehalten hatte. Die Anstrengung der letzten Stunden war jedem anzusehen, aber wir hatten durchgehalten.

Doch es war noch nicht zu Ende. Kaum hatten wir die Herzen der Kleinen wieder zum Schlagen gebracht, standen wir vor dem zweiten großen Hindernis. Alle winzigen Blutgefäße im Gehirn der Kinder, die getrennt worden waren, fingen fürchterlich an zu bluten. Wo irgendwo ein Einschnitt war, blutete es unaufhörlich.

Die nächsten drei Stunden verbrachten wir damit, alles nur Erdenkliche auszuprobieren, um die Blutung zu stillen. An einer Stelle waren wir sicher, es sei aus. Liter um Liter Blut floß weiterhin durch ihre Körper, aber nur, um durch die Schnittstellen wieder abzufließen. Bald würden die verfügbaren Blutkonserven aufgebraucht sein.

Die Blutung hatte uns nicht überrascht – wir hatten das Blut mit einem Anticoagulans, einer die Gerinnung hemmenden Substanz, verflüssigen müssen, um die Herz-Lungen-Maschine anschließen zu können. Als das Blut wieder in den normalen Kreislauf gelangte, hatte die Substanz ihre Wirkung getan – es war dünn, sehr dünn, und im Bereich der Wunde floß es intensiv.

Die kleinen traumatisierten Gehirne schwollen beängstigend an – wodurch nebenbei einige der blutenden Gefäße abgedichtet wurden –, aber wir wollten das Gehirn nicht von der Blutzufuhr abschneiden. Der qualvollste Moment kam, als uns mitgeteilt wurde, daß kaum noch Blutkonserven vorhanden waren. Rogers rief in der Blutbank der Klinik an. „Tut mir leid, aber wir haben hier nicht viel auf Lager", bedauerte die Stimme am anderen Ende. „Wir haben uns erkundigt – in ganz Baltimore gibt es nichts von dieser Blutgruppe mehr."

„Ich spende welches, wenn Sie's brauchen können", meldete sich jemand spontan, als Mark Rogers seinen Bericht beendet hatte. Sechs bis acht Mitglieder unseres Operationsteams waren sofort bereit, Blut zu spenden; eine noble Geste, aber leider im Moment unbrauchbar. Schließlich fragte die Blutbank von Hopkins beim amerikanischen Roten Kreuz an, und die brachten uns zehn Einheiten – genau die Menge, die wir benötigten.

Bis zum Ende der Operation hatten die Zwillinge 60 Bluteinheiten aufgebraucht, das Vielfache ihres normalen Blutvolumens. Die ausgedehnten Kopfwunden hatten einen Umfang von mehr als 40 cm. Während der ganzen Zeit blieb immer jemand von unserer Mannschaft in Verbindung mit den Eltern, die ihr Hotel verlassen hatten und in einem Wartezimmer saßen. Einige Schwestern sorgten dafür, daß wir in unseren sehr seltenen Pausen etwas zu essen bekamen.

Wir hatten geplant, die Zwillinge gleich mit Dufresnes Vorrichtung auszustatten. Er hatte ein Titannetz mit einer Paste von Knochenmehl versehen, das aus dem gemeinsamen Schädelteil der Zwillinge entstanden war. Saß diese Konstruktion erst einmal an ihrem Platz, so würden die Schädelknochen der Babys um das Netz herumwachsen, und es müßte nicht wieder entfernt werden.

Zuerst hatten wir jedoch ihre Kopfhaut zu schließen, damit das anschwellende Hirn sich nicht völlig aus seinem knöchernen Gehäuse herausdrückte. Die Jungen wurden durch Medikamente in ein Koma versetzt, um den Stoffwechsel des Gehirns herabzusetzen. Dann überließen Long und ich den Platz Dufresne und seinem Team, die sehr konzentriert arbeiten mußten, um die Kopfhaut rechtzeitig zusammenzusetzen. Schließlich waren bei einem Jun-

---

[3] Benjamin und Patrick hatten noch 22 weitere Operationen vor sich, bis ihre Kopfhaut ganz geschlossen war. Die meisten Operationen übernahm Dufresne, ich führte nur einige davon durch.

gen fast alle Lücken geschlossen; bei dem anderen blieben noch einige. Dufresne mußte mit der Einpflanzung der Titanplatten noch ein wenig warten.

Daß Benjamins Kopfhaut nicht ganz geschlossen werden konnte, war vorerst unser letztes Problem. Vorübergehend bekam er ein chirurgisches Netz verpaßt. Dufresne wollte bei einer weiteren Operation die Schädel der Kleinen kosmetisch verbessern, sollten die Kinder sich erholen.

Sollten die Kinder sich erholen.

20

… und wie es weiterging

Wenn sie sich erholten. Bei jeder Phase der Operation war das die unterschwellig bohrende Frage. Wenn! *O Gott,* betete ich immer wieder still vor mich hin, *laß sie leben. Hilf, daß sie es schaffen.*

Selbst wenn die Operation überstanden wäre, würden Wochen vergehen, bevor wir die körperliche Verfassung der Zwillinge richtig beurteilen könnten. Das Warten würde unerträglich, weil wir ständig auf die ersten Zeichen einer gesunden Entwicklung hoffen und gleichzeitig eventuelle Gehirnschäden fürchten müßten. Um ihre schwerverletzten Gehirne zu entlasten, versetzten wir die Babys durch Phenobarbitol in ein künstliches Koma. Phenobarbitol verlangsamt die Stoffwechselvorgänge des Gehirns drastisch.

Wir schlossen die beiden Kinder an Lebenserhaltungssysteme an, die den Blutdruck und die Atmung kontrollierten. Die Hirnschwellung war schlimm, aber nicht schlimmer, als wir erwartet hatten. Wir machten die Schwellung auf Monitoren sichtbar durch das Messen der Schwankungen bei Blutdruck und Herzrhythmus und durch regelmäßige CT-Aufnahmen, die ein dreidimensionales Bild des Gehirns durch Röntgenstrahlen wiedergeben.

Die Operation endete nach 22 Stunden um 5.15 Uhr am Sonntagmorgen. Aber der Kampf war damit noch lange nicht zu Ende.

Als unsere Mannschaft den Operationssaal verließ und mit Beifall von dem übrigen Krankenhauspersonal empfangen wurde, ging Rogers direkt auf Theresa Binder zu und fragte sie mit einem Lächeln: „Welches Kind würden Sie gerne zuerst sehen?" Sie öffnete ihren Mund zu einer Antwort, und Tränen rollten ihre Wangen hinunter.

❖

Als die Planung für die Trennung der Binderzwillinge angelaufen war, hatte die Abteilung für Öffentlichkeitsarbeit in Johns-Hopkins die Medien von unserem Vorhaben in Kenntnis gesetzt. Die Operation war ein für die Geschichte der Medizin entscheidendes Ereignis. In den Korridoren und Warteräumen wimmelte es von

Reportern. Natürlich gelangte keiner von ihnen in den Operationssaal. Unser Sicherheitsdienst und gewisse Vorsichtsmaßnahmen hätten das verhindert.

Mehrere Radiostationen brachten stündlich Nachrichten über den derzeitigen Stand der Operation. Durch diese intensive Berichterstattung wurden Tausende in das phänomenale Geschehen in Hopkins mit hineingenommen. Später erfuhr ich, daß viele Radiohörer ihren Tagesablauf unterbrachen und um das Gelingen der Operation beteten.

Kaum lag der außergewöhnliche Einsatz hinter uns, überwältigten uns Müdigkeit und Erschöpfung. Nahe am Umfallen, konnte ich keinen klaren Gedanken fassen oder irgendwelche Fragen beantworten. Rogers verschob die Pressekonferenz auf den späten Nachmittag, so daß wir uns etwas ausruhen und erfrischen konnten. Um 16.00 Uhr betrat ich den Konferenzraum und begriff auf einmal etwas von der Bedeutung der Operation. Der Raum war voll von Reportern, Kameras und Mikrophonen. Vielleicht klingt es merkwürdig, aber wenn jemand seine Arbeit tut – egal, welcher Art sie ist –, kann man selber oft nicht deren Bedeutung einschätzen.

Während des ganzen Nachmittags ließ mich der Gedanke an Patrick und Benjamin Binder nicht los. Mit der Aufmerksamkeit, die dieser phänomenale Eingriff bei den Medien hervorrief, hätte ich nie gerechnet – und war auch nicht darauf vorbereitet. Ich bezweifle überhaupt, daß irgendeiner unserer Mitarbeiter Antworten auf die Fragen der Reporter parat hatte, mit denen sie uns bombardierten. Aber seltsam sahen wir schon aus in unseren zerknitterten Kitteln und übermüdeten Gesichtern! Wir waren zwar erledigt, aber in Hochstimmung: der erste Schritt, der schwerste, war geschafft. Und doch durfte man nicht vergessen: es war eben doch nur der erste Schritt auf einem langen Weg.

„Der Erfolg dieser Operation liegt nicht nur in der – nunmehr geschehenen – Trennung der Zwillinge“, erklärte Mark Rogers zu Beginn der Pressekonferenz. „Echten Erfolg hatte die Operation nur dann, wenn beide Kinder gesund sind.“ Während Rogers Fragen beantwortete, wurde mir bewußt, wie dankbar ich war, bei dieser Operation mitgewirkt zu haben.

Fünf Monate lang waren wir eine Einheit gewesen, waren zu Spezialisten geworden, die an ein und demselben Fall herumknobelten. Auch das medizinische Personal der pädiatrischen Intensivstation und die Fachärzte des Kinderzentrums hatten einen unschätzbaren Beitrag erbracht, hatten zahllose Überstunden geleistet, um die Operation zu ermöglichen.

Ich hörte Rogers zu, wie er die einzelnen Schritte der Operation erläuterte und dann hinzufügte: „Es beeindruckte mich ungeheuer, daß eine Arbeit von solcher Komplexität einem Team möglich ist. Wir sind fähig, Größeres zu vollbringen, als wir vermuten, wenn wir uns gegenseitig dazu anspornen."

Die meisten Fragen beantworteten Mark Rogers als unser Sprecher und ich. Als ich nach den Überlebenschancen der Zwillinge gefragt wurde, antwortete ich: „Die Chance steht fünfzig zu fünfzig. Wir hatten unser Vorgehen von Anfang bis Ende gut durchdacht. Normalerweise müßte es funktionieren, aber mir ist auch klar, daß beim ersten Mal leicht etwas Unerwartetes eintreten kann."

Ein Reporter stellte daraufhin die Frage: „Werden sie sehen können? Beide?" – „Zu diesem Zeitpunkt können wir das nicht sagen." – „Warum nicht?" – „Erstens", gab ich zurück, „sind die Zwillinge noch ein bißchen zu klein, um uns das sagen zu können." Es gab einige Lacher. „Zweitens", fuhr ich fort, „war ihre neurologische Entwicklung durch den Zusammenwuchs beeinträchtigt. Das erschwert eine korrekte Einschätzung ihrer Sehfähigkeit. Die Jungen konnten vor der Operation noch keinen Gegenstand gezielt anschauen oder einer Bewegung mit den Augen folgen." (Am nächsten Tag schrien in aller Welt die Schlagzeilen dem Leser entgegen: ZWILLINGE BLIND DURCH OPERATION. Das hatten wir nie gesagt oder auch nur anklingen lassen. Wir hatten lediglich deutlich gemacht, daß wir es nicht wüßten.)

„Aber werden sie überleben?" fragte ein Reporter. „Können sie danach ein normales Leben führen?" meldete sich ein anderer. „Das liegt jetzt in Gottes Hand", war meine Antwort. Abgesehen davon, daß ich buchstäblich meinte, was ich da sagte, wußte ich auch nicht, was ich sonst hätte sagen sollen. Als ich den überfüllten Raum verließ, hatte ich den Eindruck, alles gesagt zu haben, was nötig war.

So skeptisch ich auch war, was das Endergebnis der Operation betraf, war ich doch auch stolz darauf, Seite an Seite mit den fähigsten Männern und Frauen im medizinischen Bereich zu arbeiten. Und das Ende der Operation war nicht das Ende unserer Teamarbeit. Die Nachfolgebehandlung war mindestens ebenso spektakulär wie der Eingriff selbst. Das Geschehen in den folgenden Wochen verstärkte unseren Zusammenhalt. Irgendwie war jeder, vom Pfleger bis zum Arzt, persönlich in dieses Jahrhundertereignis verwikkelt. Wir waren ein Team – ein wunderbares, großartiges Team.

Patrick und Benjamin Binder lagen zehn Tage lang im Koma. Das hieß, daß während der nächsten anderthalb Wochen kein

Mensch irgend etwas Genaueres über sie wußte. Würden sie im Koma bleiben? Würden sie aufwachen und ein normales, gesundes Leben führen können? Wären sie behindert? Wir warteten. Alle. Und wir waren gespannt bis zum letzten. Wahrscheinlich sorgten sich die meisten von uns darum und beteten dafür.

Das künstlich herbeigeführte Koma war nicht unüblich. Wir hatten auch andere Patienten zuvor durch Barbiturate in Koma versetzt, das etwa genauso lang anhielt; beispielsweise Kinder mit schweren Kopftraumata. Bei ihnen war es nötig gewesen, um den Kopf-Innendruck zu senken.

Bei unseren Zwillingen wurden ständig alle Lebenszeichen überprüft, die Hautlappen wurden abgetastet, um zu sehen, wie sehr sie unter Spannung standen. Zu Beginn waren sie sehr straff, dann aber wurden sie weicher – ein gutes Zeichen, das besagte, daß die Schwellung nachließ. Gelegentlich ging die Schlafmittelkonzentration in ihrem Blut etwas zurück, und die Babys bewegten sich leicht. „Sie können sich bewegen!" hieß es dann gleich, denn wir brannten auf jeden Hoffnungsschimmer.

„Gott hat alles in der Hand", sagte ich immer wieder und ermahnte mich damit selbst. Während der ganzen folgenden Woche erwartete ich jedesmal, wenn ich auf dem Nachhauseweg war, voller Anspannung den Notruf: „Dr. Carson! Einer der Zwillinge hatte einen Herzstillstand. Die Wiederbelebungsversuche sind im Gange."

Ich konnte mich auch zu Hause nicht recht entspannen, denn immer hörte ich im Geist das Telefon klingeln und mir die gefürchtete Nachricht überbringen. Es lag nicht daran, daß ich Gott oder unserem Team nicht vertraute. Wir bewegten uns aber auf unerforschtem Gebiet; und als Arzt wußte ich: die Komplikationen konnten endlos sein. Immer war ich wie auf dem Sprung und erwartete die schlechte Nachricht; doch sie kam glücklicherweise nie.

In der Mitte der zweiten Woche beschlossen wir, das Koma zu verflachen. „Sie bewegen sich", stellte ich einige Stunden später fest, als ich sie überprüfte. „Schaut nur! Er hat seinen linken Fuß ausgestreckt! Da!" – „Sie bewegen sich!" sagte auch jemand neben mir. „Sie werden es beide schaffen!" Wir waren außer uns vor Freude, fast wie frischgebackene Eltern, die Zentimeter um Zentimeter an ihrem Neugeborenen erkunden.

Jede Bewegung vom Gähnen bis zum Zehenwackeln wurde im ganzen Krankenhaus gefeiert. Und dann kam der Moment, der vielen von uns Tränen in die Augen trieb. An dem Tag, als das Phenobarbitol seine Wirkung verlor, öffneten beide Jungen ihre Augen und schauten sich um. „Er kann sehen! Beide können sehen!" – „Er schaut mich an! Schaut mal – schaut nur, was passiert, wenn ich meine Hand bewege."

Wer unsere fünfmonatige Vorgeschichte nicht kannte, hätte uns für komplett verrückt gehalten. Aber wir waren in Hochstimmung. In den folgenden Tagen ertappte ich mich dabei, wie ich mir im stillen die Frage stellte: *Ist das echt? Träume ich auch nicht? Passiert das wirklich?* Ich hatte damit gerechnet, daß die beiden keine 24 Stunden überlebten, und nun machten sie täglich Fortschritte. „Gott, danke, danke." Das konnte ich nicht oft genug wiederholen. „Da hast du mitgemacht, das weiß ich jetzt."

Es kam zu einigen postoperativen Notfällen, aber es war nichts, was wir nicht schnell unter Kontrolle bekommen hätten. Die pädiatrischen Anästhesisten hielten die Intensivstation in Gang. Die Fachleute, die so ungeheuer viel Zeit in diese Operation investiert hatten, kümmerten sich nun auch um die Entwicklung ihrer kleinen Patienten. Sie hatten alles im Griff.

Die Fragen zu den neurologischen Fähigkeiten der Zwillinge waren aber noch nicht beantwortet. Würden sie alles tun können? Würden sie zu krabbeln anfangen? Könnten sie laufen? Normale Aktivitäten erlernen? Woche für Woche lernten Patrick und Benjamin mehr und reagierten immer aufmerksamer. Besonders Patrick kam weit; er begann, mit Spielsachen zu hantieren, sich von einer Seite auf die andere zu rollen und seine Füße zu benutzen.

Eines Tages jedoch, etwa drei Wochen vor dem Rückflug der Binders nach Deutschland, verschluckte sich Patrick schwer. Eine Krankenschwester entdeckte ihn im Bett mit Atemstillstand. Ihre schnelle Reaktion ermöglichte es einem Notfallteam, ihn wiederzubeleben, aber niemand wußte, wie lange er schon nicht mehr geatmet hatte. Er war bereits blau gewesen. Danach war er nicht mehr derselbe.

Ohne es auszusprechen waren wir uns der traurigen Wahrheit bewußt, daß das auf einen Gehirnschaden deutete, dessen Ausmaße wir nicht kannten. Das Gehirn kann nur wenige Sekunden ohne Sauerstoff auskommen. Als die Zwillinge Johns-Hopkins verließen, hatte Patrick trotz seines Atemstillstands Fortschritte gemacht. Benjamin entwickelte sich weiterhin gut, auch wenn er am Anfang eher langsam war. Er machte bald all das, was Patrick vor seinem Erstickungsanfall getan hatte, wie etwa von vorn nach hinten rollen.

Leider kann ich wegen eines Vertrages, den die Eltern mit der Zeitschrift „Bunte" abgeschlossen haben, nichts mehr über die Fortschritte der Zwillinge erzählen, nachdem sie Johns-Hopkins verlassen hatten. Eins jedoch ist sicher: Am 2. Februar 1989 feierten zwei sehr geliebte Zwillingsjungen ihren zweiten Geburtstag.

21

FAMILIENANGELEGENHEITEN

Candys Stimme, kräftig und sehr eindringlich, weckte mich aus dem Tiefschlaf um genau 2.00 Uhr morgens. „Ben! Ben! Wach auf!"

Ich grub mich tiefer in mein Kissen. Der Tag war so anstrengend gewesen. Ich hatte den 26. Mai 1985 auf dem Gelände unseres Gemeindehauses verbracht und hatte mein sportliches Können bei einem Rennen bewiesen. Es nannte sich „Gesunde Auswahl". Wir hatten Leute eingeladen, mit uns zu laufen: einen, fünf oder zehn Kilometer. Gemeinsam mit anderen Ärzten hatte ich eine schnelle Untersuchung und ein individuelles Gesundheitsprofil angeboten. Andere Experten erteilten Ratschläge für eine gesunde Lebensweise und bessere Kondition.

Candy, im letzten Monat ihrer Schwangerschaft, war die 1000-Meter-Strecke gelaufen. Nun stupste sie mich an und sagte: „Ich habe Wehen." Ich riß meine Augen auf und sah sie an. „Wie oft?" – „Alle zwei Minuten." Im Nu war diese Botschaft in mein Gehirn gedrungen. „Zieh dich an!" kommandierte ich und sprang aus dem Bett. Wir hatten eine halbstündige Fahrt vor uns, um nach Hopkins zu kommen. Unser erster Sohn, der in Australien geboren war, hatte sich acht mühevolle Stunden Zeit gelassen. Wir rechneten uns aus, daß dieser hier etwas schneller käme.

„Die Wehen haben erst vor einigen Minuten angefangen", sagte Candy und schwang ihre Beine über die Bettkante. Auf halbem Weg durch das Zimmer legte Candy eine Pause ein. „Ben, jetzt kommen sie regelmäßiger." Ihre Stimme war so sachlich – sie hätte im gleichen Tonfall übers Wetter reden können. Ich kann mich nicht erinnern, was ich zur Antwort gab. Noch immer war ich ziemlich ruhig und mit dem Anziehen beschäftigt. „Ich glaube, das Baby kommt", sagte Candy. „Jetzt."

„Bist du sicher?" Ich sprang auf, ergriff ihre Schultern und half ihr zurück ins Bett. Ich konnte bereits den Kopf des Babys sehen, fühlte mich bestens und war keineswegs aufgeregt. Candy lag still da und benahm sich, als ob sie alle zwei Monate ein Kind bekäme. Ich war in diesem Augenblick dankbar dafür, daß ich Erfahrung mit Geburten hatte. Dabei war mir klar, daß alle „meine" Fälle unter günstigeren Umständen das Licht der Welt erblickt hatten!

Innerhalb weniger Minuten hatte ich das Baby in den Händen. „Ein Junge", sagte ich. „Noch einer!" Candy versuchte ein Lächeln, doch die Wehen hielten weiter an. Ich wartete auf die Plazenta. Meine Mutter war gerade bei uns, und ich rief ihr zu: „Mutter, hol Handtücher! Und ruf die 911 an!"

Danach fragte ich mich, ob meine Stimme so klang wie in der Klinik bei einem schweren Notfall. Kaum war die Plazenta draußen, mußte die Nabelschnur durchtrennt werden. Aber ich hatte keine Ahnung, was ich dazu nehmen konnte. Wortlos quälte sich Candy aus dem Bett und ging erstaunlich sicher in das Badezimmer (ich mit Kind hinterher), wo sie mir eine Klemme in die Hand drückte. Ich drückte damit die Nabelschnur ab. In diesem Moment hörte ich die Sanitäter kommen. Sie nahmen Candy und unseren Neugeborenen, Benjamin Carson junior, mit ins örtliche Krankenhaus.

Später fragten mich einige Freunde: „Na, hast du auch eine Gebühr verlangt?"

❖

„Ich habe zuviel um die Ohren", sagte ich mir zum hundertsten Mal. „So geht das nicht weiter." Wie ein Echo hatte ich mir das immer und immer wieder vorgesagt. Nun aber mußte ich wirklich etwas ändern.

So wie andere in Hopkins stand ich vor dem Problem, das eine aktive Karriere als Neurochirurg mit sich bringt. Die Arbeit in einem Lehrkrankenhaus verlangt wesentlich intensivere Zuwendung an Zeit und Patienten als in einer eigenen Praxis nötig gewesen wäre. „Wie finde ich nur genügend Zeit für meine Familie?" fragte ich mich.

Leider ist die Neurochirurgie eines der kaum vorhersehbaren Gebiete der Medizin. Man kann nie wissen, wo und wann Schwierigkeiten auftreten, und wenn sie dann hereinbrechen, sind sie häufig äußert komplex und erfordern riesige Investitionen an Zeit. Selbst wenn ich mich ausschließlich einer klinischen Praxis widmen würde, wäre ich zeitlich immer noch schlecht gestellt.

Zu all dem kommt dann noch die Notwendigkeit ständiger Laborforschung, das Schreiben von Veröffentlichungen, Vorbereiten von Vorlesungen, die Teilnahme an akademischen Projekten und schließlich seit neuestem auch erzieherische Arbeit an Jugendlichen. Kein Tag und keine Woche hat dafür genügend Stunden. Das bedeutete für mich: wenn ich mich nicht schleunigst einschränkte, würde jeder Lebensbereich darunter leiden.

Tagelang machte ich mir Gedanken über meinen Terminkalender, setzte Prioritäten, überdachte meine Wertmaßstäbe und versuchte zu klären, was sich streichen ließ. Alles machte mir ja Spaß, aber mir war klar, daß ich unmöglich alles auf einmal tun konnte. Daher setzte ich zuerst meine höchste Priorität fest: meine Familie.

Das Wichtigste für mich war, ein guter Ehemann und Vater zu sein. Meine Wochenenden sollten ausschließlich der Familie gehören. Zweitens sollte meine klinische Arbeit nicht leiden. Ich war entschlossen, der beste klinische Neurochirurg zu werden. Soweit es in meinen Kräften lag, wollte ich zu dem Wohlergehen meiner Patienten beitragen. Drittens wollte ich jungen Leuten ein Vorbild sein.

Obwohl ich diese Entscheidungen für richtig hielt, war ihre Verwirklichung nicht einfach. Ich mußte von jetzt an meine Zeit einteilen, Dinge aufgeben, die ich gern tat, sogar Tätigkeiten, die meinem Beruf förderlich gewesen wären. So würde ich zum Beispiel sehr gern in der medizinischen Fachliteratur mehr veröffentlichen, also anderen weitergeben, was ich gelernt habe, und zu intensiver Forschung anregen. Es reizt mich, öffentlich zu referieren, und ich bekam immer mehr Gelegenheit, vor Konferenzen und Versammlungen zu sprechen. Solch vielseitige Betätigung war der Weg zu einer steilen Karriere. Zum Glück fällt einem manches so nebenbei in den Schoß; aber wiederum nicht so schnell, als wenn man mehr Zeit investieren könnte.

Wichtig war für mich auch, meiner Gemeinde ausreichend Zeit zu widmen. Im Moment bin ich Ältester, also Leiter der Adventgemeinde Spencerville. Ich bin außerdem für die Gesundheitsabteilung zuständig, biete besondere Programme an und koordiniere die Arbeit der Gemeindeglieder, die ebenfalls einen medizinischen Beruf ausüben.

Unsere Glaubensgemeinschaft empfiehlt und fördert eine gesunde Lebensweise, und ich werbe in unserer Gemeinde für die Gesundheitsmagazine „Vibrant Life“ und „Health“ (in Deutschland: „besser leben“). Außerdem bin ich Leiter eines Bibelgesprächskreises, in dem wir jeden Samstag Fragen des christlichen Lebens erörtern und versuchen, sie auf unser tägliches Leben anzuwenden.

Mein erster Schritt in die Freiheit geschah 1985. Wir hatten in der Klinik ein solch großes Arbeitsaufkommen, daß wir einen weiteren pädiatrischen Neurochirurgen einstellen mußten. Er nahm mir etwas von der Arbeitslast ab. Einen zweiten einzustellen war für Hopkins etwas Besonderes, denn seit Gründung der Institution im letzten Jahrhundert war die Kinderneurochirurgie ein Ein-Mann-Betrieb gewesen. Selbst heute haben nur wenige Einrichtungen zwei Spezialisten auf diesem Gebiet. In Hopkins sind inzwischen schon drei im Gespräch – wir haben einfach zu viele Patienten und können kein Ende absehen.

Diese Neueinstellung löste jedoch nicht meine Probleme. Anfang 1988 mußte ich mir eingestehen: Ganz gleich, wie hart oder wie erfolgreich ich mich engagiere, die anfallende Arbeit konnte und würde ich nicht schaffen, selbst wenn ich bis Mitternacht im Krankenhaus bliebe. Dann traf ich eine Entscheidung, an die ich mich auch mit Gottes Hilfe halten möchte. Ab sofort werde ich jeden Abend um 19.00 Uhr, spätestens aber um 20.00 Uhr die Klinik verlassen und nach Hause fahren. So kann ich meine Kinder wenigstens noch vor dem Zubettgehen sehen.

„Ich schaffe einfach nicht alles“, sagte ich zu Candy, die mich die ganze Zeit über unterstützte. „Es ist unmöglich. Immer liegt noch etwas vor. Also kann ich genausogut um 19.00 Uhr die unfertigen Dinge liegen lassen statt um 23.00 Uhr.“ An diesen Vorsatz habe ich mich gehalten. Ich beende meine Arbeit gegen 19.30 Uhr und bin 12 Stunden später wieder in meinem Büro. Mein Tag ist immer noch lang, aber 11 oder 12 Stunden pro Tag zu arbeiten ist für einen Arzt normal, 14 bis 17 Stunden dagegen nicht.

In letzter Zeit werde ich wiederholt eingeladen, in der Öffentlichkeit zu sprechen. Das bringt häufig auch längere Reisen mit sich. Wenn ich weit wegfahren muß, nehme ich meine Familie mit. Sobald die Kinder in der Schule sind, wird sich das ändern. Jetzt jedenfalls frage ich bei jeder Einladung gleich danach, ob Anreise und Unterkunft auch für meine Familie möglich sind.

Candy und ich freuen uns darauf, daß meine Mutter bald zu uns ziehen wird. Sie kann sich dann hin und wieder um die Kinder kümmern, wenn Candy mit mir unterwegs ist. Wo so viele Leute meine Zeit in Anspruch nehmen, glaube ich, daß es gut für Candy und mich ist, eine gewisse Zeit nur zu zweit zu verbringen. Ohne ihre Hilfe wäre ich heute nicht da, wo ich stehe.

❖

Vor unserer Hochzeit machte ich Candy klar, daß sie nicht viel von mir haben würde. „Ich liebe dich, aber ich werde Arzt, und das bedeutet, daß ich sehr viel um die Ohren haben werde. Wenn ich Chirurg werde, gibt es Streß, und es wird viel Zeit kosten. Wenn du damit leben kannst, können wir heiraten – wenn nicht, machen wir einen großen Fehler.“ – „Damit kann ich umgehen“, antwortete sie. War ich damals egoistisch, vernebelte mir mein Idealismus so das Hirn, daß ich mich der Frau, die meine Lebenspartnerin werden sollte, vorenthielt? Vielleicht ist die Antwort auf beide Fragen ein Ja; aber ich war auch realistisch.

Candy hat sich erstaunlich gut mit meinem langen Fernbleiben von zu Hause abgefunden. Vielleicht liegt das daran, daß sie zufrieden ist, wenn sie mich so hervorragend unterstützen kann, und daß dadurch auch ihr Selbstbewußtsein wächst. Ihr Vertrauen zu mir hilft mir, die Forderungen, die andere an mich stellen, leichter zu erfüllen.

Während meiner Medizinalassistenz und als junger Assistenzarzt war ich selten zu Hause, denn meine Arbeitswoche hatte 100 bis 120 Stunden. Candy hatte sehr wenig von mir. Ich rief sie höchstens an, und wenn sie konnte, kam sie herüber und brachte mir das Essen. Ein paar Minuten konnten wir gemeinsam verbringen, bevor sie wieder nach Hause ging.

In dieser Zeit entschied sich Candy, wieder die Schule zu besuchen. Sie meinte: „Ben, ich bin jeden Abend allein, also kann ich genausogut etwas unternehmen.“ Candy hat viel kreative Energie und setzt sie auch ein. In der einen Gemeinde rief sie einen Chor ins Leben, in einer anderen ein Instrumentalensemble. Unser Jahr in Australien nutzte sie zu beidem.

Wir haben jetzt drei Kinder. Rhoeyce kam am 21. Dezember 1986 als fünftes Familienmitglied zur Welt. Ich selbst bin ohne Vater aufgewachsen und will nicht, daß meine Söhne auch vaterlos aufwachsen müssen. Es ist entscheidend für sie, daß sie mich kennen und nicht nur mein Bild in einem Sammelalbum, einer Zeitschrift oder im Fernsehen. Meine Frau und meine Söhne sind das Wichtigste in meinem Leben.

22

THINK BIG

Candy und ich haben einen Traum, der sich noch nicht erfüllt hat. Wir träumen davon, daß eines Tages ein nationaler Stipendienfonds für junge Menschen eingerichtet wird, die die Begabung für ein akademisches Studium, aber kein Geld dazu haben. Dieses Stipendium gäbe ihnen die Möglichkeit, sich an der Institution ihrer Wahl ausbilden zu lassen. Die meisten Wohlfahrtsfonds sind politisch ausgerichtet; an die kommt man nur durch Beziehungen.

Wir träumen von einem Stipendienprogramm, das wahre Talente auf den verschiedenen Gebieten erkennt und fördert. Wir wollen, daß diejenigen unter den begabten jungen Leuten entdeckt werden, die eine Chance auf Erfolg verdienen, wegen zu geringer Finanzen aber nie so weit kämen. Ich wünschte, ich könnte Entscheidendes tun, um meinen Traum zu verwirklichen.

THINK BIG ist mein Lebensprinzip geworden. Ich möchte gerne dazu beitragen, daß verantwortungsbewußte Menschen unterschiedlicher Abstammung sich durch Fleiß, Einsatz und Talente leitende Funktionen erarbeiten. Das ist möglich für jeden, der sich für seine Ziele einsetzt. „Was ist der Schlüssel zu Ihrem Erfolg?" fragte mich ein Teenager. Keine neue Frage. Ich habe sie so oft gehört, daß ich die Antwort in einem einprägsamen Wortspiel parat habe: „Think big, denke umfassend!" – das ist meine Devise.

THINK BIG

T = Talent
Erkenne deine Gaben und Fähigkeiten. Nimm sie dankbar an, Gott hat sie dir geschenkt. Jeder Mensch hat Talente. Entwickle sie und setze sie ein; suche dir einen Beruf, in dem du sie entfalten kannst. Das T steht für deine „Talente"; du mußt nur nutzen, was Gott dir anvertraut hat, dann kommst du voran.

T = Time (Zeit)
Überlege, welche Bedeutung deine Zeit hat und wie du damit umgehst. Wenn du pünktlich bist, können sich andere auf dich verlassen. Du wirst vertrauenswürdig. Lerne deine Zeit voll auszunützen; verschwende sie nicht. Zeit ist eine Gabe, mit der man sorgfältig umgehen sollte. Gott schenkt die Fähigkeit, Zeit richtig zu verwalten. Wir müssen aber bereit dazu sein. Dann funktioniert es!

H = Hope (Hoffnung)
Lauf nicht mit langem Gesicht und düsterer Miene herum! Rechne nicht immer mit dem Schlimmsten. Freu dich auf das, was kommt, sei erwartungsvoll und halte Ausschau nach dem Guten und Schönen.

= Honesty (Ehrlichkeit)
Bist du unehrlich, mußt du wieder unaufrichtig sein, um die erste Lüge zu vertuschen – und irgendwann bist du hoffnungslos in Unwahrheiten verstrickt. So ist es auch mit unehrlichem Handeln. Bist du dagegen ehrlich, mußt du nicht immer krampfhaft überlegen, was du das letzte Mal gesagt hast. Immer die Wahrheit zu sagen macht das Leben erstaunlich einfach.

I = Insight (Einsicht)
Lerne von den Menschen, die erreicht haben, was du noch vor dir hast. Höre ihnen zu. Lerne aus ihren Fehlern – du mußt nicht erst selber auf die Nase fallen! Lies gute Bücher, vor allem auch die Bibel. Sie erweitert dein Verständnis und schenkt dir neue Erkenntnisse.

N = Nice (Nett sein)
Sei nett zu deinen Mitmenschen! Wenn du freundlich bist, ist man auch freundlich zu dir. Es kostet weniger Kraft, zuvorkommend zu sein, als sich eine Gemeinheit auszudenken. Offenheit, Entgegenkommen und Hilfsbereitschaft sind leichter aufzubringen, als man denkt – und schaffen überall eine gute Atmosphäre.

K = Knowledge (Kenntnisse)
Wissen ist der Schlüssel zu Unabhängigkeit, zu deinen Wünschen und Hoffnungen. Wenn du Bescheid weißt und Ahnung hast auf deinem Gebiet, wirst du anerkannt und kannst selbst bestimmen, wo's langgeht.

B = Books (Bücher)

Wichtig ist das aktive Lernen durch Lesen. Jedenfalls ist es sinnvoller als passives Lernen, wie z. B. Vorlesungen hören oder Fernsehen. Wenn du liest, ist das Gehirn aktiv, denn die Buchstaben werden zu Worten und die Worte zu verständlichen Sätzen, Gedanken und Konzepten zusammengefügt.

Sich richtige Lesegewohnheiten anzueignen funktioniert ungefähr so, wie wenn einer Weltmeister im Gewichtheben werden will. Der Athlet ist nicht eines Tages in den Gewichteraum marschiert und hat 250 kg gehoben. Er hat vielmehr seine Muskeln trainiert, mit leichteren Gewichten begonnen und sich immer mehr gesteigert. Genauso läuft das, wenn man intellektuell leistungsfähig werden will. Unser Gehirn wird durch Lesen, Denken und aktives Üben trainiert.

I = In-depth-learning (Intensives Lernen)

Wer oberflächlich lernt, trichtert sich den Stoff lediglich kurz vor der Prüfung ein. Zwei Wochen später ist nichts mehr davon übrig. Richtiges Lernen dagegen bedeutet, daß das angeeignete Wissen ein Teil von dir selber wird. Du begreifst zunehmend mehr von dir und deiner Umwelt. Wer intensiv lernt, festigt das, was er bereits weiß. Die neuen Informationen erweitern das Wissen, weil die Grundlage stimmt.

G = God (Gott)

Fühle dich Gott gegenüber nie zu klug oder zu groß. Rechne mit ihm in deinem Leben.

Meist beende ich meine Gespäche mit diesem Satz: „Wenn ihr es lernt, umfassend zu denken (THINK BIG), kann euch nichts auf der Welt davon abhalten voranzukommen, und zwar in allem, was ihr euch vornehmt."

Junge Menschen, besonders die benachteiligten, liegen mir sehr am Herzen. Das wurde mir deutlich bewußt, als ich einen Sommer lang für Yale als Studentenanwerber unterwegs war. Die Ergebnisse dieser Jugendlichen im SAT (Studienauswahltest) waren armselig. Das machte mich traurig. Daneben war mir aus eigener Detroiter Erfahrung klar, daß die Zensuren eines Schülers nicht immer ein Nachweis seiner Intelligenz sind. Ich war aufgeweckten Jugendlichen mit schneller Auffassungsgabe begegnet, und doch hatten sie im SAT nicht gerade glorreich abgeschnitten.

„Da stimmt etwas nicht in unserer Gesellschaft!" Candy hatte diesen Satz schon oft anhören müssen. „Ein System, das brauchbare

Leute von vornherein vom Erfolg ausschließt, ist nicht in Ordnung. Mit der richtigen Unterstützung und einem kräftigen Anstoß könnten Jugendliche auch aus benachteiligten Verhältnissen Außergewöhnliches erreichen."

Eins habe ich mir fest vorgenommen: Ich werde junge Leute bei jeder Gelegenheit ermutigen und anspornen. Als ich bekannter geworden war und sich mir mehr Möglichkeiten zu öffentlichen Vorträgen boten, machte ich mir diesen Vorsatz zu einem festen Ziel.

Eines meiner Hauptanliegen besteht darin, Jugendlichen zu zeigen, wie sie Pläne machen und verwirklichen können. Heute bekomme ich so viele Anfragen und Angebote, daß ich nicht die Hälfte davon annehmen kann. Ich versuche aber, so viel wie möglich für junge Leute zu tun, wobei meine Familie und meine Pflichten in Johns Hopkins nicht zu kurz kommen dürfen.

Manches beunruhigt mich besonders stark. Eine Sache ist zum Beispiel der Sport an den Schulen. Die Medien tragen dazu bei, daß Sport im Leben der Jugendlichen einen ungeheuer wichtigen Platz einnimmt. Viele setzen ihre gesamte Energie und Zeit ein, um auf dem Fußballplatz, in Hand- oder Volleyballmannschaften oder auf dem Tenniscourt zum Star zu werden. Man träumt davon, wie Lothar Matthäus oder Steffi Graf Millionen zu verdienen, und merkt gar nicht, wie wenigen es überhaupt gelingt, so hoch aufzusteigen. Viele Jugendliche verschwenden ihre Zeit und haben am Ende nichts erreicht.

Wenn es in den Medien nicht um Sport geht, dann um Musik. Ich kenne Gruppen und Bands – viele davon können wirklich etwas –, die sich mit Haut und Haaren der Musik verschreiben, aber völlig übersehen, daß nur eine einzige Musikgruppe unter 10.000 einmal einen echten Hit landet. Was wirklich sinnvoller wäre: die Nase in ein Buch zu stecken und sich weiterzubilden, um später erfolgreich in einem Beruf zu stehen, der volle Befriedigung schenkt.

Funk und Fernsehen, Tonträger und alle möglichen Zeitschriften sind schuld an der Entstehung dieser unerreichbaren Träume. Ich verbringe viel Zeit damit, künftigen Studenten klar zu machen, daß sie eine Verantwortung gegenüber ihrem Heimatort haben, die Verantwortung nämlich, das Beste zu werden, was sie können.

Wenn ich in Schulen mit jungen Leuten spreche, versuche ich ihnen zu zeigen, was sie tun sollten, um viel zu verdienen. Ich rate ihnen dringend, Menschen nachzueifern, die in ihrem Beruf erfolgreich sind. Andererseits ermutige ich Führungskräfte und Fachleute: Nehmt Jugendliche mit nach Hause. Zeigt ihnen euer Auto, laßt

sie sehen, daß es euch gut geht. Und dann erläutert ihnen, was sie tun können, um das zu erreichen. Erklärt ihnen, daß es viele Wege zu einem erfüllten Leben gibt; daß nicht nur Sport und Musik dahin führen.
Manche jungen Leute sind schrecklich naiv. Ich habe immer wieder sagen hören: „Ich werde mal Arzt oder Anwalt oder vielleicht auch Firmenchef." Aber wieviel Arbeit damit verbunden ist, ahnen die wenigsten!

Ich spreche auch mit Eltern, Lehrern etc. und mache sie darauf aufmerksam, sich auf die Bedürfnisse dieser Teenager einzustellen. Die Jungen und Mädchen müssen lernen, wie sie grundlegende Veränderungen in ihrem Leben herbeiführen. Sie brauchen Hilfe – oder ihre Lage ändert sich nicht. Es wird nur schlimmer mit ihnen.

Ein Beispiel: Im Mai 1988 veröffentlichte die „Detroit News" einen Bericht über mich in ihrem Sonntagsblatt. Ein Mann las den Artikel und schrieb mir. Er war Sozialarbeiter und hatte einen 13jährigen Sohn, der das gleiche werden wollte. Dann aber schien sich alles gegen ihn verschworen zu haben. Er mußte die Wohnung räumen und verlor seinen Arbeitsplatz.

Plötzlich standen beide auf der Straße und versuchten nur noch, sich die nächste Mahlzeit zu sichern. Ihre Welt war auf den Kopf gestellt. Der Vater war bereits so depressiv, daß er an Selbstmord dachte, bis er den Artikel in der „Detroit News" entdeckte. Er schrieb:

„Ihre Lebensgeschichte hat mir neue Hoffnung gegeben. Ihr Beispiel motiviert mich, weiterzumachen und mich wieder einzusetzen. Ich habe wieder Arbeit, und alles scheint sich zum Guten zu wenden. Dieser Artikel hat mein Leben verändert."

Mitunter bekomme ich auch Briefe von Schülern, die nicht die besten Noten hatten, dann aber Artikel von mir lasen, mich im Fernsehen sahen oder sprechen hörten und danach zielstrebig ihre Anstrengungen verdoppelten. Sie versuchen nun richtig zu lernen, und das bedeutet, daß sie eines Tages etwas erreicht haben.

Eine alleinerziehende Mutter schrieb mir von ihren beiden Kindern. Einer der Jungen wollte Feuerwehrmann werden, der andere Arzt. Diese Frau erklärte, mein Leben und der verändernde Einfluß meiner Mutter hätten sie alle begeistert. Sie selbst war dadurch zu einem Studium motiviert worden. Als sie mir schrieb, hatte sie bereits die Zulassung für das Jurastudium erhalten. Ihre Kinder waren in der Schule viel besser geworden. Briefe wie dieser machen mich sehr froh.

Es kommt mir immer noch vor wie ein Traum, wenn ich irgendwo hinkomme und die Leute froh sind, mich zu sehen. Ich verstehe das nicht ganz, weiß aber, daß ich besonders für die Schwarzen in meinem Land etwas repräsentiere, was manche von ihnen im Leben noch nie gesehen haben: einen Farbigen in technisch-wissenschaftlicher Position, der nach oben aufgestiegen ist. Ich bin bekannt aufgrund meiner akademischen und medizinischen Erfolge und nicht, weil ich Sportler, Schauspieler oder Rockstar bin.

Man trifft zwar nicht häufig auf eine Geschichte wie die meine, aber es gibt sie. Und ich bin für jedes andere Beispiel dankbar, das beweist, daß ich nicht die große Ausnahme bin. Mein Freund Fred Wilson ist so ein Beispiel. Er ist Ingenieur in der Gegend von Detroit, ist schwarz, und die Ford Motor Company wählte ihn als einen ihrer acht besten Ingenieure aus. Er ist unglaublich intelligent und hat hervorragende Arbeit geleistet, ist aber nur wenig bekannt. Wenn ich öffentlich auftrete, dann geschieht das mitunter in dem Gedanken, daß ich mein Leben und das vieler anderer ins Licht der Öffentlichkeit halte, um zu zeigen, daß Minderheiten nicht zwangsläufig minderbemittelt sind.

Ich erzähle vielen Schülern und Studenten von Fred Wilson und anderen Dunkelhäutigen, die Großes erreicht haben, aber nicht im Rampenlicht der Medien stehen wie ich. Bei dem Beruf und der Position, die ich in einem Klinikum wie Johns Hopkins (das ja sehr bekannt ist) innehabe, ist es fast unmöglich, im Hintergrund zu bleiben. Wer bei uns etwas Außergewöhnliches leistet, ist im Handumdrehen in den Medien und wird bekanntgemacht. Ich kenne aber eine große Zahl von Menschen in anderen, vielleicht der öffentlichen Aufmerksamkeit etwas entzogenen Berufen, die bedeutende Leistungen erbracht haben – aber es weiß kaum einer.

Es ist eines meiner Ziele, daß Teenager möglichst viel über solche hochtalentierten Persönlichkeiten erfahren, damit sie Vorbilder haben. Junge Menschen brauchen Vorbilder, damit sie sich ändern und zu besseren Leistungen angespornt werden. Ferner möchte ich alle Jugendlichen ermutigen, auf sich und die ihnen von Gott geschenkten Fähigkeiten zu schauen. Wir alle haben Talente. Der Erfolg im Leben hängt davon ab, inwieweit wir unsere „Grundausstattung“ erkennen und nutzen.

Ich bin ein guter Neurochirurg. Damit gebe ich nicht an, sondern bin dankbar für die Fähigkeiten, die Gott mir für diese Aufgabe gegeben hat. Mit dem festen Entschluß, etwas zu leisten, fing alles an; das Training meiner „begnadeten Hände“ und meiner Fähigkeiten gehörte dann dazu.

Wer es lernt, umfassend zu denken (THINK BIG) und seine Gaben einzusetzen, ist damit nicht aller Schwierigkeiten enthoben.

Hindernisse und mühsame Wegstrecken werden kommen – bei jedem. Entscheidend aber ist, welche Einstellung wir dazu haben. Daß wir Probleme haben, ist keine Frage. Wie wir damit umgehen, das allein bestimmt, wie es ausgeht.

Wer die Hindernisse auf dem Lebensweg als Schranken ansieht, gibt leicht auf. „Ich schaffe es sowieso nicht" oder „Da gibt es so viele Schwierigkeiten. Die sind schuld!" Die Umstände, die Leute ... alles andere ist schuld, daß ich nicht weiterkomme. Wenn ich mich aber klar entscheide und die Schwierigkeiten als Hürde ansehe, kann ich sie überwinden. Erfolgreiche Menschen haben nicht weniger Probleme als andere. Aber sie haben den Entschluß gefaßt, daß sie nichts an ihrem Vorwärtskommen hindern wird.

Welche Richtung wir uns auch aussuchen, wichtig bleibt, daß wir begreifen: Jede überwundene Hürde verbessert unsere Kondition und bereitet uns vor für die nächste. So sind wir auf dem besten Wege zum Erfolg.

Ben Carson / Cecil Murphey

Nimm dir Großes vor!

Paperback, 192 Seiten, DM 21,80
ISBN 3-8150-1526-X

Beim Lesen des Buches „Begnadete Hände“ von Dr. Carson kann leicht der Eindruck entstehen, daß er selbst die Schlüsselrolle in seiner „Erfolgsstory“ spielt. In seinem zweiten Buch „Nimm dir Großes vor!“ stellt er deshalb die Menschen vor, denen er diesen Erfolg verdankt, weil sie ihr Bestes gegeben haben. Anschließend entfaltet er die Gedanken, die er schon im letzten Kapitel von „Begnadete Hände“ geäußert hat: „Think big“ – denke umfassend, nimm dir Großes vor!

„Wer ‚Nimm dir Großes vor!‘ liest, kommt sich vor, als unterhielte er sich mit einem Freund. Dr. Carsons warmherzige Art ist deutlich in seinem Schreibstil zu spüren. Indem er seine persönlichen Erfahrungen ungeschminkt beschreibt, zeigt er, wie sehr es auf die kleinen Dinge ankommt, wenn man Großes erreichen will.“
Keith A. Wood, Ph. D.

SAATKORN EDITION

BISHER ERSCHIENEN:

BEGNADETE HÄNDE
Wichtige Stationen im Leben des bekannten Neurochirurgen Ben Carson

NIMM DIR GROSSES VOR!
Eine Ermutigung, die eigene Zukunft aktiv zu gestalten

GLÜCKLICHSEIN KANN MAN LERNEN
Schritt für Schritt ins Glück: Tips für ein glückliches Leben

DIE SPUR DES WOLFES
Ein Mann auf dem Weg in die Freiheit

KÖNIG VON BABYLON
Nebukadnezar: Ein Mann auf dem Weg zur Macht

DER TRAUMMANN
Eine junge Frau zwischen Hoffnung und Bindungsängsten

DAS NACHTAUGE
Ein dunkles Geheimnis wird zur Gefahr für eine große Liebe

SAATKORN EDITION